W0338835

Andreas Moritz

Die geimpfte Nation

Andreas Moritz

Die geimpfte Nation

Wie Impfen der Bevölkerung schadet
Warum ADHS, Autismus, Asthma und Allergien dramatisch zunehmen

Unimedica

Andreas Moritz
Die geimpfte Nation
Wie impfen der Bevölkerung schadet
Warum ADHS, Autismus, Asthma und Allergien dramatisch zunehmen

1. Auflage 2018
ISBN: 978-3-946566-74-8
©2018 Narayana Verlag GmbH

Englische Ausgabe: Vaccine-nation
poisoning the population one shot at a time
©2011 by Andreas Moritz.
Published by agreement with Ener-Chi Wellness Center, LLC
through The Yao Enterprises, LLC.

Übersetzt aus dem Englischen von Irmela Erckenbrecht
Layout und Satz: Narayana Verlag
Coverabbildung: © Lisa S - shutterstock
Coverlayout: Narayana Verlag

Herausgeber: Unimedica im Narayana Verlag,
Blumenplatz 2, 79400 Kandern, Tel.: +49 7626 974970-0
E-Mail: info@unimedica.de, Homepage: www.unimedica.de

Alle Rechte vorbehalten. Ohne schriftliche Genehmigung des Verlags darf kein Teil dieses Buches in irgendeiner Form – mechanisch, elektronisch, fotografisch – reproduziert, vervielfältigt, übersetzt oder gespeichert werden, mit Ausnahme kurzer Passagen für Buchbesprechungen.

Sofern eingetragene Warenzeichen, Handelsnamen und Gebrauchsnamen verwendet werden, gelten die entsprechenden Schutzbestimmungen (auch wenn diese nicht als solche gekennzeichnet sind).

Die Empfehlungen dieses Buches wurden von Autor und Verlag nach bestem Wissen erarbeitet und überprüft. Dennoch kann eine Garantie nicht übernommen werden. Weder der Autor noch der Verlag können für eventuelle Nachteile oder Schäden, die aus den im Buch gegebenen Hinweisen resultieren, eine Haftung übernehmen.

Rechtlicher Hinweis

Andreas Moritz, der Autor dieses Buches, propagiert keine bestimmte Art der medizinischen Behandlung, glaubt jedoch, dass die hier dargelegten Fakten, Zahlen und Erkenntnisse jedem, der etwas für seine Gesundheit tun will, zugänglich sein sollten. Obgleich der Autor die erörterten Themen gründlich recherchiert und die Genauigkeit und Vollständigkeit aller von anderen kommenden Informationen sorgfältig geprüft hat, übernehmen er und der Verlag keine Verantwortung für Irrtümer, Ungenauigkeiten, Auslassungen oder mögliche Widersprüche. Sollten sich Menschen oder Organisationen von den Äußerungen des Autors herabgesetzt fühlen, geschah dies ohne jede Absicht. Das Buch soll fachärztlichen Rat und heilkundige Behandlung nicht ersetzen. Die Umsetzung der in diesem Buch enthaltenen Informationen liegt allein im Ermessen der Leserinnen und Leser. Autor und Verlag sind für etwaige nachteilige Auswirkungen oder Konsequenzen durch die Anwendung der in diesem Buch beschriebenen Zubereitungen oder Verfahren nicht verantwortlich. Die hier getroffenen Aussagen sind nur zu Ausbildungszwecken und zur theoretischen Diskussion gedacht und basieren vor allem auf Andreas Moritz' eigenen Meinungen und Theorien. Leserinnen und Leser sollten stets ärztlichen Rat einholen, ehe sie irgendeine Diät beginnen, eine Nahrungsergänzung, ein Naturheilmittel oder ein homöopathisches Medikament einnehmen, eine Therapie beginnen oder eine solche abbrechen. Der Autor will keinen medizinischen Rat geben und keinen Ersatz dafür anbieten und gibt im Hinblick auf ein Produkt, ein Hilfsmittel oder eine Therapie keinerlei Garantie. Wenn nicht anders erwähnt, sind die Aussagen in diesem Buch nicht von staatlichen Gesundheitsbehörden der USA geprüft. Für die Lösung individueller Probleme sollten Leserinnen und Leser ihr eigenes Urteilsvermögen, ganzheitlich arbeitende Fachleute oder ihre Hausärztin bzw. ihren Hausarzt zu Rate ziehen.

Anmerkung des Herausgebers

Die für Deutschland spezifischen Trends und Statistiken - zuzüglich aktualisierter ergänzender Daten und unterstützender Informationen - wurden 2018 vom Narayana Verlag recherchiert und hinzugefügt.

Inhalt

Einführung

Ich wurde nie gegen irgendeine Krankheit geimpft. Meine Mutter, zu deren Familie auch angesehene Ärzte gehörten, weigerte sich, dem Druck von Schulmedizin und Schulbehörden nachzugeben, die ihr in unmissverständlichen Worten zu verstehen gaben, dass sie meinen Bruder und mich großen Gefahren aussetzte, indem sie uns nicht den gängigen Impfempfehlungen unterwarf. Ihr starker Mutterinstinkt obsiegte; sie glaubte fest daran, dass sich Resistenzen gegen Krankheiten nur auf natürlichem Wege herausbilden können.

Als wir schließlich einige der typischen Kinderkrankheiten bekamen, erklärte sie uns, dies sei ein notwendiger Teil der Entwicklung unserer natürlichen Widerstandskraft, und wir hatten keinen Grund, dies anzuzweifeln. Weder mein Bruder noch ich hatten in den letzten fünf Jahrzehnten irgendwelche Infektionskrankheiten, von gelegentlichen Erkältungen einmal abgesehen.

In den frühen 1980er-Jahren begann ich, die Theorie hinter den staatlich verordneten Impfempfehlungen zu hinterfragen und entdeckte dabei in der dazugehörigen „wissenschaftlichen" Forschung ernsthafte Mängel, Unwahrheiten und eindeutige Täuschungsmanöver. Umgekehrt fand ich keine wissenschaftlichen Beweise für die Behauptung, dass Impfungen uns vor Krankheiten schützen, indem sie die Bildung von Antikörpern stimulieren.

Außerdem wurde mir klar, dass die Daten, die zu der allgemeinen Akzeptanz von Impfungen als einziger Möglichkeit der Bekämpfung von Infektionskrankheiten geführt hatten, manipuliert oder falsch dargestellt worden waren. Erst die gefälschten Daten haben den Eindruck erzeugt, Impfungen hätten Krankheitsepidemien verhindert. In Wirklichkeit könnte nichts weiter von der Wahrheit entfernt sein.

Nehmen wir zum Beispiel die Grippeimpfung, die Babys ebenso wie Erwachsenen und älteren Menschen Jahr für Jahr immer wieder aufgedrängt wird. Das wissenschaftliche Netzwerk *Cochrane Collaboration* prüft regelmäßig alle Berichte über wissenschaftliche Studien zur Wirksamkeit von Grippeimpfstoffen – und nach der Sichtung von Hunderten solcher Studien gibt es noch immer nicht die Spur eines Beweises dafür, dass die Grippeimpfung im Vergleich zu einem Placebo tatsächlich wirksamer wäre.

Der vollständige Mangel an klinischen Beweisen für Impfen als Methode der Krankheitsprävention spricht für sich selbst. Impfungen versagen nicht nur bei der Vorbeugung von Krankheiten, sie gehören selbst zu ihren größten Verursachern.

Sie könnten geschockt sein von dem, was Sie in diesem Buch lesen werden, doch seien Sie versichert, dass sich so gut wie jede Aussage in diesem Buch auf belegbare wissenschaftliche Fakten stützt.

1. Einige einfache Wahrheiten

Hier einige einfache Tatsachen, die Medizin und Pharmafirmen Ihnen am liebsten vorenthalten würden:

- Impfstoffe, nicht Viren verursachen Krankheiten.
- Viren fördern die Heilung; sie sind nicht unsere Feinde, sondern auf unserer Seite.
- Der Ausbruch der Schweinegrippe 2009 ging auf einen gentechnisch erzeugten, menschengemachten Virus zurück.
- AIDS wurde in Afrika entfesselt, damit der Westen riesige Profite aus den im Überfluss vorhandenen natürlichen Ressourcen dieses Kontinents abschöpfen kann.
- Viele Impfstoffe werden gentechnisch erzeugt, um Krankheiten auszulösen und anschließend „präventive Behandlungen" erfinden zu können, mit denen sich große Bevölkerungsgruppen vor diesen „Killerkrankheiten" retten lassen müssen.
- Die „wissenschaftliche Kernwahrheit" der gesamten modernen Gesundheitspolitik – nämlich dass Erreger Krankheiten auslösen – ist nicht mehr als ein Mythos.
- Impfstoffe haben krankmachende Nebenwirkungen, darunter Autoimmunerkrankungen, plötzlichen Kindstod und Autismus.

Die wirkliche wissenschaftliche Wahrheit ist der Pharmaindustrie und politischen Entscheidungsträgern – allesamt extrem intelligente Menschen – äußerst unangenehm. Das ist kein Mythos! Doch Schieberei ist die Domäne der Klugen und ein wichtiger Stützpfeiler der Pharmariesen, deren Milliardengewinne davon abhängen, den Mythos Krankheit aufrechtzuerhalten. Mit anderen Worten, es bringt den Impfstoffproduzenten ebenso wie den Regierungen, mit denen sie konspirieren, große Gewinne, uns mit Krankheiten – oder: der Angst vor Krankheiten – in Schach zu halten.

Unter den vielen irrigen Ansichten, die sie tief in unser kollektives Bewusstsein eingeprägt haben, gehört die Vorstellung, dass Impfungen eine wichtige Voraussetzung für gute Gesundheit sind. Einer Generation nach der nächsten haben sie „eingeimpft", dass sie Lebensretter sind, die uns Langlebigkeit bescheren.

In diesem Buch werden wir den Impfmythos auf den Prüfstand stellen, den die Pharmaindustrie so geschickt lanciert hat. Seit mehr als einem Jahrhundert profitieren sie mit seiner Hilfe von unserem Unwissen, unserer Angst und unserer Verletzlichkeit.

2. Mythen zum Thema Impfen

Impfungen gehören zu den ersten Initiationsriten, denen Menschenbabys unterzogen werden – propagiert als eine Art „Krankenversicherung" für den Rest des Lebens. Im folgenden Kapitel werde ich erklären, warum Impfstoffe in Wirklichkeit stumme Killer sind – oder wenigstens krankheitserzeugende Substanzen, auf die wir in Wirklichkeit gut verzichten können.

Hier fünf grundlegende Mythen über Impfstoffe, die deutlich zeigen, wie wir alle zusammen hinters Licht geführt werden.

Mythos Nr. 1: Impfungen verhüten Krankheiten

Wahrheit: Die Geschichte ist voll von Beispielen dafür, wie Impfstoffe genau die Krankheiten, die sie verhüten sollten, verursachten und verbreiteten. Und in der Literatur zum Thema Impfen wimmelt es nur so von Beispielen für Menschen und ganze Menschengruppen, die gegen eine ansteckende Krankheit geimpft wurden und diese Krankheit zu einem späteren Zeitpunkt doch noch erleiden mussten.

Mythos Nr. 2: Impfungen merzen Krankheiten aus

Wahrheit: Ansteckende Krankheiten waren Monate und Jahre vor den Massen-Impfkampagnen schon auf dem Rückmarsch. Verbesserte Sanitärversorgung, Hygiene und Ernährung machten die Menschen gesünder und damit auf natürliche Weise auch widerstandsfähiger gegen Infektionen und Krankheiten. Umgekehrt gibt es zahlreiche Fälle, in denen Krankheiten wie Keuchhusten und Masern, die schon als „ausgelöscht" galten, mit Wucht zurückkehrten und – wie in vielen afrikanischen Ländern – trotz (oder gerade wegen) massiver Impfkampagnen Epidemien auslösten.

Mythos Nr. 3: Impfungen fördern die Immunität

Wahrheit: Eindeutig ist: Impfungen schädigen das Immunsystem. Aufgrund ihrer synthetischen, chemischen und gentechnisch erzeugen Inhaltsstoffe führen sie zu einer toxischen Überlastung. Sie schwächen das Abwehrsystem und beeinträchtigen dessen Fähigkeit, Krankheiten abzuwehren und den Körper zu heilen. Impfstoffe tricksen das Immunsystem aus und schaffen eine Art künstliche Immunität. Es besteht dabei aber ein großer Unterschied zur natürlichen Immunität. In diesen hochempfindlichen Prozess einzugreifen, fordert einen hohen Preis.

Mythos Nr. 4: Impfstoffe sind sicher

Wahrheit: Ärzte berichten von Tausenden von schweren Impfreaktionen jährlich, darunter Hunderten von Todesfällen und bleibenden Behinderungen. Langfristige Schädigungen umfassen neurologische Störungen und Autoimmunerkrankungen. Ja, die Forschung schreibt viele immunologische und neurologische Störungen den Massenimpfprogrammen rund um den Globus zu.

Mythos Nr. 5: Die Impftheorie basiert auf seriösen wissenschaftlichen Prinzipien

Wahrheit: Louis Pasteurs (noch vor seinem Tod von ihm selbst zurückgezogene) Erregertheorie als Erklärungsmodell für Krankheiten wurde zur Grundlage der konventionellen Medizin und der heutigen Impfpraxis. Und doch haben Dutzende von Büchern von Ärzten, Forschern und unabhängigen Fachleuten bei der Immunisierungstheorie und -praxis ernsthafte Mängel offengelegt.

Damit wir den Profiteuren nicht in die Hände spielen, sondern auf unsere Gesundheit gut aufpassen können, ist es wichtig, gründlich informiert und mit fundiertem Wissen über die Funktionsweise des menschlichen Körpers gewappnet zu sein. Das ist einfach und erfordert keine wissenschaftliche Ausbildung. Häufig bettelt die einfache Wahrheit geradezu darum, erkannt und verstanden zu werden, trotzdem würden wir lieber weiterhin an unsere Lebensretter in weißen Kitteln glauben.

In dieser Hinsicht haben wir also so manche bittere Pille zu schlucken. Umso wichtiger ist es, die Motive hinter den „wissenschaftlichen Wahrheiten" zu verstehen, die von einer Generation zur nächsten weitergegeben werden und dafür sorgen, dass unseren Kindern mit gentechnisch erzeugtes, biologisches und chemisches Material injiziert wird, das sich als Impfstoff ausgibt.

Vielleicht sind wir auch selbst schuld daran, denn neigen wir nicht alle zu schnellen und einfachen Lösungen? Das macht sich die Impftheorie zunutze und gründet ihren Erfolg auf den kleinen, aber grundlegenden Trugschluss, dass sich lebenslange Immunität gegen eine infektiöse Erkrankung erringen lässt, ohne die Erkrankung selbst erleben zu müssen.

Wer Antikörper gegen bestimmte Erreger im Blut habe, sei automatisch gegen die entsprechende Krankheit geschützt, lautet die Annahme. In entsprechenden Forschungsarbeiten konnte jedoch nie geklärt werden, ob der Schutz vor den Erregern tatsächlich auf die Existenz von Antikörpern zurückgeht oder auf eine normale, gesunde Immunreaktion. Letzteres ist viel wahrscheinlicher, jedenfalls solange Gifte das Immunsystem noch nicht geschädigt oder gar völlig lahmgelegt haben.

Die Theorie, dass der Körper durch die Konfrontation mit bestimmten Krankheitserregern eine Immunreaktion auslöst, die der bei einer tatsächlichen

Erkrankung entspricht, hat einen entscheidenden Makel. Könnte die Natur wirklich einen so großen Fehler begehen, dass sie uns vom Injizieren fremden, toxischen Materials in unseren Blutkreislauf abhängig macht, obwohl wir ein Immunsystem haben, das so komplex und hochentwickelt ist, dass Millionen ausgefeilter Computer seine Leistung nicht reproduzieren können? Das ist doch eher unwahrscheinlich.

Und warum würde man seine Gesundheit einem Cocktail giftiger Chemikalien anvertrauen, wenn selbst ein geschwächtes Immunsystem eine sehr viel größere Chance hat, uns vor einer Grippe zu schützen? Das ausgefeilte Immunsystem unseres Körpers, das sich über Millionen von Jahren entwickelt hat, kann uns bestimmt besser gegen eine Krankheit schützen als alles von Menschen Gemachte. Es braucht dazu nur ein wenig Fürsorge unsererseits. Andererseits wird mit jeder erneuten Impfung unser Immunsystem geschwächter und die Nebenwirkungen treten deutlicher und schwerer hervor. Und nicht nur das: Trotz Impfung können wir weiterhin krank werden.

3. Pandemien sind menschengemacht

Ehe wir dieses Thema in den nachfolgenden Kapiteln noch detaillierter erörtern, hier nur eine kurze Erwähnung der Wahrheit hinter den sogenannten Pandemien. Es gibt keinen Zweifel daran, dass sie menschengemacht sind oder auf Schwächungen des durch Impfprogramme, Hungersnöte, schlechte Hygiene und Antibiotika mitgenommene Immunsystem zurückgehen. Eine Virusinfektion ist die Folge einer Krankheit, nicht ihre Ursache, so wie Bakterien nur ungesunde, schwache oder geschädigte Zellen infizieren können.

Bakterien und Viren greifen uns nicht bösartig oder wahllos an. Die Natur kämpft nicht gegen sich selbst – und wenn sie es täte, wären wir längst alle tot. Es gibt keinen Krieg zwischen Mensch und Natur, sofern wir nicht versuchen, das Gleichgewicht natürlicher Kräfte und Ressourcen zu zerstören und den daraus folgenden Prozess des neuen Ausbalancierens zur Krankheit oder Naturkatastrophe erklären. Und dennoch, die Massen sind dieser Pseudowissenschaft verfallen, da sie ihnen so geschickt präsentiert wird.

Genauere Analysen der offiziellen Statistiken aus verschiedenen Ländern und dem Vorkommen von Krankheiten wie Pocken, Diphtherie, Cholera, Typhus, Poliomyelitis (Kinderlähmung), Tuberkulose, Bronchitis, Tetanus etc. haben erstaunliche Ergebnisse hervorgebracht. In Frankreich zum Beispiel erreichte die Diphtherie mit der Einführung verpflichtender Impfprogramme ein Allzeithoch und nahm sofort wieder ab, als der Impfstoff zurückgezogen wurde.

Nicht viel anders war die Situation in Deutschland, als zwischen 1925 und 1944 die Zwangsimpfung gegen Diphtherie in großem Maßstab eingeführt wurde. In diesem Zeitraum erhöhte sich die Anzahl der Diphtherieopfer von 40.000 auf 240.000, wobei der Infektionsgrad bei geimpften Patientinnen und Patienten höher lag als bei ungeimpften. 1945, am Ende des Zweiten Weltkriegs, gab es in Deutschland keinen Impfstoff mehr – und innerhalb weniger Jahre sank die Zahl der Fälle auf unter 50.000.

Statistische Daten zeigen, dass die meisten dieser Erkrankungen schon längst vor der Einführung der Impfprogramme im Rückgang begriffen waren. Zu den großen Epidemien kam es, als die Menschen vom Land in die großen Städte zogen. Die Straßen wurden als Müllhalden benutzt, Luft und Wasser waren kontaminiert und wurden zu Überträgern ansteckender Krankheiten. Erst ein großes Aufräumen dieser übervölkerten Städte sowie eine verbesserte Sanitärversorgung, Hygiene und Wohnsituation konnten die Epidemien aufhalten und führten zu drastischen Verbesserungen sowohl bei der individuellen als auch bei der kollektiven Gesundheit. Impfprogramme hatten damit nichts zu tun.

4. Im Todesgriff der Pharmariesen

Warum will man uns also Impfungen unbedingt als Lebensretter präsentieren? Die Vorstellung zu verbreiten, dass Viren und Bakterien Krankheiten bringen, hilft, die Massen ängstlich und unter Kontrolle zu halten. Und mit solchen irrigen Überzeugungen ist viel Geld zu verdienen.

In den 1960er-Jahren herrschte bei der Impfindustrie extremer Geldmangel, weil nirgends Epidemien in Sicht waren. Es wurden schon Pläne geschmiedet, neue Virenstämme zu züchten (die Tiere mit Krebs infizieren sollten, um „Krebsforschung" betreiben zu können). Tatsächlich führte das Mischen von Virusstämmen, die normalerweise in der Natur so nicht vorkommen, zu neuen Möglichkeiten, das Immunsystem selbst gesunder Menschen aus den Angeln zu heben. Die Absicht war es, neue Krankheiten zu schaffen, gegen die das natürliche Immunsystem hilflos war. Wurden sie Menschen per Impfstoff injiziert, schalteten diese Viruscocktails das Immunsystem aus, zerstören Zellkerne und initiierten die Produktion menschlicher Retroviren wie HIV.

Ja, die Geschichte der schweren Immunschwächekrankheit AIDS ist dafür ein ebenso schockierendes wie tragisches Beispiel. 1962 fabrizierten Wissenschaftler neue Virusstämme (um Krebs in Tieren zu erzeugen, angeblich „für die Krebsforschung"). Sie kombinierten einen Tier- mit einem Pockenvirus und eine große Pharmafirma machte daraus einen Pocken-Impfstoff. Dieser Impfstoff wurde großzügig nach Afrika gespendet, um 125 Millionen Menschen damit zu impfen. Was für eine Geste des guten Willens! Diejenigen mit den schwächsten Immunsystemen entwickelten schwere Immundefizit-Symptome, die später als Symptome der AIDS-Krankheit fehlgedeutet wurden. Von den 125 Millionen geimpften Menschen entwickelten 98 Millionen AIDS. Diese neue Krankheit erwies sich für die reichen Länder als gewaltige Geldmaschine und effektives Druckmittel bei Verhandlungen. Mit ihrer Hilfe konnten sie arme Länder von sich abhängig machen und halten, indem sie Kondome zur Geburtenkontrolle und starke (immun destruktive) AIDS-Medikamente verteilten, um AIDS zu „heilen".

Die Anti-AIDS-Medikamente, die nun in die Entwicklungsländer geliefert wurden, erwiesen sich als gutes Instrument, um den Aufstieg und die Unabhängigkeit der Wirtschaft armer Länder unter Kontrolle zu halten. Um diesen Ländern gegen den tödlichen Virus zu „helfen", wurden teure und sonst für sie unerschwingliche Medikamente herangeschafft und die armen Länder dazu überredet, im Gegenzug Abkommen zu unterzeichnen, mit denen sie wichtige ökonomische Produktionsrechte und natürliche Ressourcen aus der Hand gaben.

Der Mythos vom schicksalhaft über die Menschheit gekommenen Virus ist ein willkommenes Mittel, um Menschen zu manipulieren. Das ist eine Grundwahrheit in der ganzen Sache. Das einzige echte Antidot zu den abgefeimten

Spielen von Politikern und Impfstoffherstellern besteht darin, sich selbst zu informieren und in diesem tödlichen Machtkampf nicht länger das Opfer zu mimen.

1 Der Impfmythos

Die vielleicht vernichtendste Aussage gegen Impfstoffe kommt von keinem anderen als dem Mann, der den ersten Impfstoff gegen Polio (Inaktivierte Poliomyelitis-Vakzine, IPV) entwickelte: Dr. Jonas Salk. Die medizinischen Fachzeitschrift *Science* zitierte 1977 Dr. Salks Eingeständnis vor einem Unterkomitee des US-Senats, dass die Massenimpfung die Ursache der meisten Poliofälle in den USA seit 1961 gewesen sei.

Laut Bericht sagte Salk auch, dass „lebende Virusimpfstoffe gegen Grippe oder Polio in jedem Fall die Krankheit auslösen können, die sie eigentlich verhindern wollen … (und) der Lebendimpfstoff gegen Masern und Mumps Nebenwirkungen wie ~Encephalitis (eine Entzündung des Gehirns) nach sich ziehen kann."

Salks Aussage ist verschieden interpretiert worden. Salk-Befürworter weisen darauf hin, dass der Wissenschaftler sich dabei ausdrücklich auf die 1957 von Dr. Albert Sabin entwickelte orale Lebendimpfung (im Gegensatz zu der von ihm vier Jahre zuvor erfundenen IPV) bezog.

Doch selbst wenn dies stimmen würde, ist es alarmierend, von einem Wissenschaftler, der Impfgeschichte geschrieben hat, zu hören, dass ein Impfstoff, der bereits – in welcher Form auch immer – weiten Teilen der Bevölkerung verabreicht wurde, zu tief greifenden Störungen und sogar Todesfällen führen kann.

Im historischen Abschnitt in Kapitel 2 werden wir auf diese Kontroverse noch einmal zurückkommen. Im Augenblick soll uns die Feststellung genügen, dass mit Salks Aussage die grundlegende Prämisse der Impftheorie einen entscheidenden Schlag erlitten hat.

1. Die Definition von Krankheit

Ehe ich weiter ausführe, wie Impfstoffe Krankheiten auslösen, die sie doch eigentlich verhindern sollen, lassen Sie uns erst einmal den Begriff „Krankheit" im Zusammenhang mit Impfstoffen und Immunität klären. Schon lange bekannt ist die Tatsache, dass bei manchen Krankheiten wie Masern, Windpocken und Scharlach in der Regel schon eine Erkrankungsepisode ausreicht, um eine lebenslange Immunität zu erlangen. Eine zweite Episode mit der gleichen Krankheit ist extrem selten.

Warum ist dies so? Es liegt daran, dass die Natur den menschlichen Körper mit einem wunderbaren natürlichen Schutzschild ausgestattet hat – einer körpereigenen Immunität, die nach einer ersten Infektion mit einer bestimmten Krankheit einsetzt und den Körper von dem Moment an lebenslang vor dieser Krankheit schützt.

Bis die moderne Wissenschaft die Geheimnisse des Immunsystems entschlüsselt hatte, beruhten die im 19. Jahrhundert formulierten Konzepte der Medizin in Teilen auf Vorstellungen des antiken griechischen Arztes Hippokrates.

Nach Hippokrates äußert sich eine Krankheit in Anzeichen und Symptomen, die von den inneren Organen und dem Blutkreislauf zur äußeren Oberfläche des Körpers wandern. Diese äußeren Symptome manifestieren sich in sichtbaren Veränderungen wie Ausschlag, Blutungen, Schleim oder Eiter.

Das „Auswerfen" von Körpersäften wurde als natürliche Heilreaktion erachtet, die den Körper in einen Zustand des Gleichgewichts zurückbrachte, konnte aber auch erst dann stattfinden, wenn die von der Krankheit produzierten inneren Gifte durch den Entzündungsprozess weit genug gereift waren (pepsis).

Hippokrates' scharfsinnige Beobachtungen wurden von der modernen Wissenschaft weiterentwickelt. Später wurden dann entlang der gleichen Argumentationslinien die tatsächlichen Mechanismen der Infizierung, Entzündung und Heilung entdeckt.

Krankheitssymptome können tatsächlich von Pathogenen wie Bakterien und Viren verursacht werden. Aber man hat uns beigebracht, diese als Feinde zu sehen, die wir bekämpfen müssen. Tatsächlich beginnt Krankheit aber nicht erst dann, wenn wir mit einem bestimmten Bakterium oder Virus in Berührung kommen oder infiziert werden. Sie beginnt, wenn der Körper auf ein Pathogen oder den durch es in Gang gesetzten entzündlichen Prozess reagiert. Das bedeutet, dass Krankheit mit Heilung gleichzusetzen ist, da dies der Weg des Körpers ist, zu einem ausgeglichenen Zustand (homeostasis) zurückzukehren. Krankheit ist also ein sicheres Zeichen dafür, dass der Körper damit beschäftigt ist, ein Problem zu korrigieren, das sonst für seine Effizienz und sein Überleben ungünstig wäre.

Es ist wichtig, dies zu verstehen, denn es stellt die Grundlage der Impftheorie auf den Kopf. Die Entzündungsreaktion des Körpers auf eine Erkrankung ist in Wirklichkeit ein Heilungsprozess. Krankheitssymptome sind der Versuch des Körpers, mit angesammelten Giftstoffen, Abfallprodukten sowie geschwächten oder geschädigten Zellen fertigzuwerden. Die sogenannten Pathogene helfen dem Körper, potenziell schädliche Materialien aus dem System zu entfernen und den Körper in einen gesunden Zustand des Gleichgewichts zurückzuführen.

Ebenso wird die Heftigkeit der körperlichen Reaktion oder der Schweregrad der Erkrankung nicht nur von der Schwere der daraus resultieren Infektion beeinflusst, sondern auch von der Widerstandskraft des Immunsystems.

Die vom Körper aufgebrachte Heilkraft ist wiederum von einer Reihe von Faktoren abhängig, darunter dem emotionalen Zustand der Person, ihrem spirituellen Fundament, der Ernährung, dem Lebensstil, den Umweltbedingungen etc. Definitiv keine Rolle spielt aber die Frage, ob wir gegen Entzündungsauslöser geimpft worden sind.

Ist das Immunsystem schwach, können Pathogene leichter in den Körper eindringen und einen Vergiftungsprozess (Krankheit) in Gang setzen, auch wenn die Mehrheit der „Invasionen" durch Erreger unbemerkt vonstattengehen, ohne uns überhaupt zu stören. Denken Sie einmal darüber nach: Der menschliche Körper ist jeden Tag einer Vielzahl von Pathogenen ausgesetzt, einige davon Überträger (vermeintlich) tödlicher Krankheiten. Wäre ein Eindringen von Erregern mit Krankheit und Tod gleichzusetzen, würden die meisten Menschen wahrlich nicht lange überleben.

Erregertheorie: Und doch ist es genau diese Annahme, auf die der im 19. Jahrhundert lebende französische Wissenschaftler Louis Pasteur seine berühmte Erregertheorie gründete, die seitdem zum Stützpfeiler der modernen Medizin und Impflehre geworden ist.

Pasteur war der erste Forscher, der vermutete, dass Krankheiten von Erregern verursacht werden. Seiner Ansicht nach sind Erreger oder Pathogene ständig „hinter uns her“, weil sie uns für ihr eigenes Überleben uns als Beute brauchen. Ursprünglich glaubte er, entzündliche Krankheiten seien ein direktes Ergebnis davon, dass Erreger sich von uns ernähren, doch diese Theorie zog er am Ende seines Lebens zurück.

In mikroskopischen Studien über infiziertes Gewebe beobachteten Pasteur, Robert Koch und andere, dass die Erreger gediehen, während viele Gastzellen abstarben. Sie zogen daraus den Schluss, dass Erreger gesunde Zellen angreifen und zerstören, und dadurch einen Erkrankungsprozess im Körper in Gang setzen.

Obgleich sich Pasteurs Annahme als falsch erwies, fand sie rasch Eingang in die Welt der Wissenschaft und nistete sich bei Forschern und Ärzten ein, sodass der Mythos „Erreger verursachen Infektionen und Erkrankungen“ für viele zur unbestrittenen Realität wurde. Bis heute lebt sie als grundlegende „wissenschaftliche Wahrheit“ im modernen Medizinsystem fort.

Pasteur hätte ebenso schlüssig folgern können, dass Bakterien auf natürliche Weise von vermehrtem Zellsterben angezogen werden, so wie anderswo in der Natur faulendes organisches Material für sie geradezu magnetische Anziehungskraft besitzt.

Fliegen, Ameisen, Krähen, Geier und natürlich auch Bakterien werden vom Tod angezogen. Das ist ein unbestrittenes Naturgesetz. Warum sollte dies im menschlichen Körper anders sein? Schwache, geschädigte oder tote Zellen im Körper neigen ebenso zum Befall wie überreife oder verletzte Früchte.

Pasteur und all die Forscher, die ihm folgten, entschieden sich dafür, Erreger wahlweise als Raubtiere oder Aasfresser zu sehen. Hätten sie angenommen, dass Zellen aus nicht augenscheinlichen, biochemischen Gründen (wie zum Beispiel durch ein Ansteigen von Toxizität) absterben, sähe unser heutiges Denken über Gesundheit und Krankheit ganz anders aus.

Pasteurs auf die Gleichsetzung von Erregern mit Krankheit aufbauende Theorie ignorierte – oder verdrängte zumindest – die Tatsache, dass das Immunsystem erstaunliche, wenn nicht gar manchmal geheimnisvolle Heilkräfte besitzt.

Warum die Theorie fehlerhaft ist: Tatsache ist, dass entzündliche Erkrankungen nicht einfach nur Erregern zugeschrieben werden können, sondern in der grundsätzlichen menschlichen Gebrechlichkeit begründet sind, den Kräften von Verfall und Tod.

Es ist eine Frage der subtilen Gewichtung. Erreger sind am Erkrankungsprozess beteiligt, aber weder haben sie es – wie von Pasteur behauptet – darauf abgesehen, uns zu schaden, noch können sie als tatsächlich kausale Ursachen einer Infektionskrankheit gelten.

Erreger werden uns gegenüber nur aggressiv, wenn sie mit einem von uns geschaffenen Gift konfrontiert werden. Unser Körper bekämpft Erreger nicht, weil sie Feinde sind. Umgekehrt führen Erreger auch keine Kriege gegen unseren Körper. In Wahrheit gibt es mindestens 10-mal so viele Bakterien wie menschliche Zellen im Körper und keines davon verursacht uns irgendeinen Schaden. Geschätzte 500 bis 1.000 Spezies von Bakterien leben im menschlichen Darm, eine ähnliche Anzahl auf unserer Haut.

Wie im *Annual Review of Microbiology* berichtet, ist die menschliche Flora eine Ansammlung von gutartigen Mikroorganismen auf der Oberfläche und in tieferen Schichten der Haut, im Speichel, auf der Mundschleimhaut, in der Bindehaut sowie im Verdauungstrakt. Dazu gehören Bakterien, Pilze und Archaeen (Einzeller). Die Beziehung zwischen Bakterien und Menschen ist nicht rein symbiotisch (eine enge, friedliche Koexistenz), sondern eher mutualistisch geprägt – beide Seiten ziehen Nutzen aus dieser Wechselbeziehung. Die Mikroorganismen leisten eine Vielzahl nützlicher Funktionen wie zum Beispiel Fermentation ungenutzter Energiesubstrate, Training des Immunsystems, Vorbeugung gegen das Wachstum parasitärer Spezies, Regulation der Entwicklung des Darms, Produktion von Vitaminen (Biotin und Vitamin K) und Hormonen zur gezielten Fettspeicherung. Wir brauchen sie und sie brauchen uns.

Wird der Körper mit Toxinen und Stoffwechselabfallprodukten überlastet, können Zellen einen schweren Sauer- und Nährstoffmangel erleiden und nachfolgend geschädigt werden oder absterben. Eine Immunreaktion wie hohes Fieber oder starke Erschöpfung sollen dem Körper helfen, sich von diesen schädlichen Substanzen, die sonst zu bleibenden Schäden oder gar zum Tod könnten, wieder zu befreien. Gegenwart und Aktivität destruktiver, weil Entzündungsreaktion des Körpers auslösender Mikroorganismen (Infektion) sind in dieser Situation nicht nur natürlich, sondern auch wünschenswert.

Mikroorganismen werden nur „pathogen", wenn der Zustand des Organismus sich verschlechtert. Krankheit wird durch ungesunde Bedingungen wie die Anhäufung von Toxinen und Abfallprodukten begünstigt und in den meisten Fällen wird die Krankheit selbst die Medizin, um die betroffenen Organe und Körpersysteme zu reinigen und in einen gesunden Zustand zurückzuführen.

In Situationen der extremen Toxizität, zum Beispiel durch den Missbrauch von Medikamenten und Impfstoffen, kann das Immunsystem von den Giftstoffen, die es zu eliminieren versucht, so überwältigt werden, dass es nicht mehr in der Lage ist, das Individuum zu retten. Im schlimmsten Fall aber reagiert das Immunsystem gar nicht auf die Gifte und Erreger und es kommt nicht zu akuten Krankheitssymptomen (Fieber, Entzündung Schmerz oder anderen Anzeichen einer Infektion). Diese Menschen können nicht einmal mehr eine Erkältung entwickeln, die als Ventil für die betreffenden Giftstoffe dienen könnte. Das Ergebnis ist eine chronische, die Lebensqualität stark beeinträchtigende Erkrankung wie Herzinsuffizienz, Lupus, Arthritis, eine sogenannte Autoimmunstörung oder gar der Tod.

2. Die Wahrheit über Viren

Im Gegensatz zu dem, was die Schulmedizin uns glauben macht, töten Viren keine Menschen. Wenn jemand krank wird und ein Virus bei ihm gefunden wird, ist er nicht *deswegen* krank. Krankheit besteht immer schon, ehe ein Virus sich zeigen kann.

Viren sind dazu da, Heilung, nicht Krankheit in Gang zu setzen. Symptome, die durch das Bemühen des Körpers um Selbstheilung produziert werden (Fieber, Kopfschmerzen, Benommenheit, Erschöpfung etc.), machen nicht die eigentliche Krankheit aus. Steigende Körpertemperatur (Fieber) zum Beispiel ist eine der besten Methoden, die dem Körper zur Verfügung stehen, um die Produktion von Immunzellen zu steigern, die mit Giftstoffen umgehen und schließlich Bakterien, Viren und Pilze wieder des Platzes verweisen können, wenn sie nicht länger gebraucht werden.

Grippe zum Beispiel ist das letzte Heilstadium einer unterschwelligen Krankheit, die durch angehäufte Toxine, Medikamente, Schwermetalle, saure Abfallprodukte, tote Zellmaterialien und andere schädliche Substanzen entsteht und den Körper sonst in eine lebensbedrohliche Situation bringen könnte.

Eine Infektion wird nur dazu gebraucht, schädliche Substanzen wie Metalle, Medikamente, Chemikalien, Pestizide, Lebensmittelzusätze und Transfettsäuren aus Fertiggerichten, künstlichen Süßstoffen etc. aufzuspalten.

Manche dieser toxischen Substanzen werden auch vom Körper selbst aufgebrochen, bei den meisten jedoch werden Bakterien gebraucht, um sie loszuwerden. Einige andere wiederum müssen mithilfe von Lösungsmitteln aufgelöst und ausgeschieden werden.

An einem solchen Punkt stellt der Körper Viren her oder erlaubt zumindest, dass sie hergestellt werden, und verteilt sie über Blut und Lymphe auf alle Körperteile. Wir brauchen Viren also nicht zu zerstören; sie sind auf unserer Seite.

Viren sind nicht-eigenständige Proteine, die der Körper herstellt, um solche schädlichen Substanzen anzugreifen und aufzulösen. Anders als Bakterien sind Viren keine lebenden Organismen. Mikroskopisch zeigen sie sich als kleine, eingekapselte Streifen aus genetischem Material – DNA und RNA. Anders als Bakterien, können sie sich nicht fortpflanzen, weil sie kein eigenes Verdauungs- oder Fortpflanzungssystem besitzen.

Der menschliche Körper stellt mehr dieser Hilfsmittel her, wenn er schädliche Substanzen unschädlich machen muss, und beendet die Herstellung, wenn die Gefahr zellulärer Zerstörung nachgelassen hat. Viren agieren effektiv (ähnlich wie die Lösungsmittel in Pinselreinigern) und spielen eine wichtige Rolle im Entgiftungsprozess. Viren werden nicht weniger, weil der Körper sie angreift; sie werden nicht mehr hergestellt, wenn der Körper sie nicht mehr braucht.

Die Schlussfolgerung aus alledem ist, dass Viren nur in einem von Gift beeinträchtigten Körper, der nicht mehr von Bakterien oder durch sich selbst gereinigt werden kann, aktiv werden und zahlenmäßig zunehmen können. Erlauben Sie mir, zu diesem wichtigen Zeitpunkt etwas zu wiederholen: Der menschliche Körper schafft nur mehr Viren, wenn der Bedarf besteht, Chemikalien aus Medikamenten, Konservierungsstoffen, Luftschadstoffen ebenso wie toxischen Metallen wie Quecksilber und Aluminium, Pestiziden, Antibiotika und tierischen Substanzen loszuwerden, wie sie in jedem Impfstoff vorkommen.

Um sich zu schützen, kann der Körper eine enorme Anzahl unterschiedlicher Viren beherbergen, die aber inaktiv bleiben, bis der Bedarf besteht, dass sie aktiv werden und sich ausbreiten, um ihre wichtige Arbeit zu verrichten. Der Körper entfernt sie und stößt die meisten von ihnen ab, sobald der Entgiftungsprozess abgeschlossen ist. Fast schon zum Allgemeingut gehört die Vorstellung, dass das Immunsystem Antikörper produziert, um Viren zu bekämpfen und zu zerstören, aber das muss nicht stimmen. Mehr über die wahre Rolle der Antikörper erfahren wir später.

Wer einen Menschen impft, um bei ihm die Produktion von Antikörpern anzufachen, greift in die grundlegenden Heilungsmechanismen des Körpers ein. Ich halte das Impfen deshalb für eine der gefährlichsten Waffen der modernen Medizin – wahrlich eine Massenvernichtungswaffe.

3. Wer ist der Lebensretter?

Hat das Immunsystem die Körperfunktionen erfolgreich wiederhergestellt, ist der Körper gesünder und stärker als vorher. Viele sprechen in dem Zusammenhang von „erworbener Immunität", was aber nicht unbedingt die Immunität gegen bestimmte Erreger umfassen muss. Es kann auch einfach nur bedeuten, dass der Körper jetzt gesund und frei von Toxinen ist und daher kein weiterer Bedarf mehr an Erregern besteht, um die Reinigungs- und Heilungsreaktion des Körpers auszulösen. Viele argumentieren nun, der Körper habe in dem Moment eine Immunität gegen die Erreger erworben, die die Rettungsmission initiiert haben, doch in Wahrheit ist es die gestärkte Gesundheit und Vitalität, die den Körper davor bewahrt, wieder krank zu werden.

Die Impfwissenschaft stellt die Frage, wie wir lebenslange Immunität gegen eine Infektionskrankheit erlangen können, ohne diese erst selbst durchmachen zu müssen.

Sie geht davon aus, dass man, indem man die Produktion von Antikörpern ankurbelt, um bestimmte krankheitsverursachende Erreger zu bekämpfen, automatisch gegen diese Erreger geschützt ist. Doch die moderne Medizin hat nicht beweisen können, ob der Schutz vor bestimmten Erregern auf das Vorliegen von Antikörpern oder auf eine natürliche, gesunde Immunreaktion zurückzuführen ist, die primär dazu gedacht war, überlastetes und geschädigtes Gewebe zu reinigen und zu heilen. Letzteres ist viel wahrscheinlicher – es sei denn, Impfgifte hätten das Immunsystem geschädigt oder gar gelähmt. (In Kapitel 3 werden wir auf diese Frage noch genauer eingehen.)

Die derzeit vorherrschende Theorie legt nahe, dass Erreger vom Immunsystem nur erkannt werden, wenn ihre Anzahl oder ihre Wachstumsrate eine bestimmte Schwelle überschreitet, was zur Bildung spezifischer Antikörper führt, die genau zu den vorliegenden Erregern passen. Oder könnte es eine andere Erklärung dafür geben, warum Antikörper gebildet werden?

Ein großes Vorkommen von Erregern zeigt an, dass das Gewebe durch eine Anhäufung von sauren Abfallprodukten oder eine andere Art von Beeinträchtigung geschädigt oder geschwächt wurde. In dieser Phase der Infektion geraten die Dinge ernsthaft außer Kontrolle, ein Erregerstamm wuchert wie wild und fordert die gesamte Heilkraft unseres Immunsystems heraus. Die Medizin spricht dann von einer „akuten Entzündungsreaktion".

Zu den Symptomen gehören Fieber, Freisetzung von Stresshormonen durch die Nebennieren, verstärkter Fluss von Blut, Lymphe und Schleim sowie ein Hinströmen von weißen Blutkörperlichen (Lymphozyten) zum entzündenden Bereich (Wunde). Die betroffene Person fühlt sich krank und empfindet vielleicht Schmerz, Übelkeit, Erbrechen, Durchfall, Schwäche und Kälteschauer.

Das Ausschwitzen und anderweitige Ausleiten der Krankheit ist eine natürliche Reaktion des Körpers und spricht für ein gesundes Immunsystem. Mit anderen Worten, die Krankheit zeigt, dass der Körper fähig ist, mit einem ungesunden Zustand erfolgreich umzugehen. Diese Einsicht spricht dafür, die Krankheit zuzulassen und zu unterstützen, und nicht dafür, sie zu unterdrücken und damit noch schlimmer zu machen. Ein wirklich schwer kranker Mensch wäre gar nicht mehr in der Lage, solche Heilreaktionen zu zeigen.

Haben wir die Herausforderungen einer bestimmten Krankheit bestanden, ist es weniger wahrscheinlich, dass wir sie noch einmal bekommen. Irgendwie haben die Krankheit und unsere Reaktion darauf uns gegen ein erneutes Auftreten immun gemacht.

Es ist äußerst zweifelhaft, dass Impfungen für uns das Gleiche leisten können. Sie zwingen den Körper dazu, Antikörper gegen Erreger zu bilden, die eine Infektion zu verursachen scheinen, und sollen damit den betreffenden Menschen für alle Zukunft gegen diese Infektion schützen.

In Wirklichkeit hat sich jedoch immer wieder gezeigt, dass Menschen trotz Impfung genau die Krankheit entwickeln können, gegen die sie angeblich geschützt sind. Die bewiesene Tatsache, dass das bloße Vorliegen von Antikörpern nicht gegen die entsprechende Infektion schützt, hätte bei medizinischen Fachleuten und Laien gleichermaßen ernsthafte Zweifel säen und verdeutlichen müssen, dass die Impftheorie ernsthafte Mängel hat oder gar ungültig ist. Entweder schützen uns Antikörper oder sie tun es nicht – beides gleichzeitig kann nicht stimmen: Warum bekommen so viele geimpfte Menschen mit reichlich Antikörpern gegen Keuchhusten und Masern diese Krankheiten, wo doch die Impfwissenschaft darauf besteht, dass diese Antikörper sie dagegen immunisieren? Dass uns nicht die Wahrheit gesagt wird, liegt auf der Hand.

In Kapitel 2 und 3 werden wir uns Fälle aus der Vergangenheit anschauen, in denen Massenimpfungen während oder nach einer Epidemie die Anzahl der Krankheitsfälle erhöht und eine große Anzahl von Todesfällen heraufbeschworen haben. In vielen Fällen hängen diese Todesfälle direkt damit zusammen, dass ein bestimmter Virus zusammen mit tierischen Inhaltsstoffen sowie toxischen Chemikalien und Metallen in den menschlichen Körper injiziert wurde.

4. Antikörper durch Impfungen?

Wenn Impfstoffe bei manchen zu Tod und Lähmung führen können, sind sie ganz bestimmt auch in der Lage, bei anderen Schäden zu verursachen, selbst wenn diese nicht sofort als Begleiterscheinungen einer Impfung zu erkennen sind. Wird Gewebe verletzt, initiiert der Körper einen Wundheilungsprozess, zu dem eine Infektion gehören kann, bei der pathogene Erreger helfen, die geschädigten oder abgestorbenen Zellen zu zersetzen. Wundheilung erfordert, dass der Körper Immunzellen und – ja, auch Antikörper – an den Ort der Verletzung schickt.

Wissenschaftliche Forschungsarbeiten zeigen, dass es sich bei der Beteiligung von Lymphozyten an der Wundheilung um einen dynamischen und klar umschriebenen Prozess handelt. Es gibt dabei eine sehr komplexe, genau strukturierte Abfolge von Ereignissen. Hämostase, Infiltration von entzündeten

Zellen, Gewebewachstum und Umbildung gehören dazu. Wenn wir erfolgreich heilen wollen, müssen wir dafür sorgen, dass sich diese strukturierte Abfolge ungestört entfalten kann.

Wundheilung folgt auf eine Gewebeschädigung und Antikörper sind an verwundetes Gewebe gebunden. Sie fördern das Umzingeln von geschädigtem Gewebe durch Makrophagen, eine weitere, wichtige Gruppe von Immunzellen. B-Zellen, die Antikörper produzieren und zum geschädigten Gewebe transportieren, sind ebenfalls in den Prozess der Wundheilung eingebunden. Die in der Zeitschrift *Immunology* (2009 Nov) beschriebene Studie zeigt deutlich, dass eine vollständige Wundheilung ohne die aktive Beteiligung von Antikörpern gar nicht möglich ist. So entdeckten Forscher den Antikörperkomplex Immunoglobulin G1 (IgG1), der an verletztes Gewebe gebunden ist.

Die Tatsache, dass der Körper Antikörper produziert, um geschädigtes Gewebe zu heilen, führt zu einem wichtigen Argument, das allein schon überzeugend genug ist, um die vorherrschende Impftheorie infrage zu stellen: Was, wenn Antikörper gar nicht zu dem Zweck gebildet werden, Erreger wie Viren oder Bakterien abzuwehren, sondern ihre eigentliche Aufgabe darin besteht, die von Toxinen, sauren Abfallstoffen, Chemikalien in Lebensmitteln, Medikamenten, giftigem Fluorid im Trinkwasser etc. verursachten Schäden zu reparieren?

Infolge einer Verletzung durch eine Impfspritze müssen – nicht anders als bei anderen Verletzungen – Antikörper produziert werden, um den Gewebeschaden zu heilen, der durch die direkte Injektion toxischer Chemikalien wie Formaldehyd, Antigefriermittel, Antibiotika und eines tödlichen Cocktails von Konservierungsstoffen entsteht. Schon eine Nadel in den Arm eines Menschen zu stechen, reicht aus, um Entzündungsreaktionen auszulösen, die nötig sind, um die Wunde am Arm auszuheilen. In den meisten Fällen gelingt es dem Körper, den Schaden zu reparieren. Ist das Immunsystem jedoch schon vorher geschwächt, kann die Impfverletzung fatal sein. Eine Untersuchung aus dem Jahr 2004 zeigte, dass eines von 500 Kindern mit einem Immunproblem zur Welt kommt, das im Falle einer Impfung ernste oder lebensbedrohliche Reaktionen auslösen kann (*Journal of Molecular Diagnostics*, 2004 May, Volume 6 (2), Pp 59–83). Wie viele Eltern wissen, ob das Immunsystem ihres Kindes mit diesem Problem behaftet ist? Die meisten Eltern und Ärzte sind sich des

Risikos nicht bewusst, denn eine solche Information würde der Impfindustrie ernsthaft schaden.

Was Eltern ebenfalls nicht gesagt wird, ist die Tatsache, dass die in einer einzigen Impfung enthaltenen Bakterien, Pilze und chemischen Giftstoffe das Immunsystem dazu zwingen, zu reagieren und Antikörper zu bilden, was dazu führen könnte, dass genetische Schalter an- oder ausgeknipst werden. Im Fall eines noch in der Entwicklung befindlichen Kindes kann dies zu irreparablen physischen und psychischen Schäden führen. In den USA bekommt ein Kind vor dem fünften Lebensjahr 36 Impfungen, eines von 91 Kindern entwickelt Autismus. Acht Todesfälle pro 1.000 Kinder unter fünf Jahren sind auf Impfungen zurückzuführen. Im Vergleich dazu bekommt ein Kind in Island 11 Impfungen, nur eines von 11.000 Kindern entwickelt Autismus und nur vier von 1000 Kindern sterben infolge der Impfungen. 1980 bekam ein Kind in Island acht Impfungen und Autismus war äußerst selten. Heute hält Island, was die Lebenserwartung betrifft, Platz 1 der Weltrangliste, die USA dagegen rangieren auf Platz 34[1]. Sie können selbst Ihre Schlussfolgerungen aus diesem Unterschied ziehen. Über die Verbindung zwischen Impfungen und Autismus werden wir später noch ausführlicher sprechen.

Alle Impfstoffhersteller behaupten, die verstärkte Bildung von Antikörpern rühre daher, dass der Körper einem Pathogen (krankheitserzeugenden Erreger) ausgesetzt war. Angesichts der Funktionsweise unseres Immunsystems ist es – aufgrund der bereits erwähnten wissenschaftlichen Forschung – jedoch mindestens ebenso wahrscheinlich, dass die Antikörperproduktion nach einer Impfung darauf zurückzuführen ist, dass die durch die Toxine im Impfstoff ausgelösten Verletzungen geheilt werden müssen.

In dem Zusammenhang stellt sich auch die Frage, warum wir „Anti"körper als etwas sehen, das sich „anti" (also gegen etwas) richtet, obwohl es unser Körper doch dazu nutzt, sich selbst zu heilen? Ich plädiere dafür, sie „Pro"körper zu nennen, denn sie agieren in erster Linie nicht *gegen*, sondern *für* etwas. Sie werden von – ihrerseits von den B-Zellen des Immunsystems abgeleiteten – Blutplasmazellen hergestellt und ausgeschüttet, um Verletzungen zu heilen,

1 Ein heute in Deutschland geborenes männliches Kind wird im Durchschnitt 78,7 Jahre alt. Damit liegen die deutschen Männer in diesem Ranking auf Platz 27. (Die deutschen Frauen werden im Schnitt sogar 4,9 Jahre älter, erreichen also ein Alter von 83,6.)

die durch eine Anhäufung von Toxinen entstanden sind. Impfstoffe stecken voller Toxine, tierischer Substanzen und anderer Fremdmaterialien, die der Körper als „Antigene" erkennen muss.

Antigene sind in der Regel Proteine oder Polysaccharide. Meist sind sie an spezifische Bindungsstellen eines Antikörpers „gebunden". Antigene können aus verschiedenen Teilen (Hüllen, Kapseln, Zellwänden, Flagellen, Fimbrien und Toxinen) von Bakterien, Viren und anderen Mikroorganismen bestehen. Nicht-mikrobielle Antigene können Pollen, Eiweiß, Tierschuppen, pflanzliche Toxine etc. umfassen.

Impfstoffe, die viele verschiedene Antigene enthalten können, sollen die Antikörperproduktion im Körper ankurbeln und so zu der sogenannten „erworbenen Immunität" des Körpers führen. Jedoch gibt es bisher keine kontrollierte Doppelblindstudie, die gezeigt hätte, dass Impfstoffe zu einer stärkeren Immunität führen als die Gabe eines Placebos oder bloßes Nichtstun. Ich frage mich, warum es eine solche Studie nie gegeben hat. Das offizielle Argument der US-Behörde CDC („Centers for Disease Control and Prevention") lautet, dass eine solche an Menschen durchgeführte Studie „unethisch" wäre.

Dagegen frage ich, ob es „ethisch" ist, Hunderte von Millionen argloser Menschen, darunter viele Kinder, Jahr für Jahr mit Impfstoffen zu spritzen, deren Wirksamkeit bei der Prävention von Infektionskrankheiten niemals einwandfrei bewiesen wurde und von denen – im Gegenteil – noch zu befürchten ist, dass sie krank machen? Messen wir hier nicht mit zweierlei Maß und legalisieren Massenexperimente, um die berechtigte Frage besorgter Eltern zu ignorieren, die nicht wollen, dass ihrem Kind Schaden zugefügt wird: „Wo ist der Beweis, dass Impfungen die Immunität meines Kinds verbessern und es gesund erhalten?" Haben wir keine andere Chance, als den Worten der Medizin zu vertrauen?

Nehmen wir die Antwort einer Fachfrau, die am ehesten über objektive Insidereinblicke verfügen sollte. Dr. Marcia Angell enthüllte nach zwei Jahrzehnten als Herausgeberin des *The New England Journal of Medicine*: „Es ist einfach nicht mehr möglich, den Veröffentlichungen der klinischen Forschung zu glauben oder sich auf das Urteil von Medizinerinnen und Medizinern beziehungsweise offizielle medizinische Richtlinien zu verlassen."

Tatsache ist, dass Impfungen das Immunsystem behindern und systematisch zerstören. Dafür gibt es wissenschaftliche Beweise – Beweise, die nicht manipuliert wurden, um bestimmten Interessengruppen mehr Macht und Ressourcen zu verschaffen.

5. Impfstoffe unterdrücken die Immunität

Eine sehr sorgfältig durchgeführte Studie über Erkrankungsmuster bei 82 gesunden Kleinkindern vor und nach einer Impfung findet sich in *Clinical Pediatrics* (1988). Das israelische Forschungsteam verglich das Auftreten akuter Erkrankungen in den ersten 30 Tagen nach einer DTP (Diphtherie, Tetanus, Pertussis/Keuchhusten)-Impfung mit denen in den letzten 30 Tagen vor der Impfung. (Die ersten drei Tage direkt nach der Impfung wurden herausgelassen, weil Kinder als Reaktion auf Impfgifte häufig Fieber entwickeln.) Dieser Studie zufolge gab es bei den Babys in dem Monat nach einer DTP-Impfung im Vergleich zu dem Zeitraum vor der Spritze einen dramatischen Anstieg bei Fieber, Durchfall und Husten.

Ob Impfstoffe einen negativen Effekt auf weiße Blutkörperchen haben, die als primäres Element des Immunsystems gelten können, ist relativ leicht zu sehen. Entsprechend ergab eine Studie aus dem *New England Journal of Medicine* im Mai 1996, die ein ausgiebiges Peer Review durchlaufen hatte, dass Tetanus-Impfstoff zu einem Rückgang von T-Zellen führt und damit das Immunsystem von HIV-Patientinnen und -Patienten schwächt. Dies bedeutet natürlich, dass der Impfstoff jedes Immunsystem schädigen kann, nicht nur dort, wo es bereits eine Schwächung gegeben hat. Jeder kann sich vorstellen, wozu ein solcher Effekt führen kann.

1992 initiierte die New Zealand Immunization Awareness Society (IAS) eine Studie, die ermitteln sollte, wie viele der Kinder ihrer Mitglieder an gesundheitlichen Problemen litten. Neben anderen Folgen eines beeinträchtigten Immunsystems litten die geimpften im Vergleich zu den nicht geimpften Kindern:

- fünfmal häufiger unter Asthma
- fast dreimal häufiger an Allergien
- über dreimal häufiger an Ohrentzündungen

- über viermal häufiger an Apnoe und drohendem, plötzlichem Kindstod
- fast viermal häufiger unter wiederkehrenden Mandelentzündungen
- zehnmal häufiger unter Hyperaktivität

Ich kann diese Ergebnisse nur bestätigen. In all den 37 Jahren, in denen ich in der Naturheilkunde tätig war, sind mir selten nicht-geimpfte Kinder begegnet, die autistisch oder hyperaktiv gewesen wären oder an Asthma, Ohrentzündungen, Allergien oder Mandelentzündung gelitten hätten. Umgekehrt habe ich diese Erkrankungen bei alarmierend vielen geimpften Kindern gesehen.

Eine in der Zeitschrift *PEDIATRICS* (Volume March 1998, S. 383–387) veröffentlichte Studie stellte fest, dass eine akute Enzephalopathie mit dauerhafter Hirnschädigung oder gar Tod nicht selten mit einer Impfung gegen Masern zusammenhängt. Insgesamt 48 Kinder im Alter von 10 bis 49 Monaten erfüllten die Einschlusskriterien, nachdem sie eine Masernimpfung (exklusiv oder in Kombination mit anderen Impfstoffen) bekommen hatten. Acht Kinder starben und die anderen wiesen geistige Behinderungen, chronische Anfallsleiden, motorische und sensorische Defizite sowie Bewegungsstörungen auf.

Im September 2010 berichtete CNN von neun Monate alten Zwillingen im indischen Ghaziabad, die innerhalb von Minuten nach einer Masernimpfung verstarben. Avika und Anika Sharma wurde die Impfung in einem von Dr. Satyaveer Singh geführten, privaten Krankenhaus verabreicht. Innerhalb von 15 Minuten waren beide Mädchen tot. Der örtliche Präsident der Indian Medical Association, Dr. Santosh Aggrawal, der das Haus nach dem Vorfall besuchte, bestätigte, der Gesundheitszustand der Zwillinge habe sich rapide verschlechtert, nachdem sie die Impfung erhalten hatten. Er sagte: „Der Arzt hatte eine frische Lieferung des Impfstoffs bekommen. Vielleicht war mit dieser Charge etwas nicht in Ordnung. Ähnliche Todesfälle wurden aus Kanpur und Lucknow berichtet", fügte er hinzu. Um eine Stellungnahme gebeten, sagten Untersuchungsbeamte: „Das ist ein Fall von einem ungünstigen Verlauf nach einer Impfung … Das ist kein unbekanntes Phänomen …"

Ein Problem bei der Bestimmung der Anzahl von Impfverletzungen oder mit Impfungen assoziierter Todesfälle besteht darin, dass nur ein Bruchteil der „ungünstigen Verläufe" bekannt wird. (Studien schätzten, dass nur ein Anteil zwischen 1 und 10 Prozent gemeldet wird.) Ärztinnen und Ärzte ebenso wie Krankenhäuser zögern, Impfungen für das plötzliche Auftreten von Krankheiten oder Todesfällen verantwortlich zu machen. Sie halten Impfungen immer noch für die größte medizinische Errungenschaft aller Zeiten. Außerdem bringt es keine gute PR, eine medizinische Behandlung für eine Hirnschädigung oder gar einen Todesfall verantwortlich zu machen. Das zufällige Auftreten einer Erkrankung statt den Einsatz von Impfstoffen als Ursache anzugeben, wirkt automatisch wie ein Haftungsausschluss, der gleich auch noch alle Eventualitäten einer unterlassenen Hilfeleistung abdeckt.

Entsprechend haben die meisten Menschen keine Ahnung, zu welch großem Problem sich Impfverletzungen entwickelt haben. Arglose Eltern tragen das Risiko, mit ihren vollkommen gesunden Kindern zum Arzt gehen – und wenige Augenblicke oder Tage später ein lebenslang behindertes oder gar totes Kind zu haben. Für die Medizinindustrie ist dies ein Kollateralschaden oder –gewinn: Sie verliert oder gewinnt einen potenziellen Patienten. Für die betroffenen Eltern hingegen ist es ein unvorstellbares Trauma.

Wenn solche offensichtlichen Verletzungen und plötzlichen Todesfälle bei Kindern vom Impfstoff gegen Masern ausgehen, frage ich, welch andere, subtil und unbemerkt krankmachende Zustände dieser Stoff mit sich bringt, so dass es vielleicht Jahre später sogar noch zu Krebs, Diabetes, Herzerkrankungen, Leber- und Nierenversagen etc. kommen kann?

Anstatt ein Kind mit offenbar unsicheren, nicht ausreichend geprüften Impfstoffen zu spritzen und damit seine Gesundheit und sein Leben aufs Spiel zu setzen, wäre es doch besser, es mit sorgfältiger Pflege durch eine in der Regel mild und harmlos verlaufende Kinderkrankheit zu bringen. Gar nichts zu tun und der Natur ihren Lauf zu lassen, kann ihre natürliche Immunität stärken und ihre Gesundheit auf lange Sicht stärken.

Erreger produzieren Toxine (Antigene), die eine entzündliche Reaktion auslösen, um eine unterschwellige Erkrankung zu überwinden, die der Körper ohne sie nicht ausheilen kann. Die Plasmazellen bilden bei Bedarf Antikörper, die sich an diese Antigene anheften und die Heilung unterstützen. B-Zellen, Lymphozyten, Makrophagen und Antikörper sind eng in diesen Heilungsprozess einbezogen, der das Neutralisieren und Entfernen von Toxinen mit einschließt. Das Immunsystem ist keine Kriegsmaschine, die mit Waffen ausgerüstet ist,

Feinde zielgenau aufs Korn nimmt und ein für alle Mal zerstört; im Gegenteil, es ist ein hoch entwickeltes, positiv ausgerichtetes System, dessen einziger Zweck darin besteht, den Körper in einen Zustand von Gleichgewicht und Harmonie (Homöostase) zurückzuführen.

An dieser Stelle ist es wichtig zu erwähnen, dass nicht alle Impfstoffe nutzlos oder schädlich sind. Von „homöopathischen Impfstoffen" aus Substanzen, die die Krankheit hervorrufen, oder aus Produkten einer Krankheit (wie zum Beispiel Eiter) bestehen, konnte gezeigt werden, dass sie zu bemerkenswerten Heilungsprozessen zu führen.

Ja, viele von giftigen Schlangen gebissene Menschen können durch die Einnahme des fraglichen Schlangengifts gerettet werden. Nach Wikipedia ist der Erwerb der Immunität gegen Schlangengift eine der ältesten Formen der Impfung, die wir kennen (nachgewiesen etwa 60 n. C. beim Stamm der Psyller). Heute wissen wir von den Aborigines in Australien, dass sie absichtlich ihre Haut aufritzen und Dreck auf die Wunde streichen, um eine starke, natürliche Widerstandkraft gegen die Toxine in ihrer Umgebung aufzubauen. Bei Wildtieren findet man oft ähnliche Praktiken der Selbst-Immunisierung.

Schlangengift ist stark veränderter Speichel, bestehend aus Proteinen, Enzymen, Substanzen mit zytotoxischer Wirkung, Neurotoxinen und Gerinnungsmitteln. Wird es injiziert, entwickeln zum Beispiel Diamant-Klapperschlangen Antikörper gegen das Gift mehrerer anderer Arten von Klapperschlangen. Der Kontakt mit dem Schlangengift erzeugt eine Immunität gegen zukünftige Schlangenbisse. Die Immunität entsteht, indem der Körper ein Antiserum bildet, mit denen sich die toxischen Wirkungen des Schlangenserums neutralisieren lassen. Dieses Prinzip gilt für jedes Gift, das der Körper aufnimmt. Einfach gesagt: Unser Körper produziert spezifische Blutproteine (Antikörper), um Toxine zu binden, zu neutralisieren und so die von den Toxinen verursachten Verletzungen zu heilen. Die erreichte Zellimmunität (also die Fähigkeit, im Fall eines weiteren Schlangenbisses das gleiche Antidot zu reproduzieren) schützt den Körper bei einem zukünftigen Kontakt mit demselben Toxin, es sei denn, das Ausmaß der Vergiftung geht weit über die Entgiftungs- und Kompensationsfähigkeiten des Körpers hinaus.

Dies kann insbesondere dann geschehen, wenn zahlreiche Impfstoffe innerhalb eines kurzen Zeitrahmens (z. B. mehrerer Monate oder Jahre) verabreicht werden. Wie die bereits erwähnten Forschungsarbeiten gezeigt haben, erhalten Kinder in Island oder Norwegen nur insgesamt 11 Impfungen und unterliegen deshalb einem viel geringeren Risiko, Autismus zu entwickeln oder zu sterben als Kinder in den USA, Deutschland liegt mit 18 Impfungen im Mittelfeld. Das US-Gesundheitssystem empfiehlt insgesamt 69 Dosen von 16 Impfstoffen von der Geburt bis zur Vollendung des 18. Lebensjahrs. In Deutschland liegt die Empfehlung bei 44 Impfdosen von 12 Impfstoffen bis zum 18. Lebensjahr.

Dass Kinder nach einer Impfung häufiger Asthma, Allergien, Ohr- und Mandelentzündungen sowie andere ernsthafte Erkrankungen bekommen, haben wir schon gesehen.

Ein Kind, das praktisch ohne jedes funktionierende Immunsystem zur Welt kommt und Dutzende von Impfspritzen mit toxischem Inhalt[2] bekommt, wird kurzfristige ebenso wie langfristige Schäden davontragen, von denen sich manche erst Jahre später als Autismus, Krebs, Diabetes, Herzerkrankungen, Multiple Sklerose, Alzheimer etc. zeigen werden. Vielleicht ist dies der Grund dafür, warum die Bevölkerung der USA im Hinblick auf die Lebenserwartung im Vergleich zu Ländern wie Island, Schweden oder der Schweiz, wo weniger Impfungen vorgesehen sind und besser informierte Eltern wegen der immer schwerer wiegenden Beweislast für die Gefahren Impfungen verweigert.

Ist es wirklich nur ein Zufall, dass die USA bei den Gesundheitskosten weltweit an erster Stelle stehen und mehr als das Doppelte für die gesundheitliche Versorgung ausgeben als andere entwickelte Länder[3]? Warum sind Amerikanerinnen und Amerikaner so viel kränker als Menschen aus anderen Ländern, obwohl ihnen doch die fortschrittlichste medizinische Versorgung der Welt zur Verfügung steht? Oder liegt es gerade daran?

Barbara Loe Fisher, Gründerin des National Vaccine Information Center, fasste dieses Dilemma kürzlich in einem Satz zusammen: „Die Wahrheit ist, dass niemand weiß, wie viele Impfopfer es in Amerika gibt, wie viele Kinder

2 Zur Haltbarmachung werden den Impfstoffen chemische, teils giftige Stoffen zugesetzt: Aluminiumhydroxid und -phosphat (als Bindemittel und Wirkungsverstärker) Formalaldehyd, Chloroform, Polysorbate (Zur Hemmung der Erregervermehrung) Antibiotika, Thiomersal (gegen bakterielle Verunreinigung des Impfstoffes)

3 Deutschland hat weltweit die dritthöchsten Gesundheitsausgaben. Mehr als Deutschland mit 11,3 Prozent des Bruttoinlandsproduktes (BIP) geben etwa die Schweiz (12,4 Prozent) und die USA (17,2 Prozent) aus.

mit Lernbehinderung (1 von 6), Asthma (1 von 9), Autismus (1 von 100) oder Diabetes (1 von 450) ihre chronische Entzündung, Erkrankung und Behinderung auf Impfreaktionen zurückführen können, die von Gesundheitspolitikerinnen und -politikern ebenso wie von Ärztinnen und Ärzten als „bloßer Zufall" abgetan wurden.

Tote oder lebende Mikroben in den Blutstrom einzubringen, um Immunität für die Zukunft zu erlangen, ist etwas ganz anderes, als Immunität zu erwerben, indem man den gesamten Verlauf einer Krankheit durchlebt. Bei der Immunität gibt es keine wirklichen Abkürzungen.

An diesem Punkt würde ich gern betonen, dass das bloße Vorhandensein spezifischer Antikörper den menschlichen Körper nicht vor einer Erkrankung schützen kann; nur das zelluläre Immunsystem kann das – und, um es noch einmal zu wiederholen: Es erreicht dies nicht durch den Zwang zu kämpfen, sondern durch die Kraft zu heilen. Weil die Wissenschaft gelernt hat, wie man Antikörper durch Impfung (also durch eine Verletzung des Körpers) erzeugt, geht man irrigerweise davon aus, dass dadurch dem Körper Immunität verliehen wird, obwohl diese, wie wir wissen, nur durch das Durchleben einer bestimmten Krankheit entwickelt werden kann. Das Immunsystem des Körpers lässt sich nicht austricksen; viel ratsamer ist es, der Natur ihren Lauf zu lassen.

Die Quintessenz ist, dass Antikörper allein nicht ausreichen, um eine Immunität gegen bestimmte Pathogene herzustellen. So ist zum Beispiel weithin bekannt, dass etliche Erkrankungen wie Herpes immer wiederkommen können, auch wenn noch so viele Antikörper vorhanden sind.

Ob mit oder ohne Antikörper – Immunität gegen Infektionskrankheiten kann nur durch unser zelluläres Immunsystem erlangt werden. Die Theorie, dass wir eine Immunreaktion auslösen können, die der beim Durchleben einer echten Erkrankung entspricht, indem wir dem Körper die entsprechenden Erreger aufzwingen, hat schwerwiegende Mängel. (Siehe Kapitel 3: „Gibt es eine Verschwörung? Der Krieg im Innern.")

Während wir die Voraussetzung der Impftheorie hinterfragen, müssen wir uns deshalb die Frage stellen: Wer ist der echte Lebensretter? Der Impfstoff? Oder ein gesundes Immunsystem?

Impfbefürworterinnen und -befürworter umgehen die Rolle des Immunsystem weitgehend und reduzieren es auf einen Mechanismus, der Antikörper produziert – eine Roboterarmee aus Soldaten, die gegen den Feind marschiert, sobald es eine „Invasion von Erregern" gibt. Nach dieser Logik sind es die Impfstoffe, die uns Immunität bescheren! Jedenfalls wollen sie uns das glauben machen, wobei mit „sie" all die Fachleute gemeint sind, die mit den Krankheiten anderer Menschen Geld machen.

Sie wollen uns davon abhalten, all die anderen Faktoren zu entdecken und uns zunutze zu machen, die uns tatsächlich ein gesundes, vitales Immunsystem bescheren können, darunter bei Sonnenbestrahlung produziertes Vitamin D, körperliche Aktivität, gute Ernährung, ausreichend Schlaf, sauberes Wasser, viel frische Luft, die Entscheidung für einen entspannteren, weniger stressreichen Lebensstil etc.

Antikörper gegen eine bestimmte Substanz, zum Beispiel gegen ein Lebensmittel oder einen Impfstoff produziert zu haben, bestimmt nicht wirklich darüber, ob eine Erkrankung wie eine Infektion oder Allergie tatsächlich auftreten wird. Zum Beispiel können Menschen mit einer multiplen Persönlichkeitsstörung in der Rolle der einen Persönlichkeit gegen Orangensaft (Allergen) stark allergisch sein, während dasselbe Allergen, wenn sie zu einer anderen Persönlichkeit umgeschaltet haben, plötzlich keine allergische Reaktion mehr auslöst. Sie können auch in der einen Persönlichkeit Symptome von Diabetes zeigen und wenige Minuten später frei von Diabetes sein. Bei Frauen kann es sogar grundverschiedene Menstruationszyklen geben.

Es gibt noch ein weiteres Beispiel. Bei einer normalen Person, die gegen Katzenhaare allergisch ist, werden, sobald sie mit den Proteinen von Katzenhaaren in Berührung kommt, die Bildung von Antikörpern sowie Entzündungsreaktionen ausgelöst. Dennoch kommt es nicht selten vor, dass jemand vielleicht nur gegen weiße oder rote, nicht aber gegen schwarze Katzen allergisch ist (oder umgekehrt). In der Regel gab es dann ein vorheriges traumatisches Erlebnis mit einer weißen Katze – zum Beispiel deren Tod – das mit der Bildung der Antikörper zusammenhing. Sobald die Person eine weiße Katze berührt, reproduziert der Körper die Reaktion, und zwar basierend auf der Erinnerung an das vorherige emotionale Trauma. Da schwarze Katzen nicht zu dieser Erfahrung gehörten, kommt es beim Berühren schwarzer Katzen auch nicht zu allergischen Reaktionen.

Ähnlich kann es vorkommen, dass jemand, der an einer Allergie gegen Gluten leidet, sobald er Brot verzehrt, aber keine Probleme hat, wenn er Nudeln isst, obwohl diese ebenfalls Gluten enthalten.

Mit anderen Worten: Man kann nicht wissen, ob das bloße Vorhandensein der durch Impfung gebildeten Antikörper tatsächlich gegen Mumps- oder Masernviren schützt. Die gesamte Impftheorie basiert auf der Vorstellung, dass das Vorhandensein spezifischer Antikörper im Blut gegen die fragliche Erkrankung Immunität verleiht. Die während der letzten Mumpswelle erhobenen Forschungsdaten zeigen aber zum Beispiel ohne jeden Zweifel, dass der Besitz von Antikörpern gegen solche Viren ohne die erst beim echten Durchleben der Erkrankung entstehende zelluläre Immunität null Schutz bietet. Doch nicht nur das. Wir wissen, dass 770 von 1.000 Menschen, die an Mumps erkranken, dagegen geimpft waren, 230 nicht. Keine durch Impfung entstandenen Antikörper gegen den Mumpsvirus zu besitzen, bietet offenbar eine bessere Garantie dafür, gesund zu bleiben. Um es ganz offen zu sagen: Nicht-geimpfte Personen sind offenbar besser geschützt als geimpfte. Die Schlussfolgerung lautet, dass Impfstoffe die Chancen auf eine Virusinfektion erhöhen und nicht mindern.

6. Wenn Freiwillige infiziert werden

2006 startete ein Forschungsteam vom Duke's Center for Genomic Medicine von der University of Virginia, der University of Michigan und dem National Center for Genomic Resources ein Projekt mit insgesamt 57 Freiwilligen. Die Teilnehmenden wurden über die Nase mit einem Erkältungs-, einem Grippe- oder einem respiratorischen Syncytial-Virus (RSV) infiziert. 28 Freiwillige entwickelten daraufhin grippe- oder erkältungsartige Symptome.

Das Ziel der Studie bestand darin zu bestimmen, welche der mehr als 20.000 Gene im menschlichen Körper durch die Reaktion auf die Viren Veränderungen durchmachten. Tatsächlich fand das Team bei den 28 Teilnehmenden, die krank wurden, ein Set von 30 Genen, die in Reaktion auf die Infektion mit einem Virus aktiviert wurden. Bei den 29 Personen, die keine Symptome entwickelten, konnten bei diesen Genen keine Veränderungen verzeichnet werden.

Auf die genomischen Implikationen der Studie werde ich nicht weiter eingehen – dass fremde Proteinfragmente (Viren genannt) Gene aktivieren können, ist allgemein bekannt. Ich möchte lieber die Frage stellen, warum die 29 Teilnehmenden ohne Symptome trotz des gleichen Kontakts mit den krankheitserregenden Viren gesund bleiben konnten. Warum wurden bei ihnen die fraglichen 30 Gene nicht aktiviert? Was entscheidet darüber, ob der Körper auf einen eindringenden Virus mit einem Sturm von Antikörpern und dem Aufbau einer Entzündung reagiert? Die Antwort ist ganz einfach: Die Gesunden wurden von den Viren nicht krank, weil Viren gesunde Menschen nicht krank machen können. Ihre Gene blieben von dem Eindringen der Viren deshalb auch vollkommen unbehelligt.

Aber warum wurde dann die andere Gruppe mit 28 Teilnehmenden krank? Die Antwort lautet, dass nur nicht wirklich gesunde Menschen von Viren erkranken können. Wie bereits erwähnt, können Viren eine kräftige Reinigungs- und Heilreaktion im Körper auslösen, die einen verstopften, vergifteten Körper in ein neues Gleichgewicht bringen kann.

Ehe wir annehmen, dass Viren Krankheiten auslösen, anstatt eine angeschlagene Gesundheit wiederherzustellen, sollten wir kurz untersuchen, warum es wirklich zu sogenannten Epidemien kommt. Während der H1N1-Epidemie im Jahr 2009 berichteten die Medien, mehrere Kleinkinder hätten Symptome der Schweinegrippe entwickelt und seien nachfolgend gestorben. Wie sich herausstellte, waren diese Kinder nie zuvor mit einem Träger des H1N1-Virus oder eines anderen ansteckenden Virus in Kontakt gewesen. Allerdings litten alle betroffenen Kinder unter einer Vorerkrankung, zum Beispiel einer Herzerkrankung.

In eine ähnliche Richtung werden Tausende von Kindern positiv auf den HIV-Virus getestet, obwohl der Test bei beiden Elternteilen negativ ausfiel. Selbst einige Neugeborene mit negativ getesteten Eltern weisen positive Tests auf. Wenn niemand diese Kinder angesteckt hat, wie wurden dann diese Kinder angesteckt? Allen offiziellen Vertreterinnen und Vertretern des Gesundheitssystems ist diese Frage unangenehm, weil sie der Erregertheorie, die davon ausgeht, dass pathogene Erreger von Mensch zu Mensch übertragen werden, komplett widerspricht. In Wirklichkeit braucht ein gesundes, starkes Immunsystem und ein von Toxinen freier Körper keine Infektion, um in einen ausgeglichenen Zustand zurückzukehren, und bleibt folglich von Pathogenen unberührt.

Für Erkrankungen bei Kindern kann es eine Reihe von Gründen geben. Zum einen hatte ihr Blut nie die Chance, von der Placenta der Mutter richtig gereinigt zu werden, weil die Nabelschnur gleich nach der Geburt statt 40–60 Minuten später durchtrennt wurde. Ein frühes Durchtrennen der Nabelschnur führt auch dazu, dass der Blutsauerstoff der Kinder nicht mehr als 60 Prozent des normalen Gehalts betragen kann.

Zweitens wird das sich entwickelnde kindliche Immunsystem gleich von Geburt an mit zahlreichen Impfstoffen verletzt, darunter von der unnötigen Hepatitis B-Impfung (gegen eine Krankheit, die Kinder kaum jemals entwickeln und für die sie wegen verminderter Antikörper eh erneute Impfungen benötigen, wenn sie ein wenig älter sind). Die in diesem Impfstoff enthaltenen Substanzen Aluminium und Formaldehyd neugeborenen Babys ins Blut zu spritzen, sollte jedem Elternteil und jedem Arzt zu denken geben.

Drittens können Babys, die nicht gestillt werden können (oder deren Mutter selbst krank ist und keine qualitativ hochwertige Milch bilden kann), kein normales, gesundes Immunsystem aufbauen.

Viertens werden Babys auf ärztliche Anordnung werden Babys für mindestens sechs Monate nach der Geburt von der Sonne ferngehalten und bekommen deshalb einen Vitamin-D-Mangel. Im Gegensatz dazu bringen Mütter in Afrika ihre Neugeborenen regelmäßig in die Sonne und diese Kleinkinder leiden nur sehr selten an dem Vitaminmangel. Vitamin D ist eine notwendige Voraussetzung dafür, ein starkes Immunsystem aufzubauen. Eine neuere Studie eines Forschungsteams an der Oregon State University zeigt, dass Vitamin D für die Funktion des Immunsystems so wesentlich ist, dass die die Fähigkeit des Vitamins, die Immunfunktion zu stärken sowie den Körper zu schützen und gesund zu halten, über mehr als 60 Millionen Jahre evolutionärer Entwicklung im Genom bewahrt wurde.

„Die Existenz und Bedeutung dieses Teils unserer Immunreaktion macht deutlich, dass Menschen und andere Primaten eine ausreichende Versorgung mit Vitamin D brauchen“, sagt Adrian Gombart, außerordentlicher Professor für Biochemie und Hauptforscher am Linus Pauling Institute der Oregon State University.

Vitamin D, ein Steroidhormon, das in großen Mengen vom Körper selbst produziert wird, wenn er genug Sonnenlicht bekommt, nimmt Einfluss auf über 2000 Gene. Es funktioniert wie ein Schalter, der das Heilsystem des Körpers anschaltet sowie aktiv und reaktionsfähig erhält. Wenn es an dem Vitamin mangelt, geht der Schalter aus und die Fähigkeit des Körpers zur Heilung und Entgiftung geht deutlich zurück. Dies wiederum blockiert die Fähigkeit des Körpers, Toxine abzuwehren, darunter auch jene, die von Mikroorganismen gebildet werden.

Infolgedessen wird eine Person mit Vitamin-D-Mangel, ob noch Kind oder schon erwachsen, von Toxinen so überflutet, dass eine zunehmende Anzahl von Zellen geschädigt wird oder abstirbt, und eine Infektion notwendig wird, um eine kräftige Heil- und Reinigungsreaktion in Gang zu setzen. Wie an den oben erwähnten Beispielen gezeigt, spielt es keine Rolle, ob die Person Viren oder Bakterien von anderen bekommen hat, auch wenn dies die Zeit bis zur Sichtbarkeit von Krankheitsanzeichen sicherlich verkürzen kann. Unser Körper beherbergt reichlich Bakterien und virales Material, das zunächst verborgen und passiv bleibt, aber sofort aktiviert und multipliziert werden kann, sollte seine Hilfe gebraucht werden. Die daraus resultierende Infektion geht in der Regel dann zu Ende, wenn die Reinigungs- und Reparaturaufgaben vollständig erfüllt worden sind.

Bei einem Menschen mit schwerem Vitamin-D-Mangel kann die Entzündung jedoch in einem Maße eskalieren, die sich als fatal erweisen kann. Vitamin D hindert die „adaptive" Immunreaktion normalerweise an einer Überreaktion und sorgt dafür, dass die Entzündung so mild wie möglich ausfällt. Mit anderen Worten, es hält das Immunsystem im Zaum und unterdrückt es sogar, sollte dies notwendig sein.

Kleine Kinder und ältere Menschen, die ihre Haut nicht genug der Sonne aussetzen oder starken Sonnenschutz auftragen, um die Vitamin-D-bildenden, ultravioletten Sonnenstrahlen abzublocken, sind für eine überreagierendes Immunsystem besonders anfällig.

Sie sind auch oft die ersten, die eine winterliche Erkältung oder Grippe bekommen. Haben Sie sich je gefragt, warum es im Sommer keine Grippewelle gibt? Es liegt daran, dass die meisten Menschen in den wärmeren Sommermonaten mehr Zeit im Freien verbringen, was ihnen erlaubt, ihre Vitamin-D-Speicher aufzufüllen, und sie für Krankheiten weniger anfällig macht.

Ein Bericht über von großen US-amerikanischen Universitäten durchgeführte Forschungsarbeiten hat gezeigt, dass viele häufige Erkrankungen mit niedrigen Vitamin-D-Werten zusammenhängen. Nach dem 2008 im *Journal of American College of Cardiology* (2008:52:1949–56) veröffentlichten Forschungsbericht wurde die Verbindung von niedrigen Vitamin-D-Werten mit Herzinfarkt, Schlaganfall, Herzinsuffizienz und kardiovaskulärer Erkrankung dokumentiert. Ein chronischer Vitamin-D-Mangel kann zu einem sekundären Hyperparathyroidismus führen, der Patienten für Entzündungen, Insulinresistenz, metabolisches Syndrom und Diabetes mellitus anfällig machen kann.

Darüber hinaus treten in den USA Krebs und Fälle von Multipler Sklerose gehäuft im Nordosten des Landes auf, wo es eher zu einem Vitamin-D-Mangel kommen kann als im wärmeren und sonnigeren Süden oder Südwesten.

Auch stark übergewichtige Menschen, Raucherinnen und Raucher und alle, die Medikamente (zum Beispiel krampflösende Mittel, Glucocorticoide und antiretrovirale Mittel) einnehmen oder stationär untergebracht sind, weisen mit höherer Wahrscheinlichkeit einen Vitamin-D-Mangel auf. Dunkelhäutige Menschen, die in weniger sonnigen Ländern leben oder den Aufenthalt in der Sonne vernachlässigen, haben meist den größten Vitamin-D-Mangel – daher ihr allgemein größeres Risiko für Infektionen, Krebs, Herzerkrankungen und Diabetes.

Eine 2008 im *Virology Journal* veröffentlichte und 2009 durch eine weitere Studien mit 19.000 Amerikanerinnen und Amerikanern bestätigte Studie stellte fest, dass Menschen mit den niedrigsten Vitamin-D-Werten deutlich häufiger unter Erkältungen oder grippalen Infekten litten.

Der Hauptautor, Dr. Adit Ginde, zog daraus folgenden Schluss: „Die Ergebnisse unserer Studie weisen auf eine wichtige Rolle von Vitamin D bei der Prävention verbreiteter Atemwegsinfektionen wie Erkältungen und grippalen Infekten hin. Menschen mit verbreiteten Lungenerkrankungen wie Asthma oder Emphysem, könnten für Atemwegsinfektion durch Vitamin-D-Mangel besonders anfällig sein."

Warum müssen wir unseren Körper potentiell lebensbedrohlichen Impfstoffen gegen alle möglichen Arten von Krankheiten aussetzen, wenn wir krankheitsfrei bleiben können, indem wir unsere Haut von der Sonne bescheinen lassen? (Siehe auch mein Buch „Heile Dich selbst mit Sonnenlicht".)

Auf die Rolle von Vitamin D werden wir später noch einmal zu sprechen kommen.

7. Was ist eigentlich drin im Injektionsfläschchen?

Was ist das eigentlich für ein hochpotenter, giftiger Cocktail, der da in den menschlichen Körper eingeschleust wird? Per Spritze, oral geschluckt oder sogar geschnupft, wie bei manchen Grippeimpfungen, soll das Gemisch Immunität bringen, indem es Krankheitserreger in den Körper katapultiert.

Es sind körperfremde Substanzen wie Bakterien, Viren oder genetisches Material eines Pathogens, das in der Regel von infizierten Tieren stammt und im menschlichen Körper eine immunologische Reaktion erzwingen soll.

Sobald der menschliche Körper die Gegenwart fremder Substanzen entdeckt, produziert er Antikörper, um die fraglichen Toxine, fremden Zellen und krankmachenden Materialien zu neutralisieren und die durch sie verursachte Verletzung zu heilen.

Antikörper sind Proteinmoleküle, die sich an Antigene binden und krankheitsspezifisch sein können. Sobald Antigen und Antikörper sich zusammenschließen, wird das Immunsystem des Körpers aktiviert, um den Eindringling zu bekämpfen – so sagen es jedenfalls die Theorien, die an unseren medizinischen Hochschulen gelehrt werden.

Es wird angenommen, dass der menschliche Körper, sobald sein Blut – entweder zwangsweise durch Impfstoffe provozierte und durch eine frühere Krankheitsepisode natürlich entwickelte – Antikörper zu einem bestimmten Pathogen enthält, gegen diese Krankheit und das damit zusammenhängende Pathogen ein Leben lang geschützt ist.

Dennoch gibt es einen wesentlichen Unterschied zwischen einer natürlich (durch eine frühere Krankheitsepisode) erworbenen und dem ahnungslosen Körper durch Impfung aufgezwungenen Immunität. Auf natürlichem Weg gelangen Pathogene über die Schleimhäute von Nasenlöchern, Mund, Lippen, Augenlidern, Ohren, Genitalbereich und Anus in den Körper. Pathogene direkt ins Blut zu katapultieren, ist unnatürlich und ein Gewaltakt, der die Selbstschutz-mechanismen des Körpers verletzt und zerstört.

Die Schleimhautmembranen bilden die erste Verteidigungslinie des Körpers, um Mikroorganismen, die ihm keinen Vorteil bieten, solange Zellen und Organe gut genährt und gesund sind, aufzuspüren und (mithilfe von Enzymen) aufzuschließen.

Bitte rufen Sie sich an diesem Punkt noch einmal ins Gedächtnis, dass Bakterien und Viren dem Körper an sich keinen Schaden zufügen. Sie werden nur pathogen (also krankheitsauslösend), wenn der Grad der Toxizität im Körper zu beachtlichem Zellschaden führt und eine Infektion nötig wird, um die Zellabfälle zu zersetzen und das Immunsystem anzuregen, den Schaden zu reparieren und zu heilen. Die Schleimhautmembranen stellen einen wichtigen Teil des körperlichen Entgiftungssystems dar, der in der Regel dafür sorgt, dass genau dies nicht geschehen muss.

Wer diese erste Verteidigungslinie, auch „IgA (Immunglobulin A)-Immunsystem" genannt, ignoriert, reißt tiefe Löcher in die dem Selbstschutz dienende „Rüstung" des Körpers. Sie mag keine künstlichen Immunisierungsmaßnahmen und wehrt sich dagegen auf vielfältige Weise, zum Beispiel, indem sie genau die Krankheit auslöst, die eigentlich verhindert werden soll.

Eine Krankheit zu bekommen, gegen die man geimpft worden ist (zum Beispiel Mumps), kann für die Betroffenen ein Segen sein und zu echter Immunität gegen die Krankheit führen. Dies könnte auch für einige der präventiven Wirkungen von Impfungen verantwortlich sein, die bei einer kleinen Anzahl geimpfter Menschen beobachtet werden konnten. Die große Mehrheit aller Geimpften wird jedoch leider nicht krank. Würde sie es, könnten Impfungen tatsächlich einen gewissen Wert haben. Wird dem Impfstoff jedoch ein Hilfsmittel wie Aluminium oder Squalen beigegeben, wie es inzwischen bei den meisten Impfstoffen der Fall ist, kann dies dazu führen, dass das Immunsystem auf das Pathogen, gegen das es geimpft wird, überreagiert.

In solchen Fällen ist der menschliche Körper gegen das fremde Material hilflos und von den Antigenen und der nachfolgenden Überreaktion des Immunsystems überwältigt. Dies gibt oft Anlass zum Auftreten langfristig schädigender Prozesse (zu den Mitteln, die häufig über Impfungen in den Körper gelangen, gehört auch Thiomersal, das mit neurologischen Hirnschädigungen in Verbindung gebracht wird), behindernder Nebenwirkungen (siehe Kapitel 5 und 6: „Impf-Kater und Autismus: Der Quecksilber-Anschlag") und sogar akut lebensbedrohlicher Zustände.

Trotz aller dokumentierten Zusammenhänge zwischen Impfung und Schädigung oder Verletzung besteht die moderne Medizin darauf, Impfstoffe unbeirrt als eine Art „Krankenversicherung" anzupreisen. Nur damit Sie die Tatsachen kennen, hier ein kurzer Blick darauf, was diese Stoffe enthalten.

Antigen: Zentraler Bestandteil eines jeden Impfstoffes ist der krankheitsauslösende Mikroorganismus oder das Pathogen, gegen das immunisiert werden soll.

Konservierungsstoffe: Sie werden eingesetzt, um die Haltbarkeit des Impfstoffs zu verlängern. In den USA erlaubt die FDA den Einsatz von drei Konservierungsstoffen: Phenol, 2-Phenoxyethanol und Thiomersal. (Siehe Kapitel 6: „Autismus: Der Quecksilber-Anschlag")

Hilfsmittel: Sie verstärken die Immunreaktion des Körpers unmittelbar nach Verabreichung des Impfstoffs. Obgleich hochgefährlich und dafür bekannt, tödliche Zykotinstürme auslösen zu können, setzen Pharmafirmen auch weiterhin Hilfsmittel als „Wirkungsverstärker" in ihren Impfstoffen ein.

Ein wichtiger Grund für den Einsatz von Hilfsmitteln ist, dass sie es den Pharmafirmen erlauben, pro Dosis weniger Antigene zu verwenden, sodass sie mehr Dosen herstellen können. Die dahinterstehende Rechnung ist mehr als offensichtlich: Mehr Dosen bringen größere Profite.

Aluminiumsalze sind die am häufigsten von Pharmaherstellern eingesetzten Hilfsmittel. Dazu gehören: Aluminiumphosphat, Aluminiumhydroxid und Kalium-Aluminium-Sulfat oder schlicht Alaun.

Bis vor Kurzem waren Aluminiumsalze die einzigen Hilfsmittel, die in den USA für Impfstoffe eingesetzt werden durften. Seit die FDA mit dem Gedanken spielt, Squalen als Hilfsmittel zuzulassen, wächst die Besorgnis, dass diese Chemikalie, die bei Veteranen des US-Golfkriegs schlimme Schäden anrichtete, für den massenhaften Einsatz in den USA lizensiert werden könnte. (Siehe Kapitel 3: „Gibt es eine Verschwörung? Der Krieg im Innern")

Zusatzstoffe oder Stabilisatoren: Stabilisatoren schützen Impfstoffe vor Schäden oder Wirkungsverlusten unter bestimmten Bedingungen wie niedrigen oder hohen Temperaturen. Sie sollen auch verhindern, dass das Antigen an den Wänden des Injektionsfläschchens anhaftet und die Komponenten des Impfstoffs sich trennen.

Üblich sind Zucker wie Saccharose und Laktose, Aminosäuren wie Glycin, Mononatriumglutamat und Proteine wie Gelatine oder menschliches Serumalbumin.

Bedenken gegen diese Zusatzstoffe richten sich auf den Einsatz von Gelatine, menschlichem Serumalbumin und sowie allen Materialien, die von Wiederkäuern, insbesondere Kühen stammen. Während Gelatine im Verdacht steht, Überempfindlichkeitsreaktionen auszulösen, könnte menschliches (aus toten Föten gewonnenes) Serumalbumin Pathogene in den Körper bringen.

Von Tieren stammendes Material geriet mit dem Ausbruch der Bovinen Spongiformen Enzephalopathie (BSE, umgangssprachlich „Rinderwahn") in den 1980er-Jahren verstärkt in die Kritik. Am Ende dieses Kapitels werde ich auf diese Kontroverse noch einmal ausführlich eingehen.

Andere Mittel: Sie werden während des Produktionsprozesses dazu genutzt, das lebende Pathogen zu deaktivieren und Viren zu kultivieren. Am Ende werden sie – so behaupten es jedenfalls die Hersteller – wieder aus dem Impfstoff entfernt.

Zu diesen Mitteln gehören Rinderserumalbumin (ein beliebtes Mittel, um Viren in Zellkulturen zu züchten), Formaldehyd (zur Deaktivierung) sowie Antibiotika wie Neomycin, Streptomycin und Polymyxin B, um bakterielle Kontaminationen zu vermeiden.

Tierische Materialien: Stoffe tierischer Herkunft werden am häufigsten bei der Impfstoffproduktion als das Medium benutzt, in dem die Viren kultiviert und gezogen werden. Sie erfüllen zwei wesentliche Funktionen: Sie geben dem Pathogen Nahrung und bieten Zelllinien, die bei der millionenfachen Replikation helfen, um die Impfstoffe anschließend kommerziell verkaufen zu können.

Tiere, deren Organe, Gewebe, Blut und Serum häufig für die Impfstoffherstellung benutzt werden, sind Affen, Kühe, Schafe, Hühner und Schweine, gelegentlich auch Hunde und Kaninchen.

Menschliches Material: Menschliche fetale Zellen (Diploidzellen) teilen sich unendlich und werden benutzt, um Zelllinien herzustellen, die als Virusreplikate dienen können. Das Rötelnvirus zum Beispiel wird in menschlichen Gewebekulturen gezogen, da das Virus Tiere nicht infizieren kann.

Kultivierte Viren werden aus der Anzuchtkultur herausgenommen und gereinigt, Spuren des genetischen Materials der Kultur bleiben jedoch oft im Impfstoff erhalten.

Dies stellt ein echtes und stets präsentes Risiko dar. War das Wirtstier oder der Mensch infiziert, können sekundäre Pathogene bei der Impfung weitergegeben werden.

Genau das geschah, als der in Nierenzellen von Rhesusaffen gezogene Polioimpfstoff sich später als mit dem Simian-Virus 40 (SV40) kontaminiert erwies. (Siehe Kapitel 2: „Historische Pannen").

Nachdem wir nun die großen Kategorien von Impfstoffkomponenten kennen, hier eine Liste einiger toxischer Mittel (mit nachgewiesenen Nebenwirkungen), die zu ihrer Herstellung herangezogen werden:

- Aceton: Nagellackentferner.
- Öl-Hilfsmittel: Ein mit Alzheimerkrankheit und Anfall-Leiden in Zusammenhang gebrachtes Neurotoxin. Es kann auch zu Arthritis führen.
- Formaldehyd: Ein karzinogenes Mittel, das als Balsamierflüssigkeit zum Einsatz kommt.
- Ethylenglycol: Verbreitet in Fahrzeugmotoren eingesetztes Antifrostmittel.
- Triton X-100: Ein Reinigungsmittel
- Glycerin: Kann innere Organe wie Lunge, Leber und Nieren sowie den Verdauungstrakt schädigen.
- Mononatriumglutamat (MNG): Nach Verlautbarungen der FDA können Nebenwirkungen in Taubheit, Brennen, Kribbeln, Gesichtsstarre, Brustschmerz, Kopfschmerz, Übelkeit, Herzrasen, Benommenheit, Schwächegefühl und Atemproblemen bei Menschen mit Asthma bestehen. Verschiedene Studien haben folgende weitere Nebenwirkungen dokumentiert: Herzrhythmusstörungen, Vorhofflimmern, Tachykardie, schneller Puls, Herzklopfen, langsamer Puls, Angina, extreme Blutdruckschwankungen, Schwellungen, Durchfall, Übelkeit/Erbrechen, Magenkrämpfe, Rektalblutungen, Blähungen, grippeartige Gliederschmerzen, Gelenkschmerzen, Steifheit, Depression, Stimmungsschwankungen, Wutreaktionen,

migräneartige Kopfschmerzen, Schwindel, Benommenheit, Gleichgewichtsstörungen, Desorientierung, mentale Verwirrung, Angstgefühle, Panikattacken, Hyperaktivität, Verhaltensprobleme bei Kindern, Aufmerksamkeitsdefizitstörung, Lethargie, Müdigkeit, Schlaflosigkeit, Taubheit oder Lähmungserscheinungen, Anfälle, Ischialgie, verwaschene Sprache, Schüttelfrost, Sehtrübung, Schwierigkeiten beim Fokussieren, Druck um die Augen, Asthma, Kurzatmigkeit, Brustschmerz, Engegefühl in der Brust, Fließschnupfen, Niesen, Blasenschmerz, Anschwellen der Prostata, Anschwellen der Vagina, Schmierblutungen aus der Vagina, häufiger Harndrang, nächtliche Blasenschwäche, Nesselsucht (intern und extern), Ausschlag, Mundläsionen, vorübergehende Steifheit oder teilweise Lähmung, Taubheit oder Kribbeln der Haut, Hitzewallungen, extreme Mundtrockenheit, Gesichtsschwellungen, Zungenschwellungen, Tränensäcke.

- Phenol oder Karbolsäure: Ein tödliches Gift, das in Produkten für Haushalt und Industrie als Desinfektions- und Färbemittel im Gebrauch ist.
- Thimerosal (Quecksilber-Derivat): Ein toxisches Schwermetall, das als Konservierungsmittel eingesetzt und immer wieder mit Autismus, Autoimmunerkrankungen und anderen neurologischen Entwicklungsstörungen in Verbindung gebracht wird.
- Aluminium: Ein Leichtmetall, das nicht nur das Gehirn von Kindern schädigen, sondern auch Erwachsene für neurologische Probleme wie Alzheimer und Demenz prädisponieren kann.
- Polysorbat 80 (Tween80™**):** Ein Emulgator, der schwere allergische Reaktionen, darunter Anaphylaxie, auslösen kann. Nach einer slowakischen Studie mit Ratten, 1993 in der Zeitschrift *Food and Chemical Toxicology* veröffentlicht, kann er außerdem zu Unfruchtbarkeit führen. Im Versuch beschleunigte er den Reifungsprozess von Ratten, verlängerte deren Brunstzyklus, verminderte das Gewicht von Gebärmutter und Eierstöcken und schädigte die Gebärmutterschleimhaut durch eine offenbar chronische, zu starke Östrogenstimulation.

- All dies wirft für mich die Frage auf, warum so viele Millionen von Menschen mit diesen, als Nebenwirkungen der genannten Toxine bekannten Krankheiten zu tun bekamen, nachdem in modernen Gesellschaften Massenimpfungen eingeführt worden waren. Von den meisten dieser Erkrankungen hatte man vor Beginn der Impfmanie noch so gut wie nie gehört.

8. Impf-„Fehler“

Die von Impfstoffen ausgehende Gefahr erklärt sich jedoch nicht nur durch die gefährlichen Inhaltsstoffe. Es gibt noch andere, ebenso schwerwiegende Gründe zur Besorgnis. Dazu gehören die noch immer erstaunlich großen Wissenslücken in der modernen Medizin. Sie werden gern mit dem gefüllt, was Forscherinnen und Forscher „Theorien“ nennen und was schnell zur Grundlage von Regierungshandeln und sogar der Produktion von Medikamenten wird – immer mit dem angeblichen Ziel, Krankheiten zu bekämpfen.

Wenn es dadurch zu „fahrlässigen Fehlern“ von Pharmaunternehmen kommt, können Todesfälle, chronische Erkrankungen und lebenslange Behinderungen die Folge sein. Der fragwürdige Umgang von Regierungen und Pharmafirmen mit dem „Rinderwahn“ zum Beispiel hinterließ ein schwieriges Vermächtnis, das sich bis heute bei Betroffenen höchst problematische Folgen zeitigt.

Rinderwahn, auch Bovine Spongiforme Enzephalopathie, kurz BSE genannt, wurde zuerst in den 1980er-Jahren bei Rindern in Großbritannien beobachtet. Es handelt sich um eine tödlich verlaufende, neurodegenerative Erkrankung, bei der infizierte – und dadurch atypisch gefaltete – Proteine, sogenannte Prionen, in Gehirn, Rückenmark und andere Gewebestrukturen der erkrankten Tiere eindringen. Diese Prionen fressen im wörtlichen Sinne das Hirngewebe an und reißen dadurch Löcher, die das Gehirn wie einen Schwamm aussehen lassen, weshalb von einer schwammartigen („spongiformen“) Rückbildung der Hirnsubstanz die Rede ist.

Etwa ein Jahrzehnt nach dem Ausbruch von BSE, in der Mitte der 1990er-Jahre, beobachteten Ärztinnen und Ärzte eine Erkrankung bei Menschen, von der sie glaubten, sie sei durch den Verzehr von Rindfleisch und anderen Produkten von mit BSE infizierten Rindern übertragen worden.

Zum ersten Mal wurde diese Erkrankung im Jahr 1996 offiziell als „neue Variante der Creutzfeldt-Jakob-Krankheit“, kurz „nvCJK“, beschrieben. (Die ursprüngliche Form, „CJK“ abgekürzt, war nach den Wissenschaftlern benannt worden, die die Krankheit in den 1920er-Jahren entdeckt hatten.) Wegen der langen Inkubationszeit von mehreren Jahren nahm man an, dass die Opfer ein Jahrzehnt zuvor Rindfleisch und andere Produkte von BSE-kranken Tieren gegessen hatten. Im Jahr 2009 forderte die Krankheit in Großbritannien mehr als 160 Menschenleben.

Sowohl BSE als auch nvCJK sind Varianten einer spongiformen Enzephalopathie. Bis heute ist die Wissenschaft jedoch nicht in der Lage, zwischen beiden eine kausale Verbindung herzustellen. Wie können wir sicher wissen, dass nvJCK sich nicht zu einem ganz neuen, von der Tierkrankheit unabhängigen Krankheit entwickelt hat?

Befeuert von der Hysterie, die nun in Wissenschaft und Medizin hochkochte, öffnete die britische Regierung die finanziellen Schleusen zur vordringlichen Erforschung der nvCJK – ein Schritt, der vielleicht mehr von der Politik als von der Wissenschaft her motiviert war.

Laut Weltgesundheitsorganisation (WHO) wurde „die Hypothese einer Verbindung zwischen nvCJK und BSE wegen der zeitlichen und räumlichen Nähe beider Phänomene“ aufgebracht.

Die WHO ergänzt: „Zu neueren Hinweisen, die für eine Verbindung sprechen, gehört der Fund pathologischer, nvCJK-ähnlicher Merkmale in den Gehirnen von Makakenaffen, die mit BSE infiziert waren. Eine Verbindung zwischen BSE und nvCJK wird auch durch den Nachweis gestützt, dass nvCJK mit einem molekularen Marker verbunden ist, der diese von anderen Formen von CJK unterscheidet und dem ähnlich ist, der auch bei einer an andere Spezies weitergegebenen BSE zu beobachten ist“.

Wenn nvCJK jedoch tatsächlich auf den „Rinderwahn“ zurückgeht, dann könnten sich die Konsequenzen bereits als fatal erwiesen haben. Die schockierende Wahrheit lautet, dass trotz des Wissens um das von Rindern ausgehende Risiko Pharmafirmen in Großbritannien verdeckt auch weiterhin Gewebe, Serum, Haut, Hufe und Knochen von Rindern zur Herstellung von Gelatine für Viruskulturen bei der Produktion ihrer Impfstoffe benutzten.

Eine in der britischen Zeitung *The Daily Express* vom 2. Mai 2000 dokumentierte Untersuchung legte offen, dass für sieben zwischen 1988 und 1989 hergestellte und bis 1993 verabreichte Impfstoffe das Risiko einer Kontamination bestand. Zum dem Zeitpunkt waren bereits Millionen von Kindern damit geimpft worden.

Impfstoffe von zwei Pharmafirmen traten dabei besonders hervor:

- MMR (Masern, Mumps, Röteln)-Impfstoff (GlaxoSmithKline)
- Verschiedene Impfstoffe gegen Diphtherie, Tetanus und Keuchhusten (Wellcome)
- Oraler Polioimpfstoff (Wellcome)
- Inaktivierter Polioimpfstoff (GlaxoSmithKline)

Alarmglocken schrillten auch in den USA, die daraufhin eine neue Liste verdächtiger Impfstoffe auflegten. Die Gesundheitsbehörden in den USA nahmen an, dass das bei ihrer Herstellung eingesetzte tierische Material aus von BSE betroffenen Ländern stammte. Zu dieser Liste gehörten:

- OmniHIB oder Grippeimpfungen (Aventis Pasteur)
- Kombinations-Impfstoffe für Diphtherie, Keuchhusten und Tetanus (North American Vaccine und GlaxoSmithKline)
- Havrix Hepatitis-A-Impfstoff (GlaxoSmithKline)

Die oben aufgeführten Faktoren zeigen, wie Regierungen und andere politische Gremien Entscheidungen treffen, die auf reinen Hypothesen beruhen, und wie skrupellos Pharmafirmen zu kriminellem Handeln bereit sind, und zwar ohne jede Rücksicht auf die Menschenleben, deren Schutz sie für sich in Anspruch nehmen.

Mehr denn je stellt sich die Frage: Wissen wir wirklich, was in die Impffläschchen kommt?

2 Historische Pannen

Die moderne Medizin hat versucht (und es in weiten Teilen auch geschafft), uns davon zu überzeugen, dass Impfstoffe eine Art Rüstung sind, die den menschlichen Körper gegen wiederholte Attacken krankmachender Erreger schützt.

Doch die Realität ist ganz anders und besteht manchmal sogar aus dem Gegenteil. In Wahrheit hat sich nämlich gezeigt, dass die im Labor zusammengemischten Impf-Cocktails Krankheiten verursachen und deren Verbreitung sogar beschleunigen können.

Wenn wir die historischen Berichte über die vielen Pandemien studieren und analysieren, die auf allen Kontinenten große Teile der Bevölkerung das Leben gekostet haben, stellt sich die Frage, wie viele Menschenleben hätten gerettet werden können, wenn Hunderttausende gar nicht erst geimpft worden wären.

Beim Lesen der folgenden Informationen möchte ich Sie bitten, mehrere Faktoren zu bedenken. Die Impfforschung war immer ein höchst innovativer Bereich der Medizin und Massenimpfungen bescheren Forschern, Pharmafirmen und Regierungen eine zwangsweise rekrutierte und zugleich bereitwillige Versuchsgruppe, an der sich neue Medikamente und Substanzen ausprobieren lassen.

Diese Chemikalien mithilfe von Impfstoffen in den menschlichen Körper einzuschleusen, hat manchmal wenig oder gar nichts mit dem verabreichten Impfstoff oder dem Ausbruch einer bestimmten Krankheit zu tun. Mit anderen Worten: Alle ethische Überlegungen in den Wind schlagend, nutzte die Forschung Massenimpfungen gewissermaßen als willkommenes Testfeld oder menschliches Laboratorium.

Bei anderen Gelegenheiten führten wissenschaftliche Ignoranz, unzureichende Ausrüstung und mangelhafte Testverfahren zu fehlerhaften Einschätzungen bei der Entwicklung von Impfstoffen, die Tausende von Menschen das Leben kosteten und andere mit lebenslangen Behinderungen zurückließen.

In anderen Fällen haben Antigene, verwendete Erreger oder schädliche Zusatzstoffe Tod und Krankheit verursacht.

1. Der Polio-Streit

So kann es auch nicht überraschen, dass mehr als ein halbes Jahrhundert nach der Entwicklung des ersten Polioimpfstoffs noch immer über die Kontamination des Impfstoffs mit dem tödlichen SV40-Virus gestritten wird.

Der Simian Virus 40 findet sich in den Nierenzellen von Rhesusaffen. Er ist karzinogen, verursacht Tumore, besonders Sarkome oder Krebs im Bindegewebe.

Gehen wir einmal in die Mitte des 20. Jahrhunderts zurück, als Polio quer über alle Kontinente eine Gesundheitskrise heraufbeschwor und allein in den USA mehr als 50.000 und in Deutschland fast 10.000 Menschenleben kostete. Kein Wunder, dass die Entwicklung des ersten Polioimpfstoffes durch Dr. Jonas Salk (mit einem „Totimpfstoff", IPV) im Jahre 1953 sowie des zweiten Polioimpfstoffs („Lebendimpfstoff" zur „Schluckimpfung", OPV) durch Dr. Albert Sabin im Jahre 1957 mit einem kollektiven Seufzer der Erleichterung aufgenommen wurde.

Die Massenimpfungen begannen, sobald Dr. Salks Impfstoff von den US-Bundesbehörden 1955 zugelassen worden war. Schon 1961 waren mehr als 90 Millionen Menschen rund um den Globus mit dem IPV geimpft.

Nur zwei Jahre nach der Zulassung entdeckte die Wissenschaft, dass der Impfstoff das in den Nierenzellen von Rhesusaffen lebende SV40 enthielt (Nierenzellen von Rhesusaffen waren benutzt worden, um den Poliovirus anzuziehen). In den nachfolgenden Jahren bestätigten zahlreiche Wissenschaftlerinnen und Wissenschaftler die Tatsache dieser Kontamination und zeigten darüber hinaus, dass SV40 in menschlichen Zellen Krebs erzeugen kann.

Später zitierte das *American Journal of Medicine* viele Studien, die SV40 aus dem Polioimpfstoff in menschlichen Gehirntumoren und Knochenkrebsgeschwüren, bösartigen Mesotheliomen und Non-Hodgkin-Lymphomen belegten.

In den späten 1950er-Jahren, als der SV40-Streit nicht mehr ignoriert werden konnte, erließ die US-Gesundheitsbehörde FDA per Dekret, dass Firmen, die ihre Polioimpfstoffe nach dem 30. Juni 1961 zur Zulassung einreichten, nachweisen mussten, dass diese frei von SV40 waren.

Aber die FDA ließ den Pharmafirmen zwei große Schlupflöcher offen. Zum einen erlaubte sie Impfstoffherstellern, die vor dem 30. Juni 1961 Millionen von Dosen bereits fertiggestellt hatten, diese bis zum Erreichen des Haltbarkeitsdatums zwei Jahre später weiterzuverkaufen.

Zum zweiten verpflichtete die FDA die Impfstoffhersteller nicht dazu, Gewebekulturen und anderes mit der Herstellung des fraglichen Impfstoffs verbundenes Material verbindlich zu entsorgen. Um zu beweisen, dass ihre Impfstoffe den neuen Anforderungen genügten, gaben einige der Hersteller an, ihren Virenkulturen SV-Antikörper von Kaninchen beigegeben zu haben, um den Simianvirus zu neutralisieren!

Da Pharmafirmen ihre Produktionsstätten gern hinter Schloss und Riegel halten, ließ sich nie offiziell beweisen, dass sie dies tatsächlich auch getan hatten. Und auch die Annahme, dass diese Kaninchen-Antikörper gegen den SV40 wirkten, wurde nie belegt. Gleichzeitig wurden die Impfstoffhersteller nie gezwungen zu beweisen, dass sie ihre Vorräte im Wert von Millionen von Dollar tatsächlich zerstört hatten.

Trotz dieser Farce erklärte die WHO 1994, vier Jahrzehnte nach der Entwicklung des ersten Polioimpfstoffs, die Geißel der Menschheit namens Polio weltweit ausgerottet zu haben.

Der Schaden war jedoch schon angerichtet. In einem offenen Eingeständnis gaben die US Centers for Disease Control (CDC) bekannt, dass etwa 10–30 Millionen Amerikanerinnen und Amerikaner die mit dem SV40-kontaminierten IPV und weitere 10.000 Menschen die OPV erhalten haben könnten. Die CDC vergaßen zu erwähnen, dass Millionen von Menschen in der früheren UdSSR bei klinischen Studien mit dem OPV ebenfalls den Impfstoff erhalten hatten.

Zuletzt noch ein anderes Argument dafür, dass der Polioimpfstoff keine Immunität erbringt: Wenn lebende Viren in Impfstoffen noch heute, wo die Hygienestandards hoch sind, Polio erzeugen können, erscheint es plausibel anzunehmen, dass die Polioepidemie vor einem halben Jahrhundert, als Hygiene, Sanitärversorgung, Wohn- und Ernährungssituation noch relativ primitiv waren, ebenfalls durch eine Impfaktion gegen die Krankheit ausgelöst worden sein könnte. Absolut klar ist, dass die Infektionsrate in Gegenden mit schlechten hygienischen Bedingungen hoch ist. Und es ist wichtig zu wissen, dass nur 0,1 % aller Polio-Infektionen sich bis zu einer Lähmung weiterentwickeln. Der Rest der Symptome erinnert an andere Virusinfektionen wie Grippe.

Ganz unabhängig von der Frage, was Polio-Ausbrüche in der Vergangenheit verursacht haben könnte, ist es heute ethisch, moralisch und medizinisch doch äußerst fragwürdig, große Teile der Bevölkerung gegen eine Krankheit zu impfen, die kaum noch existiert, und dabei durch die Massenimpfungen ein Comeback dieser Krankheit in Kauf zu nehmen.

2. Impfen macht krank

Es gibt mehr als ausreichende Beweise dafür, dass Impfstoffe wiederholt versagt haben, wenn es um die Prävention von Krankheiten ging. Ja, die Geschichte ist voll von Fällen, in denen während einer Epidemie initiierte Impfungen tatsächlich zu einem Ansteigen der Fallzahlen führten und die Krankheiten, die sie verhüten und ausmerzen sollten, weiterverbreiteten.

Doch mit statistischen Manipulationen und einer massiven Pro-Impf-Propaganda war die medizinische Lobby in der Lage, die meisten davon zu überzeugen, dass diese Chemikalien den menschlichen Körper vor Tod und Krankheit schützen.

Außer dem Polio-Streit hält die Geschichte noch eine weitere Lektion für uns bereit: Im 19. und frühen 20. Jahrhundert wüteten die Pocken in ganz Europa und forderten einen hohen Todeszoll, bis Großbritannien 1854 schließlich ein Gesetz zur allgemeinen Impfpflicht erließ.

Es war ein Fehler mit katastrophalen Folgen. In den Jahren nach 1854 fiel jede Massen-Impfkampagne mit einem Pockenausbruch zusammen. Mit anderen Worten, es gab ein plötzliches Ansteigen bei den Krankheitsfällen, nachdem die Massenimpfungen durchgeführt worden waren.

Die Londoner Epidemie (1857–1859) forderte mehr als 14.000 Menschenleben, der Ausbruch von 1863–1865 20.000 Todesfälle – und zwischen 1871 und 1873 verbreiteten sich die Pocken in ganz Europa zur schlimmsten Epidemie in der Menschheitsgeschichte. Allein in England und Wales forderte die Krankheit 45.000 Todesopfer, und das, obwohl zu dem Zeitpunkt 97 Prozent der Bevölkerung geimpft waren!

Deutschland erlebte das gleiche Desaster. Ein Gesetz aus dem Jahre 1834 hatte eine Pflichtimpfung eingeführt. Doch als die Krankheit in England wütete, erlitt auch Deutschland einen schweren Schlag.

Trotz einer rigorosen Impfkampagne, die 96 Prozent der Bevölkerung erfasste, gab es 125.000 Pocken-Todesfälle. Von diesen entfielen 17.000 Fälle auf eine vollständig geimpfte Berliner Bevölkerung. Rätselhaft, oder?

Aber Europa hat die Fehler der Geschichte nicht allein erleiden müssen. In Japan führte die 1872 eingeführte Pflichtimpfung gegen Pocken zu neuen Spitzen bei den Erkrankungszahlen, bis das Land im Jahr 1892 165.000 Krankheits- und 30.000 Todesfälle zählte. Wieder waren paradoxerweise die meisten Opfer gegen Pocken geimpft.

Eine verpflichtende Impfung wurde im frühen 20. Jahrhundert auch auf den Philippinen eingeführt, was zunächst für einen deutlichen Rückgang der Erkrankungszahlen sorgte. Dann jedoch folgte ein unerklärlicher Rückschlag zwischen 1917 und 1919 in Form einer Epidemie mit 160.000 Krankheits- und 70.000 Todesfällen. Auch hier war die betroffene Bevölkerung vollständig geimpft gewesen.

Für die damaligen Fehlschläge der Pockenimpfungen könnte es mehrere Gründe geben. Der beängstigendste und zugleich realistischste lautet, dass die Voraussetzungen, auf denen die Pockenimpfung basiert, schlicht falsch sind.

Der Impfstoff wird aus dem genetischen Material von Kuhpocken, einer Krankheit bei Kühen mit pustulösen Veränderungen an den Eutern, gewonnen. Dieser Kuhpockenvirus („Vaccinia virus") liegt übrigens auch dem wissenschaftlichen Begriff für Impfung („Vakzination", englisch „Vaccination") zugrunde.

Obgleich die Verfahren zur Impfstoff-Herstellung inzwischen stark verfeinert sind, wird der Pockenimpfstoff noch immer aus dem Vaccinia virus gemacht, und auch wenn das wissenschaftliche Establishment dies bis heute öffentlich abstreitet, beruht sein sogenannter Erfolg auf reinen Annahmen anstelle wissenschaftlicher Experimente.

Diese Annahmen wurden von einem englischen Arzt aus dem 18. Jahrhundert namens Edward Jenner aufgestellt, der beobachtet hatte, dass Milchmädchen und Farmer, die mit an Kuhpocken erkrankten Kühen arbeiteten, gegen Pocken immun zu sein schienen.

Jenner ging einen Schritt weiter und experimentierte mit den Kuhpockenviren an Menschen. 1796 injizierte er das Pockenvirus einem achtjährigen

Jungen, den er zuvor mit Kuhpockenmaterial „geimpft" hatte, und konnte feststellen, dass das Kind nicht starb. (!) Jenner erklärte daraufhin seine „Theorie des Impfens" für erfolgreich.

Diese und andere von Jenner durchgeführte „Experimente", die alle auf bloßer Beobachtung beruhten, überzeugten das medizinische Establishment von seiner Behauptung, einen Impfstoff gegen Pocken gefunden zu haben.

Was aber, wenn es gar nicht die Kuhpocken gewesen waren, die zu der Immunität geführt hatten, sondern das ganz natürliche Immunsystem Jenners „Versuchspersonen" vor den Pocken bewahrt hatte? Der „Beweis" des englischen Arztes, dass der Impfstoff wirkte, bestand darin, Farmer zusammenzutrommeln, die Kontakt zu Kuhpocken gehabt hatten, und diese mit menschlichem Pockenmaterial zu spritzen. Als diese Farmer keine Pockensymptome bekamen, erklärte Jenner dies zum „Beweis".

Was aber, wenn diese Farmer durch den Kontakt mit Infizierten bereits eine natürliche Immunität gegen Pocken entwickelt hatten? Wenn andere Fachleute Fälle präsentierten, die genau das Gegenteil seiner Thesen vermuten ließen, bestand Jenners Verteidigung darin, sie mit Spott zu überziehen!

Ein halbes Jahrhundert später sollten England und der Rest der Welt für Jenners unwissenschaftliche und unglaubwürdige Behauptungen teuer bezahlen müssen.

Ein Blick in die Geschichte des Impfens stellt auch Behauptungen und Mythen weltweiter Organisationen wie der WHO und des Roten Kreuzes in Frage, die mit großer Vehemenz Impfprogramme auf der ganzen Welt durchgesetzt hatten. In einem für die WHO äußerst peinlichen Fall wurde Ghana von der Weltgesundheitsorganisation 1967 nach einer Massenimpfkampagne, bei der mehr als 90 Prozent der Bevölkerung des Landes erfasst wurden, zum „masernfreien Land" erklärt.

Die WHO hätte etwas vorsichtiger sein sollen, ehe sie sich mit solchen Aussagen schmückte, denn zwischen 1970 und 1972 wurde Ghana von dem schlimmsten Masern-Ausbruch seiner Geschichte heimgesucht. Das *Journal of Tropical Pediatrics* berichtet von 235.930 dokumentierten Fällen, von denen 834 tödlich verliefen.

Masernausbrüche und Impfprogramme gibt es in Ghana noch immer. Die Fehler der Vergangenheit wurden so in ein Milliardengeschäft für die Pharmakonzerne als Hersteller der dafür verwendeten Impfstoffe umgemünzt.

Die Behauptung, Masernimpfungen würden gegen Masern schützen, ist völlig unbegründet. Obgleich die meisten japanischen Kinder gegen Masern geimpft waren, kam es im April 2007 zu einem Ausbrauch der Krankheit in Japan mit geschätzten 27.600 Fällen.

Die USA sind weit davon entfernt, gegen die kühnen Behauptungen der Impf-Lobby immun zu sein. 1989 wurde von Infektionswellen an amerikanischen Schulen berichtet, an denen bereits 98 Prozent der Kinder geimpft waren. Solche Ausbrüche gab es überall.

1990 räumte die American Medical Association ein, trotz einer Impfrate von 95 Prozent aller Schülerinnen und Schüler sei die Krankheit nicht auszumerzen gewesen. An dieser Feststellung entzündete sich eine erhitzte Debatte, in der einige Forscherinnen und Forscher die These aufstellten, die Impfung würde das Immunsystem unterdrücken und so zu einer allgemeinen Anfälligkeit gegenüber der Krankheit führen.

Dass Krankheiten durch Impfstoffe gerade erst verbreitet werden können, wird umso klarer, wenn man Keuchhusten, Tuberkulose und Diphtherie sowie alle anderen übertragbaren Krankheiten mit einbezieht.

In einer mutigen Entscheidung beschloss Schweden, die Impfung der Bevölkerung gegen Keuchhusten 1979 zu stoppen, als herauskam, dass von den 5.140 im Jahre 1978 erkrankten Person mehr als 80 Prozent bereits dreimal geimpft worden waren.

Das *New England Journal of Medicine* berichtete von einer 1994 durchgeführten Studie, nach der 80 Prozent der Kinder unter fünf Jahren, die Keuchhusten bekommen hatten, gegen die Krankheit geimpft waren.

In Großbritannien zählte das Community Disease Surveillance Centre mehr als 200.000 Fälle von Keuchhusten bei Kindern zwischen 1970 und 1990. Alle diese Kinder waren geimpft.

Und um auf Polio zurückzukommen: *Nach* der Einführung der Pflichtimpfung in den USA im Jahre 1955 stieg die Zahl der Poliofälle zwischen 1957 und 1958 um 50 Prozent und von 1958 bis 1959 um 80 Prozent.

In fünf Bundesstaaten verdoppelten sich die Erkrankungsfälle, nachdem der Impfstoff an eine große Anzahl von Menschen verabreicht worden war. Sobald Hygiene und Sanitärversorgung sich verbessert hatten, verschwand die Viruskrankheit *trotz* der Impfprogramme ziemlich schnell von der Bildfläche.

3. Ups! Das haben wir vergessen!

Aus den oben dargelegten Fakten können wir mehrere Schlussfolgerungen ziehen. An erster Stelle wohl die, dass die Geschichte keine kausale Verbindung zwischen Impfung und Krankheitsschutz erbrachte.

Das ist eigentlich auch nicht weiter verwunderlich, denn das Immunsystem ist der entscheidende Faktor, der darüber bestimmt, ob jemand eine Krankheit entwickelt oder nicht. Es ist aber auch ein Faktor, der bei der Entwicklung von Impfstoffen gar nicht weiter einbezogen wurde.

Alles, was die Pionierinnen und Pioniere der Forschung dokumentierten, war die vorherige An- oder Abwesenheit der Krankheit bei den Versuchspersonen, die sie für die Durchführung ihrer Experimente herangezogen hatten. Es gab keine Langzeitstudien (und gibt sie bis heute nicht) – und es gab und gibt auch keine Kontrollgruppen.

Zu den wichtigen Faktoren, die zur Entwicklung und Verbreitung einer Krankheit beitragen, gehören die Lebensbedingungen. Armut, beengte Unterbringung, unsaubere und unhygienische Verhältnisse, Mangelernährung und – am wichtigsten – Vitamin-D-Mangel aufgrund mangelnder regelmäßiger Sonnenbestrahlung schwächen das Immunsystem erheblich und beeinträchtigen seine Fähigkeit, Homöostase zu bewahren und Krankheiten abzuwehren.

Es ist kein Zufall, dass der Ausbruch von Epidemien zurückging, als die allgemeine Lebensqualität sich verbesserte. Aus dem gleichen Grund fordern Krankheiten in ärmeren Ländern mit Fehlernährung, kontaminiertem Wasser und unhygienischen Bedingungen einen viel höheren Tribut.

Eine eklatante Wissenslücke bei der Betrachtung von Epidemien und der damit verbundenen Todeszahlen haben wir dadurch, dass das medizinische Establishment sich schlicht nie die Zeit nahm, die Krankengeschichten der von dem fraglichen „Killer"virus betroffenen Menschen zu ergründen und zu hinterfragen.

Trotzdem werden bei jedem Ausbruch einer Epidemie Polio-, Pocken-, Keuchhusten- und andere Viren reflexartig auch für all die Fälle verantwortlich gemacht, in denen ein geschwächtes Immunsystem die Betroffenen für die Krankheit anfällig gemacht haben könnte. Dies wirft ernsthafte Fragen nach den Grundlagen der Impftheorie und der sogenannten Wirksamkeit von Impfstoffen auf.

Auch die dokumentierten Zahlen sind in dem Zusammenhang interessant. Eine von der British Association for the Advancement of Science durchgeführte Studie offenbart, dass eine verbesserte Hygiene und Sanitätsversorgung zwischen 1850 und 1940 mit einem 90-prozentigen Rückgang bei den Kinderkrankheiten zusammenfiel.

In den USA dokumentierte die Metropolitan Life Insurance Company die vier häufigsten Todesursachen durch Infektionskrankheiten zwischen 1911 und 1935. Dies waren Diphtherie, Scharlach, Keuchhusten und Masern.

Bis 1945 war die Todesrate durch diese Krankheiten um dramatische 95 Prozent abgefallen – und das lange vor den ersten Massenimpfprogrammen. Noch einmal: Dieser dramatische Rückgang der Krankheitszahlen ging auf verbesserte Sanitärversorgung und Ernährung sowie auf bessere Unterkünfte zurück.

Unterstützung für das Argument, eine verbesserte Hygiene habe zum Rückgang der Mortalität geführt, gibt auch der „Morbidity and Mortality Report" der CDC vom 30. Juli 1999, der eine bessere Sanitärversorgung, Wasserqualität und Hygiene sowie die Einführung von Antibiotika als wichtigste Faktoren bei der Eindämmung diverser Erkrankungen im 20. Jahrhundert nennt.

Könnte es sein, dass es diese Errungenschaften waren (mit Ausnahme der Antibiotika, die das Immunsystem eher schwächen), welche Gesundheit und Immunität förderten und Leben retteten, und nicht die Impfstoffe? Die fast perfekt parallel auf- und absteigend verlaufenden Kurven für zurückgehende Krankheiten und verbesserte Lebensbedingungen lassen den Zusammenhang geradezu ins Auge springen und machen es unmöglich, ihn zu ignorieren.

Beim Thema Impfen sind aber auch noch finsterere Faktoren am Werk – zum Beispiel die absichtliche Manipulation von Fakten, um den verborgenen Motiven des medizinischen Establishments und der Pharmafirmen entgegenzukommen. Dazu gehören das Fälschen von Daten, die Fehldiagnose von Krankheiten, die lückenhafte Dokumentation von Erkrankungen bei geimpften Patientinnen und Patienten sowie das übertriebene Herausstreichen derer, die gesund geblieben waren. Und all dies nur, um die Theorie zu stützen, dass Impfstoffe Menschenleben retten können!

4. Die Semantik von Krankheiten

Ein sehr wichtiger Faktor, der mit über die (augenscheinliche) Häufigkeit von Infektionskrankheiten bestimmt, ist die Definition dieser Krankheiten. Die Geschichte hat gezeigt, wie ein paar Zahlenspiele oder Federstriche Krankheiten scheinbar zum Verschwinden bringen oder zumindest weniger bedrohlich aussehen lassen können.

Während der Versuche mit dem Salk-Impfstoff schien es einen deutlichen Rückgang bei den Polio-Fallzahlen zwischen 1954 und 1957 zu geben. Aber wussten Sie auch, dass man die Definition von Polio in dieser Zeit erheblich veränderte?

Aufgrund dieses zeitlich genau auf die offizielle Zulassung des Salk-Impfstoffs 1955 und den Start der Impfkampagnen abgestimmten Geniestreichs *mussten* die Fallzahlen in diesem wichtigen Zeitraum fallen. Es war der durchsichtige Versuch, der Öffentlichkeit zu suggerieren, der neue Impfstoff sei für den Rückgang der Infektionskrankheit verantwortlich.

Um dies sicherzustellen, unternahm die Medizin drei Schritte: Zum einen wurden Krankheiten, die bisher als „paralytische Polio" fehldiagnostiziert worden waren, plötzlich aus der Definition der Krankheit herausgenommen. Diese Erkrankungen schlossen die virale und aseptische Meningitis ein, an der jährlich Tausende von Kindern in den USA erkrankten.

Das medizinische Establishment könnte damit also tatsächlich eine Ungenauigkeit korrigiert haben, tat dies aber genau zu einem Zeitpunkt, der Polio-Impfbefürwortern sehr gelegen kam. Gleichzeitig wurde die nicht-paralytische Polio nun als virale oder aseptische Meningitis klassifiziert.

Als wäre dies noch nicht genug, war das offenbar übereifrige medizinische Establishment darauf aus, die augenscheinliche Häufigkeit der Infektionskrankheit noch weiter nach unten zu drücken. Daher wurde die Grenze, ab der das Vorliegen einer Epidemie erklärt wird, von 20 auf 35 pro 100.000 Menschen erhöht. Das bedeutet, man brauchte eine größere Anzahl von Fällen, um erklären zu können, dass die Krankheit alarmierende Ausmaße angenommen habe.

Die Definition von Polio wurde aber noch in einem anderen wichtigen Punkt revidiert. Um als Polio zu gelten, mussten jetzt Lähmungserscheinungen für 60

Tage (zum Vergleich: nach der alten Definition nur für 24 Stunden) bestanden haben. Äußerst zweckmäßig, oder?

5. Den Virus verstecken

Medizinische Berichte sind voll von Beispielen dafür, wie Statistiken verdreht werden, um sie verdeckten Absichten anzupassen. Eine Möglichkeit dazu besteht in einer Vernebelung des Gesamtbilds. Reißen Sie ein paar medizinische Statistiken aus dem Kontext und Sie bekommen ein drastisch verzerrtes Bild von den fraglichen Infektionskrankheiten.

Hier ein Beispiel dafür, wie dies zwei Forscher der University of British Columbia, Vancouver, in dem Buch „Communicable Diseases Handbook“ taten. Zugunsten einer verpflichtenden Masernimpfung in den USA argumentierend, behaupteten die Autoren, das Impfen der Bevölkerung mit dem Impfstoff (insgesamt 80 Millionen Dosen) hätte die Fallzahlen von 500.000 vor 1963 auf 35.000 im Jahre 1975 gedrückt.

Auf den ersten Blick ist nichts falsch an diesen Zahlen – bis man sie mit den Daten für Masern oder Röteln aus der Zeit vor 1963 vergleicht. 1958 gab es 800.000 Fälle von Röteln, was darauf schließen lässt, dass die Fallzahlen schon sanken, ehe der Impfstoff 1963 zum Einsatz kam.

Ergänzen Sie dieses Bild mit den Zahlen für 1955. Sie werden sehen, dass die Todesrate seit dem Beginn des 20. Jahrhunderts bereits um 97 Prozent gefallen war!

Viel Wirbel gab es, als der amerikanischen Öffentlichkeit in den 1960er-Jahren eine noch viel größere Lüge suggeriert wurde. Die CDC räumte öffentlich ein, dass der deaktivierte, zwischen 1963 und 1968 verwendete Impfstoff gegen Röteln unwirksam sei und die Bevölkerung sich deshalb erneut impfen lassen sollte! Lag der deutliche Rückgang von Rötelninfektionen zwischen 1963 und 1968 also am unwirksamen Impfstoff, der weitere Rückgang nach 1968 dagegen an der wirksamen erneuten Impfung?

Hier ein anderes Bespiel, wie die medizinische Lobby nicht nur die Öffentlichkeit, sondern auch angehende Forscher hinterging. Die genaue Prüfung von medizinischen Texten und Zeitschriften zeigt, dass das gesamte Spektrum an Infektionskrankheiten von 1940 an hinsichtlich Häufigkeit und Schwere nachließ.

Ist es Zufall, dass dies zu einer Zeit geschah, als bei den Antibiotika enorme Fortschritte gemacht und viele Impfprogramme auf den Weg gebracht wurden? Absichtlich Daten wegzulassen, die die Häufigkeit von Krankheiten vor der Ära der Massenimpfungen wiedergeben, suggeriert, dass Impfungen für eine gute Gesundheit unerlässlich sind.

Mit einem verzerrten Bild von Krankheiten und grundlosen Behauptungen ausgestattet, halten Medizinstudentinnen und -studenten das, was in ihren Lehrbüchern steht, für die absolute Wahrheit – und so werden medizinische Unwahrheiten mit der Zeit zu „Fakten".

Hier ein weiteres Beispiel für die Unehrlichkeit des medizinischen Establishments. Nach offiziellen in Australien veröffentlichten Informationen hatte eine drei Jahrzehnte lange Kampagne vor den 1950er-Jahren die Häufigkeit von Tuberkulose erheblich senken können.

Wieder offenbart ein kurzer Blick in die Statistiken aus den 1920er-Jahren, dass die Krankheit bereits im Rückgang begriffen war, ehe die Impfung eingeführt wurde. Die moderne Medizin hatte tatsächlich wenig, wenn überhaupt irgendetwas, mit der Situation zu tun. Manche Menschen sind eben immer schnell dabei, wenn es darum geht, einen Erfolg auf ihre Fahnen zu schreiben.

Stellen Infektionskrankheiten heute noch eine große Bedrohung für uns dar? Nun, urteilen Sie selbst. Nach Dr. Robert Sears, Autor von „The Vaccine Book", waren dies die Fallzahlen für die Kinderkrankheiten auf der US-Impfliste im Jahre 2007:

- Pneumokokken – ca. 10.000 Fälle pro Jahr
- Diphtherie – 5 Fälle pro Jahr, in mehreren Jahren aber auch 0 Fälle
- Tetanus – 1 Fall pro Jahr bei Kindern unter 5 Jahren
- Keuchhusten – ca. 10.000 Fälle pro Jahr
- Hepatitis B – 30 Fälle bei Einjährigen, 30 Fälle bei 1–5-Jährigen
- Rotavirus – 500.000 Fälle, 50.000 Krankenhausbehandlungen, 20–70 Todesfälle
- Polio – 0 Fälle seit 1985
- Masern – 50–100 Fälle pro Jahr

- Mumps –250 Fälle pro Jahr
- Röteln – 250 Fälle pro Jahr
- Windpocken – 50.000 Fälle pro Jahr
- Hepatitis A – 10.000 Fälle pro Jahr, meist Kinder 5–14 Jahre
- Grippe – Millionen von Fällen
- Meningokokken – ca. 3.000 Fälle pro Jahr

Noch einmal: Impfungen haben mit diesen niedrigen Infektionsraten nichts zu tun. Verbesserung der sanitären Verhältnisse, der Ernährung, der ärztlichen Betreuung und allgemeinen Lebensbedingungen spielten sowohl vor als auch nach der Erfindung von Impfstoffen eine entscheidende Rolle. Andere Nationen der ersten Welt (zum Beispiel Island), die Kindern nur ein Drittel der in den USA üblichen Impfungen zumuten, erleben bei den Infektionskrankheiten den gleichen Rückgang wie jedes andere Land mit sich verbessernden Lebensbedingungen.

Auf jeden Fall muss für den groß angelegten Betrug mit dem Impfen ein hoher Preis bezahlt werden. In den USA:

- Wird bei einem von 6 Kindern eine Lernbehinderung diagnostiziert[4]
- Leidet eins von 9 Kindern an Asthma[5]
- Entwickelt eins von 94 Kindern Autismus[6]
- Entwickelt eins von 450 Kindern Diabetes[7]

4 Der Anteil der Menschen in Deutschland mit der „Diagnose“ Lern- bzw. geistigen Behinderung hat sich von 2005 auf 2013 von ca. 10 auf ca. 20 Prozent verdoppelt.

5 In Deutschland leiden etwa zehn Prozent der Kinder und fünf Prozent der Erwachsenen an Asthma.

6 Die Häufigkeit von Autismus ist weltweit unterschiedlich jedoch steigen diese Zahlen stetig. In Deutschland ging man zunächst von einer Autismus Häufigkeit von 4–5 auf 10.000 Kinder oder Neugeborene aus. Inzwischen gibt es Meinungen darüber, dass die Häufigkeit von Autismus viel größer ist und vermutlich bei 15–40 Autisten auf 10.000 Kinder liegt.

7 Insgesamt leiden in Deutschland etwa 0,4 Prozent der Bevölkerung an Typ-1-Diabetes, die Hälfte davon erkrankt bereits im Alter von unter 20 Jahren. In Zahlen bedeutet das, dass geschätzte 10.000 bis 15.000 Kinder und Jugendliche im Alter von 0 bis 14 Jahren an Typ-1-Diabetes leiden. In der Gruppe der 0- bis 19-Jährigen sind es 21.000 bis 24.000 Kinder, Jugendliche und junge Erwachsene.

Millionen von Kindern Jahr für Jahr zu impfen – oder besser: mit der Impfspritze zu vergiften –, beschert uns zukünftige Generationen, die mit Behinderungen und chronischen Erkrankungen leben müssen. Wir züchten uns im wörtlichen Sinne für die kommenden Jahre eine kranke Bevölkerung heran, bis eines Tages hoffentlich alle Impfstoffe verboten werden, weil man erkannt hat, dass sie für den kontinuierlich sich verschlechternden Gesundheitszustand weiter Bevölkerungsteile mit verantwortlich sind.

6. Krankheiten vertauschen

Ist in der Medizin von „Re-Diagnose“ die Rede, können wir den Begriff getrost mit „Schwindel“ übersetzen. Diagnosen zu korrigieren, indem man die Diagnose-Kriterien verändert, bedeutet in der Regel leider meist, Statistiken zu fälschen, um ein vorher festgelegtes Ziel zu erreichen. Leider setzt die Pro-Impf-Lobby dieses Mittel immer wieder ein, um ihre Prämisse („Impfen funktioniert!“) zu stützen.

Nach den Zahlen der National Anti-Vaccination League in Großbritannien wurden zwischen der Jahrhundertwende und den 1930er-Jahren mehr als 3.000 tödliche Windpockenfälle dokumentiert. Der impfkritische Verband betont, dass Windpocken keine tödliche Krankheit sind und die Todesfälle auf Erkrankungen mit echten Pocken (Variola) zurückgingen. Die Ärzte hatten nachträglich Pocken als Windpocken „re-diagnostiziert“, weil alle Betroffenen vorher gegen Pocken geimpft worden waren.

Erinnern Sie sich, der Impfstoff gegen Pocken wurde als der „erste erfolgreiche Impfstoff der Geschichte“ gefeiert. Die Re-Diagnose diente also in Wirklichkeit der Vertuschung einer peinlichen Fehleinschätzung durch das medizinische Establishment.

3 Gibt es eine Verschwörung?

Teil I: Der Krieg gegen die Kinder

Die Geschichte des Impfens ist mit so vielen Ungenauigkeiten und Manipulationen belastet, dass es manchmal schwierig ist, Tatsachen von Fiktion zu trennen. Egal, wie viel über die Wirksamkeit des Impfens geschrieben oder gesprochen wurde – die Wahrheit ist, dass es für das Funktionieren der Impfstoffe keinerlei Beweise gibt.

An späterer Stelle werden wir noch einmal über den absoluten Mangel an wissenschaftlichen Studien zur Unterfütterung der Impftheorie mit soliden, wissenschaftlichen Prinzipien zu sprechen kommen. Hier soll vorerst der Hinweis genügen, dass das medizinische Establishment, wenn es denn so wäre, keine Zahlen zu verdrehen und keine selektive Daten präsentieren müsste, um zu beweisen, dass Impfstoffe effektiv sind.

Eine Theorie, die auf wissenschaftlichen Fakten beruht, sollte nicht auf Werbetricks angewiesen sein, da sie für sich selbst spricht.

Wer profitiert also von der öffentlichen Hirnwäsche mit Halb- und Unwahrheiten? Was soll verborgen werden? Was sind die eigentlichen Motive? Und wie werden die wenig hehren Ziele erreicht?

1. Ein modernes Pogrom?

Wenn wir über ethische und moralische Fragen sprechen, sollten wir auch einen Blick auf die häufig tödlichen Folgen gewissenlosen Handelns werfen. Manche Forscher und Anti-Impf-Aktivistinnen und -Aktivisten gehen so weit, die Impfkampagnen mit Nazi-„Pogromen“ zu vergleichen.

Warum sonst würden westliche Gesundheitsbehörden einem Land wie Uganda einen Polioimpfstoff aufdrängen, obwohl das afrikanische Land gar keine Probleme mit dieser Krankheit hatte? (Mehr darüber in Teil III: „Die ganze Welt ist ein Labor".) Dem Anti-Impf-Lager wird häufig Übertreibung und Paranoia vorgeworfen, seine Überzeugungen scheinen jedoch an Glaubwürdigkeit zu gewinnen, je tiefer man sich in die Details vertieft. Mit zunehmendem Bewusstsein und vertieftem Zugang zu Informationen (dank der Werkzeuge, die das Internet und andere Technologien uns bescheren) häufen sich zum Beispiel die Anhaltspunkte dafür, dass AIDS absichtlich von westlichen Regierungen nach Afrika gebracht wurde.

Welche bessere Möglichkeit gäbe es, ganze Nationen zu kontrollieren, als sie krank, schwach, verarmt und von der Gnade internationaler Geldgebern abhängig zu machen? Eine solche Kontrolle hat gewaltige Vorteile, nicht zuletzt wegen des Zugangs zu ihren reichhaltigen natürlichen Ressourcen wie großen Ölvorkommen. Ist es wirklich zu weit hergeholt, zu glauben, dass das Impfen absichtlich dazu genutzt wird, Menschen in Nationen zu manipulieren, zu verängstigen und gar zu töten, in denen mangelnde Bildung den Willen der Einzelnen schwächt und sie davon abhält, „dumme" Fragen zu stellen?

Als die Schluckimpfung gegen Polio (OPV) im Jahre 2002 in Nigeria eingeführt wurde, riefen muslimische Geistliche die Bevölkerung zur Revolte auf. Ihre Kampagne wurde von Skepsis gegenüber westlichen Ländern und ihren- Motiven geleitet.

Ob zu Recht oder zu Unrecht, es gab Befürchtungen, dass der Impfstoff Mittel enthalte, die unfruchtbar machen könnten und Nigerias muslimische Bevölkerung dezimieren sollten. Einige erinnerten UNICEF, das die Polio-Impfkampagne in Nigeria leitete, an die schrecklichen klinischen Versuche, die der Pharmagigant Pfizer 1996 durchgeführt hatte.

Die nigerianische Regierung hat die Firma wegen ihrer Experimente mit einem Antibiotikum namens Trovan verklagt. Das Medikament war während einer Epidemie 233 nigerianischen Kindern mit bakterieller Meningitis verabreicht worden. Im Zuge der klinischen Versuche starben 196 Kinder und die verbliebenen 37 Kinder erlitten bleibende Behinderungen, darunter Lähmungen und Hirnschädigungen.

Der dritte Grund für die Vorbehalte, der die nigerianische Bevölkerung gegen die Impfkampagne von UNICEF aufbrachte, beruhte auf dem Verdacht, dass die westliche Welt mithilfe der Weltgesundheitsorganisation (WHO) und anderer globaler Non-Profit-Organisationen über den Polioimpfstoff in den 1950er-Jahren absichtlich HIV nach Afrika gebracht hatte. Der Impfstoff war einer Million Menschen im heutigen Ruanda und Burundi verabreicht worden, wo später die frühesten afrikanischen HIV-Fälle entdeckt wurden.

Ob wahr oder unwahr, es gibt eine weitverbreitete Skepsis hinsichtlich massenhafter Impfkampagnen und scheinbar altruistischer Intentionen internationaler Gesundheits- und Hilfsorganisationen. Alles bloße Spekulation? (Mehr darüber in Teil III: „Die ganze Welt ist ein Labor" und Kapitel 4: „Kritische Masse")

2. Wer sind die Gewinner?

Alles bisher Gesagte legt eine Verschwörung unter Beteiligung der Pharmaindustrie, des medizinischen Establishments, der Gesundheitsbehörden und der politischen Entscheidungsträger nahe. Doch wenn dies zuträfe – was hätten die Genannten davon?

Die Wahrheit ist vielschichtiger, als es auf den ersten Blick erscheinen mag. Während nur einigen wenigen – einer Art „hartem Kern" – vorgeworfen werden kann, bewusst und absichtlich den Mord an unschuldigen Kindern und Erwachsenen zu planen, gibt es viele unwissentliche Mittäter.

Im Kern des Impfkartells stehen Pharmafirmen, führende Mitglieder der medizinischen Lobby, politische Entscheidungsträger und Gesundheitsbehörden. Pharmafirmen verdienen Milliarden von Dollar pro Jahr durch den Verkauf von Impfstoffen und Forschungsstipendien, während Politiker ihre eigenen, eher verborgenen Beweggründe haben.

Aber warum sollte bitte schön jemand, der in der gesellschaftlichen Hackordnung so weit unten steht wie zum Beispiel ein praktischer Arzt oder eine praktische Ärztin, das gleiche Ziel verfolgen? Dass sie Teil einer weltweiten Verschwörung sind, ist doch eher unwahrscheinlich, oder?

Lassen Sie es mich so sagen: Warum werden Krankheiten, die durch Impfungen ausgelöst werden, so häufig falsch diagnostiziert? Gibt es den absichtlichen

Versuch, die Wahrheit zu vertuschen? Was haben Mediziner und Medizinerinnen zu gewinnen, wenn sie ein Kind und dessen Eltern hinters Licht führen?

Wurden sie in den illustren Traditionen der allopathischen Medizin ausgebildet, haben sie angesichts eklatanter Widersprüche die natürliche Tendenz, die Wahrheit zu rationalisieren. Konfrontiert mit einem Kind mit Polio-Symptomen, von dem sie wissen, dass es gegen die Krankheit geimpft wurde, würden sie die Symptome eher falsch diagnostizieren als eingestehen, dass die Impfung nicht funktioniert oder gar die Krankheit verschlimmert hat.

Warum sollten Ärztinnen und Ärzte ihre Reputation und grundlegenden Überzeugungen ins Wanken bringen, indem sie die Grundlage ihres Lebenswerks infrage stellen? Bewusst oder unbewusst haben Generationen von medizinischen Fachleuten auf allen Ebenen die Sache der Impfbefürworter vorangetrieben. Schließlich wurden sie in den Jahren ihrer akademischen Ausbildung genau dazu erzogen.

Andere mögen sich in Pro-Impf-Propaganda üben und sogar klinische Daten fälschen, um sich begehrte, lukrative Forschungsgelder, öffentliche Anerkennung und Preise zu sichern.

So wie es viele unterschiedliche Motive gibt, sind an dem gefährlichen Spiel viele unterschiedliche Spieler beteiligt. Ein Ziel ist ihnen jedoch allen gemein: Der Öffentlichkeit die Wahrheit zu verbergen.

Es ist ein geschlossenes System, das auf vielen Ebenen wirksam ist und in den letzten 200 Jahren, seitdem Edward Jenner den als „ersten erfolgreichen Impfstoff der Geschichte" gepriesenen Pockenimpfstoff „entwickelte", perfekt funktionierte. (Die modernere Version, Dryvax von den Wyeth Laboratories, wurde von der US-amerikanischen Gesundheitsbehörde FDA 1931 zugelassen.)

3. Ein unwissendes Publikum

Ein System wie dieses funktioniert allerdings nur, wenn wir daran glauben – und das tun wir! Die am häufigsten eingesetzte Taktik der Impflobby ist das Schüren von Angst. Sie nutzt dieses menschliche Urgefühl und warnt vor der inzwischen tief ins öffentliche Bewusstsein gebrannten Panik vor den „schlimmen Folgen" (sprich: „Tod"), wenn wir uns, unsere Kinder und unsere Haustiere nicht impfen.

Es ist eine Botschaft, die uns durch zugleich subtile und aufdringliche Werbung tagtäglich erreicht, bezahlt von Pharmadollars, um den Mythos zu verbreiten, dass Impfstoffe unsere Gesundheit schützen und Menschenleben retten.

Massenhysterie ist ein weiteres, extremes wirksames Werkzeug, das die meisten von uns während des Ausbruchs der Schweinegrippe im Jahr 2009 (und davor dem Ausbruch von SARS im Jahr 2002) direkt miterleben konnten. Diese Pandemie der Angst, von übereifrigen Medien zusätzlich angeheizt, ermöglichte die Impfung von Millionen williger und unwilliger Opfer auf vielen Kontinenten.

Was war in den Impfstoffen drin? Nutzten Forscher die Hysterie, um unbekannte Virenstämme und chemische Zusatzstoffe zu testen? War die globale Pandemie absichtlich arrangiert? (Siehe Kapitel 7: „Schweinegrippe: Die Pandemie, die nicht ausbrach.")

Ein weiteres Werkzeug zur Gehirnwäsche einer willigen Öffentlichkeit sind die Medien, die sich schon vor Jahrzehnten an die Pharmaindustrie verkauft haben. Wie häufig lesen wir von den „Erfolgen" einer Gesundheitsbehörde wie der WHO, sobald wieder eine Impfkampagne durchgeführt wird! Solche Propaganda dient dazu, die angeblich lebensrettende Eigenschaft dieser tödlichen Cocktails zu betonen. Wie oft lesen wir über Wundermittel, geschrieben von Medien, deren Eigentümer allzu enge Verbindungen zu den Pharmariesen haben?

Schließlich hat das öffentliche Unwissen auch mit dazu beigetragen, uns die Vorstellung einzuprägen, dass Impfungen Initiationsriten sind, die jedes Kind in den ersten Wochen seines Lebens durchlaufen muss. Die Gehirnwäsche (zugunsten des Impfnutzens) beginnt schon auf der Entbindungsstation. Sie setzt sich in der Schule fort – und noch Jahre später werden wir mit Ermahnungen zur ständigen Erneuerung von Impfungen bombardiert.

Das ist schlau gemacht, denn „Aufklärung" und „Empfehlungen" sind positive Begriffe und lösen keinen Widerstand aus. Und sie schaffen gleich von vornherein eine bestimmte Einstellung, die die Öffentlichkeit leicht anfällig macht für andere Taktiken wie das Schüren von Angst und Massenhysterie.

Schließlich vervollständigt die menschliche Tendenz zu schnellen Lösungen und einfachen Auswegen den Kreislauf der Gehirnwäsche. Für die meisten ist es einfacher, sich ein paar Pieksern zu unterwerfen, als einen gesunden

Lebensstil zu pflegen und das eigene Immunsystem zu stärken, wie die Natur es vorgesehen hat.

Gesund zu leben ist häufig harte Arbeit, wenn man überlegt, wie moderne Lebensstile ausgelegt sind. Doch anstatt in gesunde Ernährung zu investieren, gesunde Schlafgewohnheiten anzunehmen, Sport zu treiben und Zeit in der Sonne zu verbringen, um uns gegen die meisten Krankheiten immun zu machen, ist es uns lieber, uns selbst und unsere Kinder zu impfen.

Wie einfach es ist, eine Unwahrheit in eine solide wissenschaftliche Theorie zu verwandeln – im Fall der Impfstoffe waren nur 200 Jahre dafür nötig.

4. Plötzlicher Tod

Der plötzliche Kindstod (englisch „Sudden Infant Death Syndrome", SIDS) ist ein äußerst praktischer Begriff, den das medizinische Establishment geprägt hat, um Tode bei Säuglingen nach einer unschlüssigen Diagnose zu beschreiben. Er ist auch so praktisch, weil er dabei hilft, der Anzahl von Kleinkindern zu verschleiern, die tatsächlich an negativen Impfreaktionen sterben.

Die einzigen offiziellen Schätzungen stammen vom „Vaccine Adverse Effects Reporting System" (VAERS), finanziert von den Centers for Disease Control (CDC) und der Food and Drug Administration (FDA). Das VAERS dokumentiert unerwünschte Impfreaktionen ebenso wie Tode bei Kindern, bei denen nach einer Impfung etwas schiefgelaufen ist. Trotzdem kennen nur wenige das System und noch weniger Ärztinnen und Ärzte nutzen es. Hier ein Zitat von der VAERS-Website:

„Mehr als 10 Millionen Kinder im ersten Lebensjahr, die meisten zwischen 2 und 6 Monate alt, werden pro Jahr geimpft. In diesem Alter unterliegen Kleinkinder dem höchsten Risiko für bestimmte ungünstige Auswirkungen, darunter hohes Fieber, Anfälle und plötzlicher Kindstod. Einige Kinder erleben diese Auswirkungen kurz nach einer Impfung durch Zufall, was die Einschätzung erschwert, ob sie von einer Erkrankung oder einer Impfung ausgelöst wurden. Anbieter von Impfungen werden deshalb gebeten, alle nachteiligen Folgen von Impfungen zu melden und dabei auch gleich anzugeben, ob sie die Impfung für die Ursache halten oder nicht."

Die von VAERS zusammengestellten Statistiken zeigen, dass Ärztinnen und Ärzte in den USA im Durchschnitt 11.000 schwere Impfreaktionen pro Jahr melden. 1 Prozent der so erfassten Kleinkinder stirbt im Nachgang einer Impfung. Das sind ungefähr 100 Kinder pro Jahr[8].

Wenn diese Zahlen Ihnen gering erscheinen, bedenken Sie die Schätzung der FDA, dass Ärztinnen und Ärzte nur 10 Prozent aller *ernsten* nachteiligen Reaktionen (mit Krankenhausaufenthalt, lebensbedrohlicher Erkrankung oder permanenter Behinderung) an VAERS melden. Die Anzahl der gemeldeten Kindstode pro Jahr – ungefähr 100 – erscheint vor diesem Hintergrund tatsächlich winzig.

Doch ganz egal, wie die Medizin die Wahrheit ummantelt: Die Forschung ist sich einig, dass der plötzliche Kindstod mit Impfungen zusammenhängt. Eine Verbindung besteht. Einer unabhängigen Studie zufolge ist die Anzahl der plötzlichen Kindstode bei Kleinkindern zwischen zwei und vier Monaten am höchsten – also genau dann, wenn die Babys die erste Reihe von Impfungen erhalten. Andere Studien haben einen Abstand von drei Wochen zwischen Impfung und Tod ermittelt.

Auch wenn keine dieser Studien schlüssig darlegen kann, dass Impfungen diese Kinder getötet haben, ist es angesichts der vielen Hinweise, die beide Variablen miteinander verbinden, doch schwer, irgendwelche anderen Schlussfolgerungen zu ziehen. Vielleicht erinnern Sie sich, dass in Ländern wie Island, wo Kinder weniger als ein Drittel der in den USA üblichen Impfungen erhalten, die Todesrate auch 50 Prozent geringer ist.

Interessanter- und zugleich alarmierenderweise zeigen die Daten von VAERS, dass ein großer Anteil der berichteten „ungünstigen Auswirkungen" sich auf Impfungen gegen Keuchhusten beziehen, eine Krankheit, die routinemäßig von der DTP-Impfung (Diphtherie, Tetanus und Keuchhusten) „mit abgedeckt" wird. Unabhängige Studien sagen, dass Kinder nach einer DTP-Spritze achtmal schneller sterben als sonst.

Angesichts des geringen Rücklaufs an VAERS ist jedoch schwer einzuschätzen, wie viele Menschen tatsächlich durch Impfungen ernsthaft zu Schaden

8 Zwischen 2001 und 2014 wurden laut Online-Datenbank insgesamt 351 Todesfälle nach Impfungen gemeldet. Das sind im Durchschnitt mehr als 25 Todesfälle pro Jahr, mehr als zwei Todesfälle pro Monat bzw. etwa ein Todesfall alle zwei Wochen.

kommen. Eine in einem Gerichtsverfahren zitierte Schätzung ging davon aus, dass es bei einer von 300 DTP-Impfungen anschließend zu einem Anfallsleiden kommt.

In Reaktion auf die wachsende Besorgnis im Zusammenhang mit DTP-Impfungen stellte die US-Bundesregierung das National Vaccine Injury Compensation Program (in der Umgangssprache „Impf-Gerichtshof") auf, um Ansprüche gegen Impfstoffhersteller regeln zu können.

Seit seiner Gründung im Jahre 1998 gab es etwas über 5.000 Klagen, 700 davon bezogen auf Todesfälle. Die Gesamtsumme der gewährten Entschädigungen beläuft sich bis heute auf 724 Millionen Dollar.

5. Frühe Körperverletzung

Trotz aller Hinweise darauf, dass Impfstoffe nicht sicher sind und es keine schlüssigen Beweise dafür gibt, dass sie uns vor Krankheiten schützen, lassen wir unseren Kindern weiterhin diese schädlichen Chemikalien injizieren.

Tatsächlich sprechen immer mehr Belege dafür, dass Impfstoffe in Wirklichkeit das kindliche Immunsystem in seiner natürlichen Entwicklung behindern. So haben Ärztinnen und Ärzte zum Beispiel herausgefunden, dass Menschen, die in der Kindheit nicht selbst die Masern durchgemacht haben, später stärker zu Haut-, Knochen- und Knorpelerkrankungen sowie bestimmten Arten von Tumoren neigen als andere, die Masern hatten. Ähnlich wurde festgestellt, dass Frauen, die niemals Mumps hatten, stärker zu Eierstockkrebs neigen.

Einige Forscher glauben, dass das virale genetische Material im Windpockenimpfstoff Jahre nach der Impfung in Form von Herpes Zoster, Gürtelrose oder anderen Erkrankungen des Immunsystems wieder an die Oberfläche kommt.

Eine Bestätigung dieses Trends wird in der 90-prozentigen Zunahme von Gürtelroseerkrankungen bei Erwachsenen nach der Freigabe des Impfstoffs gegen Windpocken von 1998 bis 2003 gesehen. Die Gürtelrose ist dreimal so häufig mit tödlichen Folgen und fünfmal so häufig mit Krankenhausaufenthalten verbunden wie eine Windpockenerkrankung.

Windpocken waren nie eine ernsthafte Bedrohung, zumindest nicht bis 1995, als die Lebendimpfung in den USA zugelassen wurde und die Massenimpfungen begannen. Windpocken sind für 99,9 Prozent aller gesunden Kinder eine milde Krankheit ohne Komplikationen[9]. Kinder, die bis zum sechsten Lebensjahr Windpocken hatten, entwickeln eine natürliche, lang andauernde Immunität.

Nachdem Merck den Windpockenimpfstoff 1995 entwickelte und auf den Markt gebrachte hatte, wurden Windpocken plötzlich zu einer lebensbedrohlichen Krankheit erklärt, gegen die Kinder geimpft werden müssten, weil sonst ernsthafte gesundheitliche Probleme drohen würden!

Da die Impfung aber umgekehrt Kinder daran hindert, eine natürliche Immunität gegen Windpocken zu entwickeln, sehen wir uns jetzt einer neuen Epidemie gegenüber: Gürtelrose bei Erwachsenen. Windpocken werden von dem Varicella-Zoster-Virus verursacht, einem Herpesvirus, das die Gürtelrose (Herpes Zoster) hervorrufen kann.

Nach der Genesung von einer Windpockenerkrankung kann das Virus viele Jahre lang „schlafend" in den Nervenwurzeln verweilen, bis es eines Tages reaktiviert wird. Körperlicher oder emotionaler Stress und Anstrengung gehören zu den häufigsten Aktivierungsgründen. Als Symptom erscheinen aber nun nicht mehr Windpocken, sondern eine Gürtelrose.

Die Natur schafft Windpocken, um die natürliche Immunität zu stärken und der Gürtelrose vorzubeugen. Kinder durchleben die Krankheit ganz natürlich und bekommen später, im Kontakt mit anderen Kindern, die von Windpocken genesen, einen natürlichen Immunverstärker, der sie davor schützt, im späteren Leben eine Gürtelrose zu entwickeln. Mit anderen Worten: Wenn wir bei Kleinkindern Windpocken unterdrücken, riskieren wir eine spätere Gürtelrose im Erwachsenenalter. Man hat uns beigebracht, uns von Menschen fernzuhalten, die Windpocken haben. In Wirklichkeit würde der Kontakt wie eine „Verstärkungsimpfung" wirken und späteren Infektionen mit Gürtelrose vorbeugen.

Seit der massenhaften Verbreitung der Windpockenimpfung gibt es nicht mehr genug Windpocken, um die natürliche Immunverstärkung für Kinder und

9 Seit 2004 empfiehlt die Ständige Impfkommission (STIKO) die Varizellenimpfung für alle Kinder im Alter von 11 bis 14 Monaten, zunächst mit einer Impfung, seit 2009 mit 2 Impfungen im Abstand von mindestens 4 Wochen.

Erwachsene zu gewährleisten. Daher die von Menschen gemachte Eskalation von Gürtelrose-Infektionen bei Erwachsenen.

Eine Gürtelrose, die von Schmerzen und einem drei bis fünf Wochen anhaltenden Ausschlag mit roten Bläschen begleitet wird, muss nicht immer zu ernsthaften Komplikationen führen. Bei Menschen mit einem (zum Beispiel durch eine Impfung) geschwächten Immunsystem können die Komplikationen jedoch lebensbedrohlich werden. Dazu gehören Post-Zoster-Neuralgie, bakterielle Hautinfektionen, Hutchinson-Zeichen, Ramsay-Hunt-Syndrom, motorische Neuropathie, Meningitis, Gehörverlust, Blindheit und Blasenfunktionsstörungen.

Wie so oft führen die mit einer vermeintlichen Wunderwaffe erreichten kurzfristigen Vorteile in Wirklichkeit langfristig zu irreparablen Schäden. So haben wir den Rückgang von Windpocken (einer leichten Krankheit) bei Kindern durch Massenimpfungen erreicht und gleichzeitig einen fast ebenso großen Anstieg von Gürtelrosen (einer ernsthaften Erkrankung) bei Erwachsenen geschaffen.

Bitte beachten Sie, dass die Windpockenimpfung eine möglicherweise nur vorübergehende, oberflächliche Immunität mit sich bringt, während eine Erkrankung und Genesung uns eine langfristige und gründliche, der künstlichen deutlich überlegene Immunität beschert. Nach den US-amerikanischen Centers for Disease Control and Prevention (CDC), „ist die Wirksamkeit des Impfstoffs zu 44 Prozent gegen Krankheiten jeden Schweregrads und zu 86 Prozent gegen mäßige bis schwere Krankheiten gerichtet." Ich weiß nicht, wie die Statistiker das so genau beziffern können, zumal ihre Schätzungen in den letzten Jahren immer wieder revidiert wurden.

Die Analyse eines neueren Windpocken-Ausbruchs in einer Kindertagesstätte in New Hampshire ergab, dass alles mit einem Kind begann, das zuvor geimpft worden war. Und wie von der Washington Post über einen anderen Ausbruch berichtet, waren 75 Prozent der betroffenen Kinder gegen Windpocken geimpft.

Hilfreich ist auch, dass die meisten zehnjährigen Kinder auf natürliche Weise gegen Windpocken immun sind, auch wenn sie die Krankheit nicht wissentlich selbst durchgemacht haben. Eine kanadische Studie mit über 2.000 Schulkindern stellte fest, dass 63 Prozent der Kinder ohne Vorerkrankung Antikörper gegen den Virus in sich trugen. Es wird angenommen, dass sie sehr milde Krankheitsverläufe ohne echte Symptome (zum Beispiel einem Schnupfen und mit nur sehr mildem Ausschlag) hatten. Die meisten Infektionen (gleich welcher Art) verlaufen unspektakulär, ohne dass wir je erfahren, dass wir infiziert waren. Mit anderen Worten: Es ist sehr gut für Kinder, mit anderen Kindern zu spielen, die von Windpocken genesen.

Das gleiche Prinzip gilt natürlich auch für Erwachsene. Forschungsteams des Britain's Public Health Laboratory Service (PHLS) stellten fest, dass Erwachsene, die mit Kindern zusammenleben, einen stärkeren Schutz gegen Gürtelrose besitzen.

Wir müssen uns immer wieder ins Gedächtnis rufen, dass wir ein smartes Immunsystem besitzen, das keine echte Erkrankung erfordert, um gegen die meisten Krankheiten immun zu werden. Allein schon eine mindestens einjährige Stillzeit ist dafür bekannt, Kinder mit dem wirksamsten Immunsystem auszustatten, das es geben kann.

In jedem Fall kann es ein Segen sein, dass der Windpocken-Impfstoff so unwirksam ist, wie es den Anschein hat. Dies könnte eine größere Gürtelrosenepidemie als die gegenwärtige noch verhindern. Der Segen könnte allerdings recht kurzlebig sein. Der Pharmariese Merck hat bereits eine GürtelrosenImpfung (Zostavax) entwickelt[10], um der eskalierenden Gürtelrosenepidemie, zu der er mit seinem Windpocken-Impfstoff selbst beigetragen hat, Einhalt zu gebieten. 2006 von der FDA zugelassen, zielt der Impfstoff (für $ 200 pro Spritze, in Deutschland für 175,35 €) auf Menschen ab 60 Jahren ab, und zwar unabhängig davon, ob diese älteren Menschen in ihrer Immunfunktion bereits beeinträchtigt sind oder an einer Krankheit wie Krebs leiden. Für die Medizinindustrie ist es nur ein weiterer cleverer Marketingtrick. Erst verursacht sie das Problem, dann verkauft sie ihre Hilfe bei dessen Lösung. Die „Lösung" wiederum wird vermutlich weitere gesundheitliche Probleme schaffen, die dann wieder neuer Lösungen bedürfen. Und so eskaliert das medizinische Schneeballsystem immer weiter ins Unermessliche.

Die Hauptfrage ist, ob es die Sache wert ist, die Gesundheit oder das Leben von Kindern zu riskieren, ohne damit irgendeinen wirklichen Nutzen zu erzielen. Bedenken Sie die folgenden negativen Folgen, die eine Windpockenimpfung nach sich ziehen kann:

10 In der EU wurde ein weiterer Impfstoff Shingrix von Glaxosmithkline zur Prävention von Herpes zoster und postherpetischer Neuralgie bei Erwachsenen ab 50 Jahren zugelassen.

Nach den Daten des US-Berichtssystems VAERS folgte zwischen März 1995 und Juli 1998 auf 1 von 1.481 Windpocken-Impfungen eine gesundheitliche Komplikation, darunter in 1 von 33.000 Fällen schwerste Probleme wie Schock, Enzephalitis (Hirnentzündung), Trombozytopenie (eine Blutstörung), Transverse Myelitis, Guillain-Barré-Syndrom sowie eine schwere Gürtelrose.

14 der dokumentierten 6.574 negativen Impfreaktionen endeten tödlich.

Angesichts der Tatsache, dass negative Impffolgen notorisch lückenhaft dokumentiert sind (mit Lücken bis zu 90 Prozent), sollten die wahrscheinlicheren 140 anstelle der 14 Fälle jeden Elternteil und jeden Arzt und jede Ärztin angesichts solch riskanter Impfprogramme vorsichtig werden lassen.

Das Risiko kann sogar noch größer sein, wenn mehrere Impfstoffe (wie zum Beispiel bei einer MMR-Impfung) kombiniert werden, wie Barbara Loe Fischer vom National Vaccine Information Center (NVIC) bestätigt: „Eltern berichteten uns, dass ihre Kinder nach Windpocken-Impfungen hohes Fieber, Windpockenläsionen, Gürtelrose und Hirnschädigungen erlitten haben, ja sogar gestorben sind, besonders wenn der Impfstoff gleichzeitig mit MMR und anderen Impfstoffen gegeben wurde."

Die Quintessenz lautet: Die Impfung bietet keinen echten Vorteil gegenüber einer Nicht-Impfung, sondern trägt im Gegenteil zur Verbreitung einer Erkrankung bei und schafft so einen endlosen Bedarf an weiterer medizinischer Aufmerksamkeit, was wiederum jenen nutzt, die von der ahnungslosen Bevölkerung Geld kassieren.

Dies bringt uns zu der Frage „Natürliche versus erworbene Immunität" aus „Kapitel 1: Der Impfmythos" zurück. Kinderkrankheiten bescheren dem Körper eine natürliche Immunität, die Impfstoffe künstlich, doch vergebens nachzuahmen versuchen.

Tatsache ist doch, dass wir Tag für Tag von Pathogenen – Bakterien, Viren, Amöben etc. – angegriffen werden, den Infektionskrankheiten, die sie mit sich bringen können, aber nicht erliegen. Dies verdankt sich allein dem Immunsystem unseres Körpers und anderen natürlichen Filtern, die kontinuierlich und unermüdlich schädliche Erreger und Abfallstoffe für uns abfangen und unschädlich machen. Menschen, deren Immunsystem geschädigt ist und die daher nicht mehr in der Lage sind, sich selbst innerlich zu reinigen, brauchen eine Infektion mit Erregern, die für sie ihre Körper entgiften.

Das Immunsystem besteht primär aus weißen Blutkörperchen, Antikörpern und dem Lymphsystem. Weiße Blutkörperchen und Lymphe zirkulieren durch unsere Organe, Gewebe und Zellen und säubern sie von zellulärem Abfall, Toxinen und Pathogenen.

Aber das ist noch nicht alles. Das Immunsystem ist wunderbar schichtweise aufgebaut und funktioniert auf verschiedenen Ebenen. Es besteht auch aus mehreren Verteidigungslinien, die jedes Pathogen überwinden muss. Mit anderen Worten, der Körper nutzt multiple Filter, während er permanent nach Pathogenen sucht, um sicherzustellen, dass alles Schädliche eliminiert wird, ehe es eine Infektion auslösen kann (es sei denn, eine Infektion ist berechtigt und der Körper lässt sie zu).

Woraus bestehen diese verschiedenen „Filter"? Zusätzlich zu den bereits erwähnten Schleimhautwänden an den Körperöffnungen schützt Speichel gegen Erreger, und unsere Haut dient als Rüstung für unsere inneren Organe. Die Leber ist der oberste Filter und Reiniger und säubert das Blut von toxischen Abfallstoffen einschließlich Chemikalien und Abbaustoffen von Medikamenten, während das Blut durch das Organ strömt.

Dann gibt es die Ausscheidungsorgane wie die Nieren und – zur Entsorgung fester Abfallstoffe – den Darm. Wenn wir ausatmen, enthält auch die Ausatemluft Zellabfallstoffe, ebenso wie der Schweiß.

Tatsache ist, um eine echte, natürliche Immunität gegen eine Krankheit entstehen zu lassen, muss ein Pathogen die komplette Immunreaktion provozieren. Es handelt sich dabei um eine komplexe Reaktion, die durch das gesamte, ebenso komplexe Immunsystem des Körpers ihren Widerhall findet. Geschieht dies auf natürliche Weise, erwirbt der Körper lebenslange Immunität gegen einen bestimmten Erreger.

Doch damit dies geschehen kann, müssen Pathogene natürliche Kanäle durchlaufen, und zwar von außen nach innen. Zum Beispiel müssen sie durch den Atemapparat beziehungsweise Speichel oder Haut zu den inneren Organen vordringen, deren Aufgabe es ist, sie herauszufiltern, wie Schleimhautmembrane, Thymusdrüse, Leber und Milz.

Impfstoffe tun genau das Gegenteil. Sie umgehen den „von außen nach innen" führenden Prozess, weil sie direkt injiziert werden, und können deshalb auch nicht die volle Immunreaktion auslösen.

Wenn man lebende, aber abgeschwächte Viren, Teile von Viren oder tote Viren spritzt, wird das Immunsystem ausgetrickst und dazu gebracht, auch ohne Vorliegen des echten Pathogens Antikörper gegen dieses Pathogen freizusetzen. Auf dieser Abkürzung des Prozesses beruht die gesamte Impftheorie – und sie hat ernsthafte Mängel.

Zum Beispiel wurde erst später entdeckt, dass das Immunsystem aus zwei Teilen besteht. Während der eine Teil aktiv ist, unterdrückt er den anderen – und umgekehrt. Einen Teil des Systems zu stimulieren, um Antikörper zu produzieren, behindert auf unnatürliche Weise den anderen Teil des Systems und wirft die gesamte immunologische Reaktion aus der Bahn.

Eine der problematischsten Nebenwirkungen ist, dass der Körper nun einfach anfangen kann, Antikörper zu produzieren, die seine eigenen Zellen angreifen, und so eine Autoimmunerkrankung initiiert. So zumindest lautet die Theorie hinter solchen Autoimmunerkrankungen; ich werde weiter unten aber noch eine leicht andere Erklärung anführen. Welches Organ betroffen ist, hängt davon ab, welches Gewebe von den Antikörpern angegriffen wird.

Werden zum Beispiel Gehirn und Rückenmarkt angegriffen, entwickelt die Person eine durch Impfung verursachte Enzephalitis. Dies wiederum führt zu einer Reihe von Krankheiten, darunter Guillain-Barré-Syndrom und anderen neurologischen Erkrankungen, die sich häufig in Verhaltenssymptomen äußern.

Ist es reiner Zufall, dass sich Autoimmunerkrankungen wie Rheumatoide Arthritis, Asthma, minimale Funktionsstörung des Gehirns, Autismus und subakutkutaner Lupus erythematodes dramatisch häufen, seitdem das medizinische Establishment Mehrfachimpfungen empfiehlt?

Ja, es gibt andere Faktoren, die zu Autoimmunerkrankungen führen, aber manche Forscher sind einhellig der Meinung, dass Impfstoffe mit verantwortlich sind. Meiner Ansicht nach sind es nicht die Antigene selbst, sondern die fremden Proteine und chemischen Zusatzstoffe in den Impfstoffen (wie Quecksilber, Aluminium, Formaldehyd, Körperteile mit fremder DNA und Squalen), die die gleiche Reaktion auslösen.

Ist dieses toxische Gebräu erst einmal direkt ins Blut gespritzt, findet es unweigerlich seinen Weg in Gehirn, Milz, Nieren, Leber, Gelenkflüssigkeiten, Blutgefäßwände, Lymphgefäße und Bindegewebe von Därmen, Lungen, Brüsten und anderen Körperteilen. Der multiple Gewebeschaden, der von diesen Toxinen ausgelöst werden kann, erfordert eine kontinuierliche und gründliche Heilreaktion durch den Körper, die auch die Produktion von Antikörpern umfasst. Wie bereits erwähnt, werden Antikörper eingesetzt, um geschädigtes Gewebe zu heilen und schädlich-toxische Substanzen zu neutralisieren. Um das betroffene Gewebe erfolgreich entgiften und heilen zu können, müssen Antikörper und andere Zellen des Immunsystems es erst entzünden.

Zu einer Überreaktion des Immunsystems kann es kommen, wenn der Körper durch das plötzliche Vorhandensein von unnatürlichen, toxischen Substanzen im Blut wie Quecksilber und Antibiotika überfordert wird. Die moderne Medizin nennt einen solchen Heilversuch „autoimmun" – das heißt, der Körper greift sich selber an. In Wahrheit hat der Körper aber keine Absicht, Selbstmord zu begehen.

Lassen Sie uns nachvollziehen, wie Impfstoffe das Immunsystem kontaminieren und warum sie es aus dem Gleichgewicht bringen. Die meisten Impfstoffe sind „Lebendimpfstoffe", d. h., sie enthalten den fraglichen Virus in zuvor geschwächter Form, sodass er keine vollentwickelten Krankheitssymptome auslöst.

Um das Virus „schwächen" zu können, muss das Virus erst „kultiviert" oder künstlich herangezüchtet werden. Dabei wird auf nährstoffreiche Substanzen wie abgestoßene menschliche Föten, Gewebe von Hühner- und Schweineembryos oder Nierenzellen von Affen zurückgegriffen.

Können Sie sich vorstellen, wie eklig diese „Kulturen" sein müssen? Der nächste Schritt besteht darin, Unreinheiten zu entfernen und den Virus zu isolieren, indem man ihn einer Reihe von komplexen, chemischen Prozessen unterwirft.

Wird der „geschwächte" Virus in den menschlichen Körper verfrachtet, versucht der Körper reflexartig, den Eindringling zu neutralisieren und produziert zu diesem Zweck eine größere Menge von Antikörpern. Es handelt sich dabei um eine vehemente biochemische Reaktion, da Viren unter normalen Umständen selten direkt in den Blutkreislauf gelangen.

Dazu kommt, dass Impfstoffe chemische Zusätze enthalten (die sogenannten „Hilfsmittel"), um die ursprüngliche Immunreaktion noch zu verstärken. Sie enthalten auch chemische „Fixiermittel", die das Immunsystem davon abhalten sollen, das Antigen ganz und gar zu zerstören. Das virale Material völlig zu zerstören, würde schließlich den Zweck des Impfstoffs unterlaufen. Als Nächstes werden Konservierungsstoffe zugefügt, damit der Impfstoff nicht zerfällt und sich länger lagern lässt.

Zu den chemischen Zusätzen gehören Mononatriumglutamat, Thiomersal (Quecksilber), Antibiotika, Frostschutzmittel und andere säuernde und toxische Bestandteile.

Kinder sind das schwächste Glied der Gesellschaft, weil das kindliche Immunsystem gegen diese Gifte praktisch wehrlos ist. Hinzu kommt, dass die meisten Mütter selbst geimpft sind und daher keine eigenen natürlichen Abwehrstoffe mit der Muttermilch weitergeben können.

Weitere Hinweise darauf, dass Impfstoffe für Kinder tödlich sind, kommen von James R. Shannon von den National Institutes of Health. Er sagte: „Kein Impfstoff kann als sicher gelten, eher er nicht Kindern verabreicht wurde."

Ein neues Leben, dessen Immunsystem bereits beeinträchtigt ist, kann solche Übergriffe einfach nicht effektiv bewältigen. Nach einer australischen Studie bekamen Kinder, die gegen Keuchhusten geimpft wurden, mit fünffach größerer Wahrscheinlichkeit Enzephalitis, als dies auf natürliche Weise über die Keuchhusten-Erkrankung geschehen wäre.

Wenn Babys geimpft werden, bleiben außerdem ihre biochemischen Besonderheiten unbeachtet. Da Babys noch keine „Krankengeschichte" habe, lässt sich schlecht sagen, welche Schwachpunkte es bei ihnen geben könnte. Ein zu früh geborenes Kind zum Beispiel ist in der Regel nicht so gesund wie ein voll ausgetragenes.

Trotzdem werden Impfstoffe ohne Beachtung individueller Unterschiede verabreicht (das Gleiche gilt allerdings auch für ältere Kinder und Erwachsene). Die Einheitsdosis ist und bleibt die Regel. Weder das Körpergewicht noch andere Faktoren finden Berücksichtigung.

Sobald die Impfung verabreicht ist, nimmt der Körper des Kindes all seine Kraft zusammen, um sie zu eliminieren. Ist das Kind besonders sensibel oder schwach, kann der Impfstoff durch die wichtige Blut-Hirn-Schranke dringen und die Gehirnzellen schädigen. Autismus ist nur eine von vielen lebenslang beeinträchtigenden, neurologischen Folgen des Impfens.

Im folgenden Abschnitt werden wir weiter erörtern, wie Impfstoffe dem menschlichen Körper den totalen Krieg erklären.

Teil II: Der Krieg im Innern

Wissenschaftler, politische Entscheidungsträger und Pharmafirmen erklären schon seit zwei Jahrhunderten Mythen zur „wissenschaftlichen Wahrheit“. Hier eine weitere Tatsache, die – gelinde gesagt – äußerst alarmierend ist: Wissenschaftler, darunter Virologen, und die Öffentlichkeit wissen einfach nicht genug über Impfstoffe.

Es gibt zu viele Lücken im wissenschaftlichen Wissen, um die Verabreichung von Impfstoffen an Kinder oder Erwachsene zu rechtfertigen. Regierungen gewähren Impfherstellern (und Pharmafirmen insgesamt) großzügig die Freiheit, Details ihrer Rezepturen, Testverfahren und Daten hinter einem undurchdringlichen Schleier der Geheimhaltung versteckt zu halten.

Es gibt Probleme mit Kontaminationen, von denen die Öffentlichkeit nie erfahren wird (die Kontamination des Polioimpfstoffs mit SV40 ist nur die Spitze des Eisbergs). Und Pharmafirmen machen nur allzu oft Fehler – schließlich können sie per „freiwilligen Rückruf“ ihre Impfstoffe ja immer noch wieder aus dem Verkehr ziehen.

1. Fatale „Irrtümer“

Der tragische Tod des kleinen Alan Yurko im Jahr 1997 dokumentiert, was dank schieren Leichtsinns von Ärzten und Pharmariesen passieren kann. Der kleine Alan starb zweieinhalb Wochen nach seiner Geburt.

Der Neugeborene hatte sechs Impfstoffe bekommen, darunter eine Dosis des Mehrfachimpfstoffs gegen Diphtherie, Tetanus und Pertussis (Keuchhusten) (DTP). Der Impfstoff war trotz vorliegender Kontraindikationen gegen DTP (Infektion, Frühgeburt) gespritzt worden. Auf Alan traf beides zu – ganz abgesehen von anderen Anfälligkeiten, die er von seiner Mutter geerbt hatte, und die ebenfalls als Kontraindikationen gegen Impfungen gelistet sind.

Alans Krankenakte verzeichnet als Todesursache ein Schütteltrauma (tatsächlich sind die Symptome ähnlich), für das der Vater verantwortlich gemacht wurde, obwohl die Ärzte später zugaben, dass es sich dabei um eine Fehldiagnose gehandelt hatte.

Bei Alan fand man Hirnschwellungen, Blutgerinnsel, entzündete Blutgefäße und subdurale Hämatome – alles Symptome, die entstehen können, wenn ein Kleinkind wiederholt heftig geschüttelt wird.

Nachfolgende Forschungsbemühungen ergaben, dass viele mit Schütteltraumata in Verbindung gebrachte Todesfälle in Wirklichkeit mit Impfungen im Zusammenhang standen, die sich hätten vermeiden lassen, hätten die impfenden Ärztinnen und Ärzte sich die Zeit genommen, die Krankengeschichte der Babys genauer zu hinterfragen.

Mit dem Tod des kleinen Alan jedenfalls hing eine weitere, schockierende Wahrheit zusammen: Von dem DTP-Impfstoff, den er bekommen hatte, wurde später bekannt, dass er aus einer Quelle stammte, die Impfstoffhersteller eine „heiße Quelle" nennen.

Dies sind Chargen von Impfstoffen, die mit einer unzulässigen Anzahl „ungünstiger Ereignisse" verbunden sind, da der Wirkstoff potenter ist als beabsichtigt. Per Definition ist eine „heiße Quelle" eine Charge von Impfstoffen, die so potent sind, dass sie die geimpften Personen potenziell mit der Krankheit infizieren, vor der sie eigentlich schützen sollten!

Mit anderen Worten, es sind Chargen, bei denen im Zuge der Herstellung etwas gründlich schiefgegangen ist und die zurückgerufen werden, sobald der Irrtum entdeckt wird – häufig allerdings zu spät.

Weitere Untersuchungen im Fall des kleinen Alan ergaben, dass die ihm gegebene DTaP-Dosis aus der „heißesten aller Quellen" stammte (hergestellt von Connaught Labs). Dies wird weiter untermauert durch die Tatsache, dass zwischen 1990 und 1999 eine ungewöhnlich hohe Anzahl von Kleinkindern nach der Verabreichung von Impfstoff aus dieser Charge starb.

Trotz der Erkenntnisse aus dem Fall des kleinen Alan gab es weitere Kindstode durch zu potente Impfstoffe. All dies, weil die Impfhersteller sich nicht wirklich um Menschenleben scheren und ihre Laxheit zu offener medizinischer Fahrlässigkeit führt.

Ganz offensichtlich nicht gelernt hatten Medizin und Impfstoffhersteller aus den „Krippentoden von Tennessee" aus dem Jahre 1979. Mit diesem reißerischen Begriff wurde die Tatsache verschleiert, dass elf Babys, die alle eine von den Wyeth Laboratories hergestellte DTP-Impfung bekommen hatten, an Impfkomplikationen gestorben waren. (Anmerkung: Die DTaP-Impfung gilt als sicherere Version eines älteren Impfstoffs namens DTP, der heute nicht mehr im Einsatz ist. Der Impfstoff gegen Keuchhusten (Pertussis) ist darin in azellulärer (zellfreier) Form enthalten, was die Nebenwirkungen geringer halten soll.)

Die Häufung von Todesfällen in Tennessee (auch „Tennessee Cluster“ genannt) entfachte einen Aufruhr und die CDC sahen sich gezwungen, eine Untersuchung anzuordnen, in die Daten der Behörden von Tennessee ebenso einflossen wie Daten der US-weiten Kontrollbehörden.

Wenig überraschend war der Ausgang dieser Untersuchungen. Trotz der Aussagen und der Unterstützung zahlreicher anerkannter Ärztinnen und Ärzte sowie medizinischer Fachleute von verschiedenen Universitäten sowie großen Pharmaherstellern, wurden die Verstorbenen nie als Impfopfer anerkannt.

Stattdessen wurde in einem Artikel im *Journal of Pediatrics* (1982) der von den CDC eingesetzte Hauptermittler, Dr. Roger H. Bernier, mit der Aussage zitiert, sein Team hätte einen kausalen Zusammenhang zwischen Charge Nr. 64201 und den Todesfällen weder bestätigen noch ausschließen können. Abzuwarten und möglichst keine Position zu beziehen, war für alle das Bequemste – und das galt auch für Dr. Bernier.

Unabhängige Untersuchungen ergaben später, dass die toten Kinder von Tennessee einen Impfstoff aus einer „heißen Quelle“ bekommen hatten, dessen Potenz *doppelt* so hoch war wie beabsichtigt.

Der Impfstoff war so stark, dass alle 11 Babys gleich nach der ersten Spritze starben. Nach dieser Tragödie lernten die Impfstoffhersteller dazu. Vor allem veränderten sie ihre Distributionspraktiken. Die einzelnen Chargen werden jetzt stärker verteilt, um die Bildung von „Clustern“ sowie die Rückverfolgung zu erschweren, sollte eine „heiße Quelle“ in die kommerzielle Lieferkette gelangen.

Eine sorgfältige Prüfung der Krankenakten zeigt, dass die DTaP-Spritze und ihre Varianten mit einer ungewöhnlich hohen Anzahl von ungünstigen Impfreaktionen verbunden sind. Dazu gehören Hirnschäden, Krämpfe, Abszesse und allergische Reaktionen. Die Komponente, die gegen Keuchhusten (Pertussis) schützen soll (das „P“ in der Abkürzung „DTP“) erwies sich dabei als besonders gefährlich.

2. Rückruf von Impfstoffen

Was passiert mit einem Impfstoff (oder einem anderen Medikament), wenn es zurückgerufen wird? Die Impfhersteller schweigen sich dazu aus. Insider und Whistle Blower äußern die Vermutung, dass sie wieder in den Umlauf gebracht werden. Auch das Vermischen und Verteilen von Dosen, um die Entdeckung „heißer Quellen" zu vermeiden, reduziert das Risiko, durch nachteilige Reaktionen Aufmerksamkeit zu erregen.

Hier einige Rückrufaktionen aus den Akten der CDC.

- Im Dezember 2009 rief Sanofi Pasteur freiwillig vier Chargen seines H1N1-Kinderimpfstoffs zurück, weil der Antigeninhalt unterhalb des „vorher festgesetzten" Potenzlimits lag.
  Falls Sie sich fragen, wie groß eine „Charge" ist: Die vier von Sanofi Pasteur hergestellten Chargen bestanden aus insgesamt 800.000 Dosen mit dem H1N1-Virus. Die Firma räumte ein, dass der Impfstoff 12 Prozent unter dem Potenzlimit lag, beharrte aber gleichzeitig darauf, den Impfstoff bei der Herstellung gründlich überprüft zu haben. Wann also soll die Potenz dann nachgelassen haben? Und was ist mit den Tausenden von Kindern, die den Impfstoff bereits erhalten hatten?
  Der offizielle Standpunkt der Firma lautete, der Impfstoff sei immer noch stark genug, um Kinder gegen den H1N1-Virus zu schützen. Zählen Sie die Anzahl möglicher Schlupflöcher und das Szenario lässt sämtliche Alarmglocken schrillen!
  Sanofi Pasteur war aber nicht der einzige Impfstoffhersteller, dem bei dem H1N1-Impfstoff Fehler unterlaufen waren. Im Dezember rief AstraZeneca seinen H1N1-Nasenspray-Impfstoff MedImmune zurück, und zwar aus demselben Grund: zu geringe Potenz. Die fehlerhafte Charge umfasste 4,7 Millionen Dosen, von denen die meisten längst ausgeliefert worden waren.
  Natürlich verkündete der Hersteller einen Haftungsausschluss, in dem er behauptete, der Impfstoff habe die volle Potenz besessen, als er die Firma verließ. Seltsam nur, dass es darin auch hieß, be-

reits Geimpfte müssten sich nicht erneut impfen lassen. Warum dann ein Rückruf des Impfstoffs?

- Im Juli 2009 rief Wyeth eine Charge seines 7-valenten Pneumokokken-Impfstoffs Prevnar zurück, weil laut eigener Darstellung die fragliche Charge nicht für den Verkauf bestimmt gewesen und mit dem zur kommerziellen Nutzung vorgesehenen Impfstoff verwechselt worden sei.
  Wir wissen bis heute nicht, was an dieser Charge nicht in Ordnung war und ob damit geimpfte Personen schlimme Folgen zu erleiden hatten.
- Im Dezember 2007 rief Merck 13 Chargen mit insgesamt 1,2 Millionen Dosen ihrer PdvaxHIB- und COMVAX-Impfstoffe wegen „mangelnder Sicherheit bei der Produktsterilität" zurück. Hinter dieser scheinbar harmlosen Formulierung verbarg sich der Lebensmittelvergiftungen verursachende Bacillus cereus. Er war in einer der Herstellungsfabriken von nicht-sterilisierten (schmutzigen) Geräten in den Impfstoff geraten.
- 2001 musste Merck die Produktion von zwei Impfstoffen stoppen (dem MMR-Impfstoff und dem Varicella-Impfstoff gegen Windpocken), nachdem die FDA festgestellt hatte, dass die herstellende Firma bestimmte Vorschriften nicht eingehalten hatte.
- Im Oktober 2006 rief Novartis zwei Chargen mit Fluvirin (einem Grippeimpfstoff) zurück, weil der Impfstoff in „gefrorenem Zustand" oder unter der erforderlichen Temperatur transportiert worden war. Die Firma schob die Schuld ihrem Zulieferer zu.
- Im April 2004 rief Aventis Pasteur eine Charge von Imovax Rabies zurück, einem Tollwut-Impfstoff, zurück, nachdem festgestellt worden war, dass eine Charge (von der behauptet wurde, sie sei noch nicht ausgeliefert worden) versehentlich nicht-deaktivierte Tollwut-Viren enthielt!

All dies lässt mehrere beunruhigende Fragen unbeantwortet. Nicht nur sind Impfstoffe für die menschliche Gesundheit extrem gefährlich, es gibt auch eine völlig unzureichende Kontrolle darüber, was Impfhersteller alles in ihre Ampullen, Fläschchen, Pillen, Tabletten und Nasensprays geben.

Pharmafirmen werben damit, während des gesamten Herstellungsprozesses strenge Standards zu befolgen. Wie können sie dann erklären, dass sie ihre Produkte zurückrufen müssen – und das gleich mehrmals?

3. Insider-Geheimnisse

Über Kontaminationen und den Aufruhr, den die Entdeckung von SV40 im Polioimpfstoff verursachte, haben wir schon gesprochen (siehe Kapitel 2: „Historische Pannen"). Wie sich herausstellt, sind solche Kontaminationen ziemlich weit verbreitet.

Es gibt einen Mann, der möglicherweise etwas Licht in die geheimen Vorgänge in den „sterilen" Pharmalaboren bringen kann. Seine Identität wird aus naheliegenden Gründen nicht preisgegeben. Aber er ist Impfforscher und hat etliche Jahre in den Laboren großer US-Pharmakonzerne gearbeitet. Auch bei der staatlichen Gesundheitsbehörde war er zwischenzeitlich angestellt.

Aus seinen Schilderungen wissen wir, dass eine Vielzahl an biologischen Verunreinigungen ihren Weg in die Impfstoffe findet. Entweder sind die Firmen nicht in der Lage, sie zu entdecken, oder sie können sie nicht rechtzeitig isolieren und entfernen. Wie auch immer, diese Verunreinigungen können dauerhaft schädigende oder gar tödliche Folgen nach sich ziehen.

Nach Aussagen des inzwischen pensionierten Forschers wurden Acanthamöben im Polioimpfstoff gefunden. Diese Amöben können sich über das Blutsystem ausbreiten und das Zentralnervensystem befallen. Bekannt ist, dass sie sich in den Nierenzellen von Affen einnisten können.

Doch wo ist die Verbindung zum Polioimpfstoff? Nierenzellen von Affen werden routinemäßig eingesetzt, um den Impfstoff zu produzieren, und wenn in den Labors nicht ausdrücklich geprüft wird, ob sie Amöben enthalten, können diese unbemerkt in den Impfstoff übergehen.

Acanthamöben verursachen verschiedene Symptome wie einen steifen Nacken, Kopfschmerzen und Fieber. Wandern die Amöben weiter zum Gehirn, schädigen sie das Organ, was sich zum Beispiel in Form von Halluzinationen zeigen kann.

Wie sich herausstellt, gibt es viele Arten von Amöben, die in Impfstoffen gefunden wurden. Die Auswirkungen manifestieren sich bei Kleinkindern als Enzephalitis und Atemwegsinfektionen. Die Mikroorganismen geraten von Möbeln oder anderen Labor-Ausrüstungsgegenständen oder direkt aus tierischen Gewebezellen wie den Zellen der Affen, in denen das Virus herangezüchtet wird, in die Impfstoffe.

Andere, die immer wieder Impfstoffe kontaminieren, sind das Simian Cytomegalovirus, das Simian Spumavirus sowie die Vogelkrebsviren, die im MMR-(Masern, Mumps, Röteln)-Impfstoff gefunden wurden.

Bakterien, Viren und Teile dieser Pathogene, einschließlich der von ihnen gebildeten Toxine sowie karzinogene Proteinmoleküle finden auf die eine oder andere Weise in die Spritzen, Tropfen oder Nasensprays mit Impfstoffen, von denen uns gesagt wird, dass sie uns Immunität gegen gefährliche Infektionskrankheiten bringen sollen.

Sind alle diese Kontaminationen gefährlich? Die Wahrheit lautet: Niemand kann das wirklich sagen. Genauso könnten wir aber auch fragen: Kann ein Impfstoff, der etwas enthält, das sich nicht erklären lässt und dessen Auswirkungen auf den Körper unbekannt sind, wirklich sicher sein?

4. Impf-Zeitbombe

Es gibt vieles, wovon die Impfhersteller und das medizinische Establishment Ihnen nichts erzählen werden, darunter die Gefahr – oder besser: die vielen Gefahren -, die von geschwächten Viren ausgeht.

Sogenannte „Lebendimpfstoffe" enthalten (im Gegensatz zu solchen mit deaktivierten oder „toten" Pathogenen) funktionsfähige Erreger der Krankheit, die sie bekämpfen sollen.

Dies soll erreicht werden, indem man während des Herstellungsprozesses deaktivierende Mittel oder Chemikalien wie Formaldehyd einsetzt (siehe Kapitel 1: „Der Impfmythos").

Auch in seiner geschwächten Form soll das Virus dann jedoch eine Immunreaktion auslösen können, die ausreicht, um Antikörper gegen den Virus (aber nicht die echte Krankheit) auszubilden, und diese Antikörper wiederum sollen die geimpfte Person schützen, falls derselbe Virus später noch einmal angreift.

Den Körper mit einem lebenden Virus zu „infizieren“, kann jedoch, auch wenn er „geschwächt“ ist, zu katastrophalen Folgen führen. Selbst in geschwächter Form ist der Virus nämlich nicht tot, sondern zirkuliert weiter lebend durch den Körper.

Eine dieser Folgen kann die Abstoßung von Viren sein. Geimpfte Personen verbreiten dabei den geschwächten Virus durch Nasensekret, Speichel, Stuhl oder Urin. In der Regel geht dies so einige Wochen lang nach der Impfung weiter.

Der Virus könnte so an Angehörige, Mitschülerinnen und Mitschüler, Kolleginnen und Kollegen, oder auch ganz einfach an Zufallsbekanntschaften weitergegeben werden. Gelangt das Virus dann – über das Sanitärsystem oder auf anderen Wegen – in die Wasserversorgung, kann die gesamte Umgebung gefährdet sein. Bei Menschen, die bereits vorerkrankt sind oder ein geschwächtes Immunsystem besitzen, könnte es nur eines solchen einzelnen Funkens bedürfen, um einen Krankheitsausbruch zu provozieren.

Geschwächte Viren werden für etliche Impfstoffe genutzt. Impfungen gegen Grippe, Windpocken und orale Polioimpfungen führen mit größter Wahrscheinlichkeit zu einer Virenabstoßung – einer von vielen Gründen, warum die OPV in den USA vom Markt genommen wurde. Einige Forscher haben auch festgestellt, dass der Rötelnvirus über die Muttermilch an Säuglinge weitergegeben werden kann!

Im März 2009 verklagte ein Einwohner New Yorks die Pharmafirma Lederle Laboratories, Hersteller des oralen Polioimpfstoffs Orimune. Der Kläger gab an, durch Virenabstoßung mit dem Poliovirus infiziert worden zu sein, als er bei seinem Baby die Windeln wechselte. Durch eine Wunde an seiner Hand sei das Virus in seinen Körper eingedrungen, er habe bereits 30 Jahre lang unter Polio gelitten, bis er Anzeige erstattete. Am Ende sprach ihm die New Yorker Jury 22,5 Millionen Dollar zu.

Es gibt weitere Gefahren beim Einsatz geschwächter Viren in Impfstoffen, vor allem weil sie bei Menschen mit einem erkrankten Immunsystem schwere Schäden anrichten können. Zum besonders gefährdeten Personenkreis gehören Menschen mit Autoimmunerkrankungen wie rheumatoider Arthritis, AIDS oder gar Diabetes.

Die Frage ist, ob die Betroffenen Impfungen verweigern dürfen. Was, wenn der Staat darauf besteht, dass eine bestimmte Zielgruppe sich impfen lässt?

Der Ausbruch der Schweinegrippe mit den darauffolgenden Pflichtimpfungen ist ein einschlägiges Beispiel, zumal bei solchen massenhaften Impfkampagnen niemand individuelle Fallgeschichten prüft oder Tests durchführt, um zu schauen, ob der Körper eines Betroffenen immunologisch schwach oder vorgeschädigt ist.

Gehen wir mit dieser Argumentation noch einen Schritt weiter, unterliegt der größte Teil der Bevölkerung einem Risiko, weil die meisten von uns dank der vielen Luftschadstoffe sowie der Pestizide und Insektizide in unserem Essen und all den toxischen Komponenten in stark verarbeiteten Lebensmitteln geschädigte Immunsysteme haben.

Außerdem fragt sich, was aus den geschwächten Viren wird, die sich in mutierte Stränge verwandeln. Forscher haben Fälle dokumentiert, in denen sich aus Impfstoffen virale Mutanten entwickelten, neue Krankheiten schufen und weiterverbreiteten – und all das bei dem Versuch, vor einer alten Krankheit zu schützen!

Genau so geschah es in Nigeria während der OPV-Massenimpfungen in den Jahren 2002 und 2006. Gelähmte nigerianische Kinder zahlen für diesen Fehler noch immer.

Mehrere in der medizinischen Zeitschrift *Lancet* diskutierte Forschungsstudien berichteten von Fällen, in denen der Hepatitis B-Impfstoff als notorischer Übeltäter auftrat. Die Studien zitieren Berichte, nach denen Kinder mutierte HBV-Virenstämme entwickelten und Symptome einer aktiven Leberkrankheit zeigten.

In den 1960er-Jahren wurden durch mutierte Viren ausgelöste Lungenentzündungen bei US-Soldaten beobachtet, an denen man einen virenbasierten Impfstoff getestet hatte.

Ich möchte betonen, dass die Reaktion des Körpers auf Viren (fremde Proteinpartikel), die durch die natürlichen Körperöffnungen in den Körper eindringen, ganz anders ausfällt als auf solche, die per Injektionsnadel direkt in den Blutkreislauf katapultiert werden. Injizierte Viren bringen außerdem gleichzeitig potenziell lebensbedrohliche Chemikalien mit, auf die der Körper sich niemals richtig vorbereiten kann. Um die tödlichen Chemikalien wieder loszuwerden, könnte der Körper eine virale Reproduktion nötig haben. Um geschädigte, schwache Zellen zu regenerieren, könnte er eine bakterielle Infektion brauchen. Die daraus resultierenden Erkrankungen sind Heilkrisen (der Versuch des Körpers, sich von Toxinen zu befreien und den durch sie verursachten Schaden zu heilen).

Eine Lungenentzündung stellt keine Krankheit, sondern einen angemessenen und effektiven Versuch des Körpers dar, Kontaminationen in Lungengewebe und Schleimhautmembranen festzuhalten und Bakterien wie Streptococcus pneumoniae zu erlauben, geschädigte oder tote Lungenzellen abzubauen. Der so entstehende Auswurf wird abgehustet und entsorgt. Ist der Heilprozess vollständig, gehen die Symptome zurück und die Lunge ist gesünder als zuvor.

Der größte Fehler, den man in einer solchen Situation machen kann, besteht darin, die Heilung durch den Einsatz von Antibiotika, Antivirenmittel oder entzündungshemmende Medikamente zu unterdrücken. Komplikationen durch solche Interventionen können tödlich enden.

5. Einen Sturm entfachen

Das Immunsystem ist ein hochkomplexes, vielschichtiges System, in dem alle Zellen und ihre Funktionen perfekt aufeinander abgestimmt sind. Manchmal gerät dieses komplexe Zusammenspiel ins Stolpern, das System gerät außer Kontrolle und entfacht einen „Zykotinsturm".

Zykotinstürme sind extrem gefährlich und wenn sie die Lungen befallen, verlaufen sie oft tödlich. Sie können durch die verschiedensten Faktoren ausgelöst werden, darunter Grippeviren und unzureichend geschwächte Grippeimpfstoffe.

Bei der Immunreaktion wird quasi ein Kurzschluss ausgelöst und es kommt zu einer gewaltigen Überreaktion, die letztlich zum Organversagen führt.

Um zu verstehen, wie und warum dies passiert, lassen Sie mich kurz erklären, was geschieht, wenn ein Pathogen wie ein Virus direkt ins Blut injiziert wird (ein vollkommen anderes Szenario als ein Eindringen durch die natürlichen

Körperöffnungen). Die weißen Blutkörperchen – insbesondere die T-Zellen und die Makrophagen – eilen zu der Entzündungsstelle, um das Pathogen unschädlich zu machen.

Ist das Pathogen stark, müssen weitere Hilfstruppen angefordert werden. Sie setzen ein Protein namens Chemokine frei, um anderen weißen Blutkörperchen zu signalisieren, dass sie zur Infektionsstelle kommen sollen.

Wird dieser Signalisierungsprozess (zum Beispiel durch bestimmte Impfstoffe) gestört, gerät der Prozess außer Kontrolle und verwandelt sich in einen heftigen, oftmals tödlichen verlaufenden Zykotinsturm. Es entsteht eine Endlosschleife – eine „unkontrollierbare Immunreaktion".

Während die Entsendung weißer Blutkörperchen zu einer Verletzungs- oder Entzündungsstelle das betroffene Gewebe letztlich heilt, interpretiert der Körper bei einem Zytokinsturm dies als noch höhere Alarmstufe und setzt immer mehr Zellen in Marsch.

Im Ergebnis wird das Gewebe oder Organ mit Zytokinen überflutet und versagt seinen Dienst. Ist die Lunge betroffen, sammeln sich ungewöhnlich große Flüssigkeitsmengen, die Atemwege werden blockiert und am Ende erleidet das Opfer ein akute respiratorisches Distresssyndrom (ARDS), Lungenversagen und Tod. Zytokinstürme können auch zu multiplem Organversagen führen, wenn andere Organe mit betroffen sind, zum Beispiel Herz, Leber und Nieren.

6. Turbo-Impfstoffe

Das Phänomen der Zytokinstürme ist für jede Diskussion über enthaltende Wirkverstärker relevant. Diese Chemikalien werden den Impfstoffen beigemischt, um sie besonders aufzuladen, d. h., sie steigern die Immunreaktion auf einen Lebendimpfstoff. So kann es leicht zu Überreaktionen kommen.

Das heißt aber auch, dass man von einem Impfstoff mit Wirkverstärkern deutlich weniger braucht, um die erwünschte Immunreaktion auszulösen. Damit ist klar, warum Pharmafirmen solche chemischen Katalysatoren einsetzen, auch wenn sie noch so umstritten sind.

Indem sie die „Potenz" ihrer Impfstoffe verstärken, können sie die aus einer bestimmten Menge von Pathogenen herstellbaren Dosen sogar vervierfachen!

So lassen sich dann natürlich auch die Gewinne vervierfachen, was sich schnell auf mehrere Milliarden pro Jahr belaufen kann.

Es gibt viele Gründe dafür, warum Wirkverstärker gefährlich sind – der einleuchtendste darunter, dass die Wissenschaft nicht genug über sie weiß. Dennoch verwenden die Hersteller sie unter der simplen Prämisse, dass sie „funktionieren".

Interessanterweise wurden die Wirkverstärker mehr oder weniger zufällig entdeckt. Als die Impftechnologie noch im Entstehen war, bemerkten Hersteller unterschiedliche Wirksamkeitsgrade bei Impfstoffdosen aus ein und derselben Charge. Später fanden sie heraus, dass die wirksameren Dosen von der Labor-Ausrüstung kontaminiert waren.

Weitere Untersuchungen ergaben, dass derselbe Wirkstoff seltsamerweise unter hygienischeren und sterileren Bedingungen einen Teil seiner Wirkkraft einzubüßen schien. Das Erstaunliche ist, dass die Forscher zwar mehrere Theorien dafür haben, warum die fraglichen Hilfsmittel die Immunreaktion verstärken, niemand aber ganz sicher weiß, worauf diese Verstärkung genau beruht.

Der Begriff „Wirkverstärker" wurde 1920 von dem Tierarzt Gaston Ramon geprägt, der bemerkt hatte, dass Pferde, die ein Diphtherietoxin bekommen hatten, eine stärkere Immunreaktion zeigten, wenn die Injektionsstelle bereits entzündet war. Diese Entzündung konnte von verschiedenen Faktoren herbeigeführt worden sein, darunter Tapiokastärke oder Brotkrümel, die Ramon bei seinen Experimenten einsetzte.

Später entdeckte man, dass Alaun oder Aluminiumsalze zu den gleichen Resultaten führten und bis heute ist Alaun der einzige für den Einsatz bei in den USA hergestellten Impfstoffen lizensierte Wirkverstärker. Er wird zum Beispiel den Impfstoffen gegen Tetanus und Hepatitis B zugesetzt.

Als wären die Wissenslücken rund um die Wirkverstärker nicht schon beängstigend genug, ließen Entwicklungen während des Ausbruchs der Schweinegrippe 2009 wegen des möglichen Einsatzes eines aus Squalen gewonnenen Wirkverstärkers die Alarmglocken schrillen.

Auch wenn die Impfhersteller dies bestreiten, gibt es aus der Forschung viele Hinweise darauf, dass Squalen als Wirkverstärker etliche Nebenwirkungen verursachen kann, darunter Autoimmunerkrankungen wie rheumatoide Arthritis.

Squalen ist ein Fettmolekül, das natürlicherweise auch im menschlichen Körper vorkommt. In seiner ursprünglichen Form ist es harmlos, ja wird sogar wegen antioxidativer Eigenschaften gelobt. Es ist auch nicht das Squalen selbst, was die Sache so gefährlich macht, sondern die Art und Weise, wie es in den Körper gelangt. Wird es injiziert, interpretiert das Immunsystem Squalen als Eindringling und beginnt, es anzugreifen. Schlimmer noch, das Immunsystem greift nun alle Gewebe im Körper an, die Squalenmoleküle enthalten. So kann Squalen als Impfstoffverstärker eine Autoimmunreaktion auslösen.

Die am häufigsten in medizinischen Fachzeitschriften zitierte Squalen-Problematik ist die Reaktion, die es bei Veteranen aus dem Golfkrieg von 1991 auslöste. Die Soldaten wurden zu experimentellen Versuchen mit dem Squalen enthaltenden Anthrax-Impfstoff herangezogen. Der Wirkverstärker mit der Bezeichnung „MF59“ wurde von dem Pharmariesen Novartis hergestellt.

Später – in vielen Fällen erst viele Jahre später – entwickelten die betroffenen Soldaten Autoimmunkrankheiten und zeigten unter anderem Symptome wie Gedächtnisverlust, chronische Erschöpfung, Anfälle, Multiple Sklerose, erhöhte Blutsenkung, systemischer Lupus erythematodes und neuropsychiatrische Symptome im Rahmen anderer medizinischer Probleme. Trotz einer schlüssigen Verbindung zum squalenhaltigen Wirkverstärker verneint die FDA hartnäckig jeden kausalen Zusammenhang. Offenbar wollen sie keinesfalls an der Erkrankung amerikanischer Truppen beteiligt sein.

Infolge des Schweinegrippe-Ausbruchs gab es in den USA beträchtliche Sorgen, ob die FDA den Impfstoffherstellern des Landes erlauben würde, Squalen in Impfstoffen zuzulassen, weil dies in Europa und anderswo weit verbreitet ist.

Derzeit nennt Novartis seinen Squalen-Wirkverstärker, den es in saisonalen Grippeimpfungen außerhalb der USA einsetzt, „MF59“, während GlaxoSmithKline seinen squalenhaltigen Hilfsstoff „ASO3“ nennt und zum Beispiel für den Impfstoff gegen die Vogelgrippe H5N5 verwendet.

Am nächsten dran an der Genehmigung von Squalen für den Einsatz in den USA gegen die Schweinegrippe war die FDA, als die US-Regierung für 700 Millionen Dollar Aktien sowohl von Novartis als auch von Glaxo erstand. Der Grund war, dass mit Squalen viel weniger Antigen gebraucht wird und die USA damals fürchteten, ihnen könnte der H1N1-Impfstoff ausgehen.

Was wird mit den Squalen-Vorräten geschehen? Werden sie zu einem späteren Zeitpunkt – heimlich oder offen – ihren Weg in kommerziell vertriebene Lieferungen finden? Wird die Regierung in einem vermeintlichen Notfall vielleicht doch einmal zwangsweise die Verwendung des Wirkverstärkers anordnen?

Der Einsatz von Squalen im „Krieg gegen das H1N1-Virus" könnte dem menschlichen Körper einen fatalen Doppelschlag zufügen. Grippeviren sind berüchtigt dafür, jederzeit mutieren zu können, und zwar äußerst schnell, was die vor der Mutation hergestellten Impfstoffe rasch nutzlos machen kann.

Was, wenn der H1N1-Virus mutiert – der wissenschaftliche Begriff dafür ist „Antigenshift" – und gleichzeitig einen Zytokinsturm auslöst? Sollte ein mutiertes Grippevirus über H1N1-Impfstoffe mit Squalen in das Blut von Individuen oder gar ganzer Bevölkerungsgruppen gelangen, käme es zu einem Zytokinsturm bei Menschen, die bereits zu Autoimmunerkrankungen neigen.

Wenn all dies zu spekulativ erscheint: Wie konnten Impfhersteller mit solch vagen Angaben zu ihren Wirkverstärkern durchkommen? Wie soll man ohne ausreichende Daten den evolutionären Pfad voraussagen, den die Viren nehmen werden?

Teil III: Die ganze Welt ist ein Labor

Was ist also wirklich drin in der Impfspritze? Im Laufe der Geschichte wurde diese Frage nur allzu oft mit schockierenden Details beantwortet. Dazu gehört auch eine Begebenheit im Januar 2010, als ein Forscher, der eine „bahnbrechende“ Entdeckung zum MMR-Impfstoff machte, wegen beruflichen Fehlverhaltens diskreditiert wurde.

In den meisten Fällen aber gibt es ein Netz der Täuschung, das alles verhüllt, was die „lebensrettenden“ Tropfen in potenziell tödliche Waffen verwandelt (auch wenn hin und wieder einige Details durch die Maschen schlüpfen).

Und nicht zuletzt gibt es all die vielen Fragezeichen, die über den Versuchen westlicher Regierungen schweben, ganze Bevölkerungen oder Bevölkerungsgruppen auch gegen ihren Willen mit Zwangsimpfungen zu überziehen[11].

In diesem Kapitel wollen wir einige dieser Begebenheiten näher beleuchten und gleichzeitig zeigen, wie Unwahrheiten ganz geschickt in „wissenschaftliche Wahrheiten“ umgewandelt werden, um den Profitplänen und den politischen Zielen diverser Beteiligter im großen Impfspiel zu dienen.

1. Der HPV-Streit

Erinnern Sie sich noch an den 2007 in Texas aufgedeckten Korruptionsskandal? Gouverneur Rick Perry hatte im Namen der Gesundheitsvorsorge und des Kampfes gegen den Gebärmutterhalskrebs die Pflichtimpfung aller Mädchen im sechsten Schuljahr gegen Humanes Papillomavirus (HPV) angeordnet.

Mit dieser Anordnung umging Perry die Gesetze des Bundestaates (siehe Kapitel 5: „Kritische Masse“) und der Versuch des Gouverneurs, Kinder den Impfstoff aufzuzwingen, löste bei Eltern und Bürgerrechtsgruppen große Empörung aus.

11 Seit dem 1. September 2017 müssen sich Eltern in Deutschland über Schutzimpfungen für ihre Kinder beraten lassen.

Schnell kam Perrys „schmutziges Geheimnis" ans Tageslicht – die Entscheidung hätte Merck, dem Hersteller des Impfstoffs, der fleißig für Perrys Wahlkampagne gespendet hatte, hohe Millionengewinne eingebracht.

Doch damit war die Verkettung noch nicht zu Ende. Durch eine Reihe von Ereignissen, die nach Bestechung und weiteren Ausflüchten rochen, wurde offenbar, dass der Stabschef des Gouverneurs als Lobbyist bei Merck auf der Gehaltsliste stand. Der Druck auf Perry stieg und Texas verabschiedete schließlich ein Gesetz, das die Anordnung des Gouverneurs aufhob.

Es fällt uns leicht, den glatten Reden der Politik zu glauben, weil wir von der Wiege an so viel Gehirnwäsche erfahren haben und immer wieder eingebläut bekamen, Impfungen seien gut für die Gesundheit. Wäre das HPV-Geheimnis nicht entdeckt worden, wären Tausende von Sechstklässlerinnen mit einem chemischen Cocktail geimpft worden, der sich in der Folgezeit mehrfach als höchst problematisch erwies.

Interessanterweise war Gardasil, der HPV-Impfstoff im Zentrum des Texas-Feuersturms, von der FDA erst im Juni 2006, also weniger als 12 Monate vor Gouverneur Perrys Vorstoß zur Pflichtimpfung, zugelassen worden.

Dass die Impfung aller Sechstklässlerinnen im Bundesstaat Texas für Merck ein lohnendes Geschäft gewesen wäre, brauche ich wohl nicht extra zu betonen.

Ebenso wenig überrascht die Tatsache, dass Gardasil, von dem seine Hersteller behaupten, es würde gegen vier Virenstämme des Gebärmutterhalskrebs und Genitalwarzen auslösenden HPV-Virus wirken, wiederholt kontrovers diskutiert wurde. Nach den Angaben der CDC waren schon am 1. September 2009 in den gesamten USA 26 Millionen Dosen Gardasil ausgeliefert worden.

Die CDC berichteten auch, das VAERS bis zu dem Zeitpunkt mehr als 15.000 Meldungen über unerwünschte Nebenwirkungen, 7 Prozent davon „ernst", bekommen hatte.

Für sich gesehen sind dies jedoch bloß kalte, statistische Zahlen. Erst wenn man sie im Zusammenhang mit den schlimmen Zwischenfällen sieht, zu denen es in Verbindung mit dem Impfstoff innerhalb der kurzen Zeitspanne seiner Zulassung kam, wird das ganze Ausmaß deutlich. Junge Frauen waren innerhalb von Stunden nach Verabreichung des Medikaments gestorben. Von dem Impfstoff wird auch angenommen, dass er zu Blutgerinnseln und Schlaganfällen führt und mit dem Guillain-Barré-Syndrom, einer schweren Störung des Nervensystems, bei der die Nerven sich entzünden und es zu Lähmungen kommen kann, zusammenhängt.

Im Gesundheitsbereich aktive Interessengruppen melden, genug Belege gefunden zu haben, die den HPV-Impfstoff von Merck für 18 Todesfälle verantwortlich machen, von denen 11 weniger als eine Woche nach der Verabreichung des Impfstoffs eingetreten waren. Bei Frauen, die den umstrittenen Impfstoff erhalten hatten, wurden außerdem vermehrt Fehlgeburten dokumentiert.

Nach einer Studie, deren Ergebnisse im *Canadian Medical Association Journal* im Januar 2009 veröffentlicht wurden, hatten Forscher in Australien herausgefunden, dass Gardasil eine schwere allergische Reaktion – oder Anaphylaxis – und damit verbunden in manchen Fällen sogar Kreislauf- oder Organversagen auslösen kann. Die Studie kam zu dem Schluss, dass der Impfstoff eine solche Reaktion bei jungen Frauen mit 5- bis 26-fach größerer Wahrscheinlichkeit auslöst als andere Impfstoffe in der gleichen Altersgruppe.

Im Juli 2009 veröffentlichte die US-Regierung schließlich eine Warnung zu dem Impfstoff, da VAERS berichtete, Gardasil werde 4000-mal häufiger mit unerwünschten Reaktionen in Verbindung gebracht als ein Frauen derselben Altersgruppe verabreichter Impfstoff gegen Meningitis.

Am 28. September 2010 hatte das Vaccine Adverse Events Reporting System (VAERS) mehr als 18.000 Vorkommnisse zum Impfstoff Gardasil gelistet, darunter mindestens 65 Todesfälle. Währenddessen steigt die Anzahl der Impfschäden weiter. Und dies sind nur die dokumentierten Fälle, die geschätzt lediglich 1 bis 10 Prozent ausmachen[12].

Der Regierungsbericht empfahl außerdem, der Kongress solle „untersuchen, wie der Impfstoff trotz des Fehlens gesicherter Daten im Schnellverfahren für die Impfung junger Mädchen zugelassen werden konnte". Er wirft damit eine wichtige ethische Frage auf: Welches moralische Recht hatte Gouverneur Perry, die Pflichtimpfung von Sechstklässlerinnen mit dieser schädlichen und manchmal sogar tödlichen Chemikalie, die bis dahin lediglich an erwachsenen Frauen getestet worden war, voranzutreiben?

12 Dem Paul Ehrlich Institut lagen bis August 2013 bereits 5 Todesfälle und 33 Fälle an Multipler Sklerose nach Gebärmutterhalskrebsimpfung vor.

Während der Berg an Beweisen gegen diesen Impfstoff immer weiter wuchs, erlitt Gardasil einen weiteren Schlag, und zwar diesmal vom leitenden Forscher des Teams, das die klinischen Versuche für Merck durchgeführt hatte. In einem Geständnis (das er seitdem unter dem Druck des Pharmariesen wieder zurückgezogen hat) räumte der Forscher ein, dass der Impfstoff seine Wirksamkeit nach fünf Jahren schon wieder verliert. Und diesen Impfstoff hatte Merck für 400 Dollar pro Dosis verkauft!

Mehr noch, unabhängige Forschungsergebnisse legen nahe, dass das HPV den Körper auf natürliche Weise innerhalb von zwei Jahren zu 70 bis 90 Prozent wieder verlässt. Das Immunsystem kann das Virus also bekämpfen und den Körper sogar vor zukünftigen Attacken schützen. Warum brauchen Frauen dann überhaupt eine Impfung gegen HPV?

Die letzte Wendung der Gardasil-Geschichte kam dann im Oktober 2009. Für Merck waren dies gute Zeiten, denn die FDA ließ den Stoff für die Prävention von Genitalwarzen bei Jungen zu.

Dass die Bekanntgabe durch den Impfstoffhersteller weniger als einen Tag nach der Meldung erfolgte, die FDA habe den HPV-Impfstoff gegen Gebärmutterhalskrebs des Konkurrenten GlaxoSmithKline zugelassen, wird wohl kein Zufall gewesen sein.

Alle bisher von mir angeführten Fakten werfen einige ernsthafte ethische Fragen auf: Die Motive wenigstens des Herstellers waren eindeutig von Profitgier geprägt und auf Leben und Gesundheit der jungen Frauen, die zur Impfung verleitet werden sollten, wurde keine Rücksicht genommen.

Hoffentlich wird das sich weiter entfaltende Gardasil-Drama Eltern und ihren Kindern zur Abschreckung dienen, damit sie sich in Zukunft nicht so leicht dem Einsatz unsicherer Medikamente wie Gardasil verschreiben, die nie im direkten Vergleich zu Placebos getestet worden sind. Offenbar können wir uns nicht auf die FDA verlassen, wenn es darum geht, uns gegen die skrupellosen Profitpläne von Pharmaherstellern zu schützen. Eigentlich als Kontrollinstanz zum Schutz der öffentlichen Gesundheit gedacht, hat die FDA sich ohne Ansehen der dahinterstehenden Ziele an die Impfhersteller verkauft.

Und schließlich: Wenn menschlicher Körper und Immunsystem die Aufgabe eines künstlichen Impfstoffs mindestens ebenso gut erledigen können, ist eine Impfung gegen HPV dann überhaupt notwendig?

2. Experimente in Afrika

Uganda: Globale öffentliche Gesundheitsorganisationen engagieren sich unermüdlich für den Schutz der öffentlichen Gesundheit und retten Millionen von Leben auf den Planeten, wobei sich der größte Teil ihrer Bemühungen auf die armen Entwicklungsländer richtet. Das ist die Botschaft, die die Medien so erfolgreich ständig wiederholen, dass die meisten von uns sie für wahr halten. Doch es gibt verborgene Ziele, die häufig unentdeckt bleiben. Nur hin und wieder werden die Schleier von den sogenannten edlen Absichten genommen und geben den Blick auf eine schockierende Realität frei.

Dazu gehörte auch ein ganzes Betrugsnetz, offengelegt von einem afrikanischen Radiosender, der zeigen konnte, dass Massenimpfungen mit dem OPV in Uganda definitiv nicht unternommen wurden, um die Bevölkerung vor der Kinderlähmung zu retten.

Lebendimpfungen mit OPV begannen in Uganda – einem Land, in dem Polio bis dahin gar nicht aufgetreten war – schon seit 1963. Massenimpfungen ließ die Regierung dann auf Geheiß der Weltgesundheitsorganisation (WHO) ab 1977 durchführen.

Kihura Nkuba, ein Journalist, der in England studiert hatte, war nach Uganda zurückgekehrt, um dort einen Radiosender aufzumachen. Doch gleich zu Beginn seiner Arbeit stieß er auf eine schockierende Geschichte. Hunderte von ugandischen Kindern, die bei den von der Regierung durchgesetzten Impfkampagnen geimpft wurden, starben an Polio.

Mit anderen Worten, die OPV, die ihnen im wörtlichen Sinne eingetrichtert worden war, *verursachte* eine Krankheit, die es in Uganda bis zur Einführung der Impfungen noch gar nicht gegeben hatte.

Nkuba berichtete, dass sich Eltern, die zwischen dem Impfstoff und den aufgetretenen Todesfällen eine Verbindung zogen, sich mit ihren Kindern im Busch versteckten, wenn Regierungsbeamte und Gesundheitsdienste kamen, um die OPV zu verabreichen. In einigen Fällen wurden Kinder angeblich sogar aus Verstecken gezerrt, um ihnen die Impfung aufzuzwingen.

Erst 2002, als Nkuba die Verbindung zwischen der Einstellung der OPV in den USA und ihrer Einführung in Uganda zog, wurde das ganze Ausmaß der Sache klar. Die OPV, in den 1950er-Jahren von Dr. Albert Sabin mit lebenden

Polioviren entwickelt, war in den USA verboten worden, weil sie bei den Geimpften versehentlich die Krankheit ausgelöst hatte. In den USA kam ab sofort nur noch der Inaktivierte Poliovirus (IPV) zum Einsatz.

Anstatt OPV-Impfstoffe im Wert von Millionen von Dollar zu entsorgen, wurden die plötzlich nutzlosen, aber gefährlichen Dosen an Kinder in Uganda zwangsverfüttert!

Nkuba deckte noch eine weitere schockierende Wahrheit auf, nämlich dass der Impfstoff, als er in den USA verabreicht wurde, für Familien mit Fällen von HIV kontraindiziert war, und zwar wegen des „Virusabstoßung“ genannten Phänomens. Wie an früherer Stelle erklärt, kommt es dazu, wenn ein Geimpfter den Virus einige Zeit nach der Impfung durch Auswurf, Schweiß, Urin oder Kot abstößt.

Natürlich wurde die OPV für Familien, deren Mitglieder ein geschädigtes Immunsystem haben, nicht empfohlen. Doch weder wurde diese Vorsichtsmaßnahme in Uganda befolgt, wo HIV weit verbreitet war, noch wurde die Öffentlichkeit darüber informiert. Welche Tragödien dadurch ausgelöst wurden, lässt sich nur erahnen.

Nkuba ging mit seinen Erkenntnissen mithilfe seines Radiosenders an die Öffentlichkeit und wurde daraufhin verfolgt und verurteilt. Sein Radiosender wurde von der ugandischen Regierung, die er – ebenso wie WHO, UNICEF, United States Association for International Aid (USAID) und die CDC – offen des Massenmords beschuldigt hatte, daraufhin geschlossen.

Nigeria: Eine schwache Nation, in der viele nicht lesen und schreiben können und Gesundheitsorganisationen sich jahrelang selbst als Retter der Menschen angepriesen haben, lässt sich besonders leicht als Versuchslabor nutzen.

Auch in Nigeria liegt, ähnlich wie in Uganda, der Verdacht nahe, dass das Vertrauen der Menschen missbraucht und – schlimmer noch – ein Genozid ins Rollen gebracht wurde.

Es gab schwere Ausbrüche von Polio, teilweise mit Todesfolge, nachdem westliche Gesundheitsorganisationen 2002 mit einer OPV-Massenimpfung begonnen hatten.

Ein Jahr später, als Einheimische und muslimische Geistliche den Verdacht äußerten, der Impfstoff enthalte unfruchtbar machende Substanzen, kam die Impfkampagne ins Stocken.

2006 nahm die WHO die Impfungen wieder auf – diesmal mit mehr Nachdruck, um so viele Menschen wie möglich zu impfen. Bald darauf erlebte Nigeria jedoch den schlimmsten Polio-Ausbruch aller Zeiten. 2007–2008 blieben mehr als 60 Kinder dauerhaft gelähmt, 2009 sogar mehr als 120.

Was war in Nigeria schiefgelaufen? In einem Geheimdossier, das den CDC weltweite große Kritik einbrachte, wurde der Ausbruch in Nigeria schließlich als „impfinduziert" bezeichnet. Der 2002 verabreichte Polioimpfstoff hatte zur Entwicklung eines mutierten Virenstamms geführt, der die Krankheit nun bei gesunden Kindern auslöste, die bisher nicht geimpft worden waren.

Wie war das möglich? Die „Mildtätigkeit" westlicher Gesundheitsorganisationen hatte Nigeria in eine fatale Zwickmühle gebracht: Die Kinder infizierten sich entweder direkt durch die Impfung oder sie bekamen die Krankheit, weil der fehlerhafte Impfstoff sie nicht schützen konnte.

Um gegen das mutierte Poliovirus geschützt zu sein, sollte nigerianischen Kindern ein fehlerhafter Impfstoff injiziert werden – und das alles nur, weil die WHO beschloss, einen Impfstoff weiterzuverwerten, der in den USA verboten worden war.

Warum setzte die WHO nicht die IPV-Impfung ein, wie es in den USA inzwischen längst getan wurde? Nun, erstens ersparte dies den Impfstoffherstellern Millionen von Dollar, die sonst riesige Mengen hätten entsorgen müssen. Zweitens ist die OPV-Impfung vergleichsweise preiswert. Und drittens kann die OPV-Impfung leicht von Helfern und Freiwilligen verabreicht werden, Ärztinnen und Ärzte sind dafür nicht notwendig. Dies sind die Gründe für die Beliebtheit des fehlerhaften Impfstoffs bei den Massenimmunisierungen in Ländern der Dritten Welt.

Aber die Entscheidung bescherte der WHO ein weiteres Dilemma. Die Immunisierungsprogramme in Nigeria waren auf den Polio Typ-2-Virus eingestellt, wegen genetischer Mutationen gingen die Ausbrüche nach 2007 jedoch auf den Typ-1-Virus zurück!

Um die Fehler zu vertuschen und um sicherzugehen, dass keine bekannten Stämme des Poliovirus ausgelassen wurden, bestehen Impfprogramme in Nigeria seitdem immer aus zwei Runden. Was für ein Chaos!

Leider war Nigeria aber nicht das einzige Land, das von dem OPV-Fehler betroffen war. Nicht weniger als 12 Länder meldeten im zurückliegenden Jahrzehnt impfinduzierte Polio-Fälle, darunter regelrechte Krankheitsausbrüche in Haiti und in der Dominikanischen Republik. In diesem Zeitraum wurden Kindern aus Entwicklungsländern 10 Milliarden Dosen des fehlerhaften OPV-Impfstoffs injiziert.

3. AIDS – ein menschengemachter Virus?

Am 31. Januar 2010 wurde verkündet, die Wissenschaft habe ein Kristall entwickelt, das zeigt, wie ein bestimmtes Enzym dem HI-Virus hilft, sich innerhalb des Körpers zu reproduzieren.

Dieser Durchbruch, behaupteten sie, würde sie in die Lage versetzen, bessere Medikamente zur Behandlung von HIV herzustellen. Merck und Gilead Sciences stellten Substanzen in Aussicht, die dieses Enzym blockieren könnten.

Nachrichten wie diese werden von den Medien häufig verbreitet. Sie wiegen eine ebenso ängstliche wie leichtgläubige Bevölkerung in dem Glauben, die Medikamenten- und Impfstoffhersteller würden ihrem hehren Ziel, sie vor „gefürchteten Krankheiten" zu retten, beständig näherkommen.

Kommen Aussagen wie diese von den Medien, verleiht ihnen dies eine gewisse Glaubwürdigkeit, weshalb die Medienhäuser zu den Lieblingen multinationaler Pharmafirmen gehören.

Die Wahrheit ist sehr viel ernüchternder, als die Medien uns glauben machen wollen. Einigen Forschern zufolge, die gern als Verschwörungstheoretiker abgetan werden, könnten einige Krankheiten, die von Viren und Impfprogrammen verbreitet werden, in Wirklichkeit menschengemacht sein, darunter, wie einige behaupten, auch das HI-(Humanes Immundefizienz)-Virus und die damit verbundene Erkrankung AIDS (Acquired Immune Deficiency Syndrome).

Wurde das HI-Virus in den 1960er-und 1970er-Jahren gentechnisch in US-Laboren hergestellt? Übersprang das Virus in Afrika die Artengrenze von Affen und Schimpansen und fand dann seinen Weg in die USA? War das Virus latent schon seit Jahrzehnten bei Menschen vorhanden, ehe es 1981 an die Oberfläche kam?

Was ich hier berichten werde, wird sich streckenweise wie ein medizinischer Krimi lesen und die Schlussfolgerungen werden durch nichts als Indizien unterstützt. Ich erwähne sie dennoch, um zu illustrieren, dass wissenschaftliche Forschung – einschließlich der Forschung über Viren und Impfstoffe – wie im Fall von HIV als „streng geheim" behandelt werden kann.

Doch warum sollte etwas, das der öffentlichen Gesundheit dienen soll, geheim sein? Was will die Regierung vor uns verheimlichen? Und warum? Es gibt einen großen Unterschied zwischen Realität und wahrgenommener Realität, was Raum für erschreckende Fehlentwicklungen gibt, wenn wir unsere Gesundheit, unser Wohlbefinden und sogar unser Leben Politik und Pharmaindustrie in die Hände legen.

Hinzu kommt, dass bestimmte Personengruppen – Soldaten zum Beispiel – ohne ihr Wissen oder ihre Zustimmung für Experimente genutzt wurden, um Impfstoffe zu testen. Denkt man dann noch an die versteckten Motive der Impfhersteller, macht dies das Impfen zu einer sehr gefährlichen Sache.

Um zum Thema HIV zurückzukehren: Über die Herkunft des Virus hat es intensive Spekulationen gegeben, was manche Forscherinnen und Forscher glauben ließ, es sei in US-amerikanischen Laboren gezüchtet worden und hätte durch die Hepatitis B-Impfung im Jahre 1978 seinen Weg zu homosexuellen Männern gefunden.

1981, drei Jahre nach der Hepatitis B-Impfkampagne mit bestimmten, ausgewählten Zielgruppen gab es denn auch den ersten echten AIDS-Fall in Manhattan. Andere Fälle wurden bald auch aus Los Angeles und San Francisco gemeldet.

Doch wenn das alles im Labor entstanden ist – wo und von wem wurde es gemacht? Vertreter dieser Theorie machen öffentliche Institutionen wie die National Institutes of Health, CDC, das National Institute of Allergy and Infectious Diseases sowie große Pharmakonzerne wie Merck, Sharp & Dohme und Abbott Laboratories dafür verantwortlich, die in den 13 Jahren vor dem ersten dokumentierten AIDS-Fall an streng geheimen Experimenten mit krebserregenden, gentechnisch manipulierten Substanzen mit Primaten und anderen Tieren beteiligt gewesen waren.

All diese Einrichtungen und Firmen hatten von 1964 bis 1977 mit dem Special Virus Cancer Program (SVCP) zu tun. Das SVCP (mit Hauptsitz am National Cancer Institute in Maryland) injizierte im Namen der Krebsforschung Hunderttausenden von Primaten und anderen Tieren in Forschungszentren in mehreren

Regionen der USA und in anderen teilnehmenden Ländern verschiedene Arten von krebserregenden, gentechnisch manipulierten Materialien.

Nachdem Präsident Nixon 1971 den „Krieg gegen den Krebs" erklärt hatte, wurde das SVCP von den Labors für biologische Kriegsführung im nahen Fort Detrick übernommen. Die Labors wurden in „Frederick Cancer Research Center" umgetauft.

Im Rahmen des SVCP erforschten Wissenschaftlerinnen und Wissenschaftler (gentechnisch hergestellte) Viren, die bei Affen und Schimpansen AIDS-ähnliche Krankheiten auslösten, was zu sporadischen Krankheitsausbrüchen in Primatenzentren in den gesamten USA führte. Es wird angenommen, dass diese Ausbrüche als Folgen des experimentellen Transfers von Viren zwischen verschiedenen Tierarten im Rahmen der Forschung gelten können.

Einige halten dies für den Ursprung für einige der verschiedenen Tierkrebs- und immunsuppressiven, AIDS-ähnlichen Viren und Retroviren, die seitdem beobachtet wurden.

Ob diese Pathogene absichtlich in die menschliche Population eingeführt wurden (wie Verschwörungstheoretiker es behaupten) oder versehentlich durch kontaminiertes, für die Herstellung des Hepatitis B-Impfstoffs verwendetes Material ihren Weg in die Labors fanden, ist bis heute unbekannt.

Frage: Warum hält das Justizministerium der USA Berichte über die Hepatitis B-Impfkampagne in Manhattan und anderen US-Städten aus dem Jahr 1978, die verdächtigt wird, zu den ersten AIDS-Fällen geführt zu haben, eine Angelegenheit von so großem öffentlichem Interesse, unter Verschluss?

4. Going Retro: Chronisches Erschöpfungssyndrom

Die Wissenschaft liebt Fachchinesisch – und Pharmafirmen lieben es noch mehr. Je unverständlicher ein Virus oder eine Krankheit klingt, desto schneller bekommen die Leute Angst davor und suchen auf dem Arzneimittelmarkt nach einem „Heilmittel".

Einer der Lieblingsfachbegriffe der Impfstoffhersteller lautet „Retrovirus", eine Art von Virus, das 1981 entdeckt oder – anderen Versionen zufolge – im

Rahmen des Special Cancer Virus Program (SVCP) gentechnisch hergestellt wurde. (Der Begriff ist eine Abkürzung der wissenschaftlichen Bezeichnung „**Re**verse **Tr**anskriptase **O**nkoviren".)

Um sich zu reproduzieren, braucht jedes Virus eine Wirtszelle. Ein Retrovirus jedoch bekommt seine Wirtszelle sogar dazu, sich selbst zu reproduzieren. Zu diesem Zweck schleust es sein eigenes genetisches Material in das genetische Make-up der Zelle ein, sodass die Wirtszelle, wenn sie sich reproduziert, auch gleich weitere Retroviren schafft.

Wie gelingt ihm das? Ein Retrovirus ist eine Art von RNA-Proteinpartikel, das ein Enzym namens „reverse Transkriptase" benutzt, um seine eigene RNA in die DNA der befallenen Wirtszelle umzuschreiben. Die DNA wird in RNA übertragen – so macht ein Retrovirus Kopien von sich selbst. Das genannte Enzym kommt nur bei Retroviren vor.

Der damit verbundene Vorgang ist sehr komplex. Hier mag uns die Feststellung ausreichen, dass Retroviren mit einer großen Bandbreite von Immundefizitstörungen in Verbindung gebracht werden. Bei extremen Störungen dieser Art, zum Beispiel bei HIV, scheint das Immunsystem sich selbst anzugreifen, was dazu führt, dass die Betroffenen den Angriffen des Virus und einer Fülle anderer potenziell infektiöser Substanzen wehrlos ausgeliefert sind.

Retroviren werden klassischerweise mit schweren Krankheiten assoziiert, besonders Erkrankungen des Immunsystems. Impfherstellern wurde vorgeworfen, die „Retrovirus"-Waffe für die Erfindung von Krankheiten zu nutzen, also erst den Menschen Angst einzuflößen, dass durch ein Virus eine bestimmte Krankheit droht, um dann einen Impfstoff anzubieten, der sie angeblich davor schützen kann.

In meinem Buch „Ending the AIDS Myth" zeige ich, dass das Vorliegen dieser Retroviren bei Personen mit schwer beeinträchtigtem Immunsystem nur eine Korrelation ist und nicht beweist, dass die diagnostizierten AIDS-Erkrankungen tatsächlich von Retroviren verursacht wurden. Im Gegenteil, ich zeige, dass die vielen Merkmale, die unter der Bezeichnung AIDS zusammengefasst werden, in Wirklichkeit für das Auseinanderfallen von RNA-Molekülen in die als HIV-1, HIV-2, HIV-3 und so weiter bekannten Retroviren verantwortlich sind.

Und ganz bestimmt bin ich nicht der Einzige, der glaubt, dass HIV nicht für die Verursachung von AIDS verantwortlich ist.

1983 entdeckte der weltbekannte französische Wissenschaftler Dr. Luc Montagnier das HI-Virus und bekam 2008 dafür den Medizin-Nobelpreis. Montagnier ist heute Direktor der Organisation, bei deren Gründung er mithalf: der World Foundation for AIDS Research and Prevention, einer Organisation der UNESCO. Er hat wiederholt ausgesagt, dass das HI-Virus allein AIDS nicht verursachen kann. Anstatt zu versuchen, das HI-Virus mit teuren und potenziell gefährlichen Medikamenten und Impfstoffen zu vernichten, empfiehlt Montagnier Ma ßnahmen zu guter Hygiene, ausgewogener Ernährung, sauberem Trinkwasser und Antioxidantien wie fermentiertem Papayaextrakt, um AIDS vorzubeugen und zu heilen.

In der 2009 veröffentlichten Dokumentation, die man sich unter www.houseofnumbers.com anschauen kann, sagt Dr. Montagnier: „Wir können dem HI-Virus viele Male ausgesetzt sein, ohne chronisch infiziert zu werden. Unser Immunsystem kann den Virus innerhalb weniger Wochen wieder loswerden, wenn wir ein gutes Immunsystem haben." Genauso geht jeder gesunde Mensch mit jedem Virus um. Mit anderen Worten, das HI-Virus ist ein harmloses „passenger virus" ohne wirkliche Pathogenität, das niemandem schadet, wenn das Immunsystem nicht durch andere Faktoren wie verschmutztes Wasser, mangelhafte Hygiene, schlechte Ernährung, oxidativen Stress usw. beeinträchtigt ist.

Ich schlage vor, wir glauben dem weltweit führenden Virologen. Experten wie er wissen, dass die Einführung einfacher Gesundheitsmaßnahmen – und nicht Impfkampagnen – immer zum Rückgang viraler Epidemien geführt haben. Montagnier hält dies auch für den besten Ansatz im Hinblick auf andere Epidemien, einschließlich Malaria. Was auf HIV/AIDS zutrifft, hat sicher auch bei anderen Epidemien Bestand.

Eine der Krankheiten, die gegenwärtig einem Retrovirus zugeschrieben werden, ist das Chronische Erschöpfungssyndrom (Chronic Fatigue Syndrome, CFS). Diese Störung ist durch extreme Muskelerschöpfung und ein umfassendes, alles überlagerndes Gefühl der Müdigkeit gekennzeichnet.

Bis heute ist die Wissenschaftlich nicht in der Lage, die Ursachen des CFS zu benennen, doch glaubt man, dass die Störung mit einer Immundysfunktion verbunden ist. Patientinnen und Patienten mit dieser Störung weisen erhöhte Zytokinwerte, veränderte Lymphozytenzahlen und geringere natürliche Killerzellen-Zytotoxizität auf. All das macht sie anfällig für eine ganze Bandbreite von Pathogenen und die von ihnen verursachten Krankheitssymptome.

In letzter Zeit verwiesen jedoch mehrere Forscher auf ein Retrovirus namens „Xenotropes Murines Leukämie-Retrovirus" (XMRV) und brachten es mit Prostatakrebs ebenso wie mit CFS in Verbindung.

Im Oktober 2009 in der Fachzeitschrift *Science* veröffentlichte Forschungsergebnisse bestätigen, dass das Virus bei 67 Prozent aller CFS-Betroffenen, aber nur 4 Prozent der Allgemeinbevölkerung gefunden wurde. Das hat zu einer regelrechten Welle von Medienberichten über die Studie und zu der Vermutung geführt, CFS werde möglicherweise vom XMR-Virus verursacht und die Entwicklung eines Impfstoffs stünde kurz bevor. Wenn solche Medienberichte (in der Regel befeuert von Medikamenten- und Impfstoffherstellern) die Runde machen, neigen Menschen dazu, das kritische „vielleicht" zu überlesen, dass von den Medienhäusern als Alibi immerhin noch eingesetzt wird.

CFS ist eine Krankheit, die mit einem ernsthaft beeinträchtigtem Immunsystem zusammenhängt, und viele Patientinnen und Patienten sind gleichzeitig von Prostatakrebs sowie einer Reihe anderer Krankheiten betroffen. Das Problem beim CFS liegt darin, dass es möglicherweise keine Einzelstörung ist. Forscherinnen und Forscher glauben, es könne eine Sammlung von Krankheiten sein, die miteinander zusammenhängen und erst dadurch die als CFS bezeichnete Konstellation von Symptomen ergeben. Wie kann dann ein einzelner Virus mit einer Krankheit verbunden sein, über die so wenig bekannt ist?

Eine Weile lang wurde der Epstein-Barr-Virus (EBV) mit dem CFS in Zusammenhang gebracht. Aber die Wissenschaft ist noch weit davon entfernt, das CFS zu verstehen und viele Forscher haben seitdem die kausale Beziehung zwischen EBV und CFS relativiert. Doch voreilige Schlüsse zu ziehen und sofort „Ursachen" von Krankheiten zu sehen, scheint das Vorrecht der Medien und der Impfstoffhersteller zu sein.

Noch während die US-Studie über CFS Aufsehen erregte, stellte eine andere Forschungsarbeit, diesmal aus Großbritannien, fest, dass bei keinem der 186 untersuchten CFS-Betroffenen das XMR-Virus nachgewiesen werden konnte.

Die am Imperial College und King's College in London durchgeführte Studie zeigt, wie wenig die Wissenschaft über CFS weiß und wie wichtig es ist, dass wir Vorsicht walten lassen, ehe wir Medienberichten Glauben schenken.

Nehmen wir zum Beispiel die oben bereits diskutierte HPV-Impfung. Gebärmutterhalskrebs wird von verschiedenen Faktoren verursacht. Manche sagen, er ginge gar nicht auf ein Virus zurück. Dennoch versucht der Impfstoffhersteller Merck mit aller Kraft (oder aller Macht?), die Öffentlichkeit davon zu überzeugen, das HP-Virus sei die einzige Ursache dieser Krebsart und eine Impfung könne Frauen wirksam davor schützen.

Ich frage mich nur, warum keiner dieser Forscher und weder die Pharmafirmen noch die Regierungen auch nur ansatzweise daran interessiert sind, etwas anderes als Viren zu erforschen, zumal es viele Faktoren gibt, die das Immunsystem schwächen können? Es ist eine rhetorische Frage – die Antwort liegt auf der Hand. Es lässt sich nicht so viel Geld damit verdienen, den Leuten zu erzählen, dass sie Vitamin-D-Mangel, oxidativen Stress, mangelnde Hygiene, schlechte Ernährung und Kontakt zu Toxinen aus Impfstoffen und Medikamenten überwinden müssen.

Wir wissen, dass der Kontakt mit Schwermetallen Symptome einer chronischen Erschöpfung sowie Hirnschädigungen und Demenz auslösen können. Warum ist die Menge an Aluminium in US-amerikanischen Flüssen bis zu 50.000-mal größer als gesetzlich erlaubt? Millionen von Tonnen Aluminiumoxyd und andere toxischen Mineralien wie Barium werden von kommerziellen Fluglinien und Kampfflugzeugen abgelassen, um Chemtrails zu erzeugen – angeblich um das Klima zu schützen und eine globale Erwärmung abzuwenden. Manchmal finde ich es erstaunlich, dass es in unserem Land überhaupt noch gesunde Menschen gibt!

Nach einem CNN-Bericht leben 45 Millionen Amerikanerinnen und Amerikaner in Armut[13] und leiden unter ernsthafter Mangelernährung[14]. Jede Ärztin und jeder Arzt weiß, dass Mangelernährung dem Immunsystem schadet. Nur die Armen, die sich derzeit keine Krankenversicherung leisten können, in ein neues Gesundheitsprogramm aufzunehmen, ist keine Lösung dafür, ihre gesundheitlichen Probleme richtig anzugehen[15]. Es füllt nur die Schatullen derer, die wissen, wie sie auf Kosten der Steuerzahler Millionen neuer Patientinnen

13 Im Jahr 2016 waren in Deutschland 19,7 Prozent der Menschen von Armut oder sozialer Ausgrenzung betroffen.

14 In Deutschland sind rund 1,5 Millionen Erwachsene mangelernährt.

15 In Deutschland ist die Krankenversicherung eine Pflichtversicherung.

und Patienten schaffen, und das Land noch tiefer in den Abgrund kaum zu tilgender Schulden treiben.

5. Impfforschung: Fälsch es!

Impfhersteller sind nicht bekannt dafür, Moral und gutem Gewissen oberste Priorität zu geben. Die wissenschaftliche Forschung ist voll mit Beispielen von ungesicherten Daten, klinischen Versuchen ohne ausreichende Kontrollgruppen, nicht-repräsentativen Stichproben und absichtlichen oder versehentlichen Fälschungen. Gegen diese Anfälligkeiten sind auch Impfforscherinnen und -forscher nicht immun.

Der Ausbruch der Schweinegrippe im Jahr 2009 bietet viele Beispiele dafür, wie verantwortungslose Medienberichte Furore machten und Pharmafirmen die mediale Aufregung nutzten, um ihre Impfpropaganda durchzusetzen.

Eine angesehene Nachrichtenagentur zitierte „Forscher", die behaupteten, eine Grippeimpfung während der Schwangerschaft könne das Geburtsgewicht der Kinder erhöhen. Sie behaupteten auch, dass schwangere Frauen, die sich gegen Grippe impfen ließen, ihre Babys mit größerer Wahrscheinlichkeit voll austragen könnten. Was kommt wohl als Nächstes? Ein Impfstoff gegen Frühgeburten?

Keine dieser Studien hatte Doppelblind-Versuche unter Einsatz von Placebos durchgeführt. Wieso durfte dann darüber berichtet werden? Wenn ein verantwortungsvolles Medienhaus (in diesem Fall war es Reuters) solche Aussagen trifft, ist die Notwendigkeit zur Skepsis drängender denn je.

Wo wir gerade über abstruse Behauptungen sprechen, hier noch ein absurdes „Forschungsergebnis": Menschen, die (cholesterinsenkende) Medikamente mit Statinen nehmen, „sterben mit 50 Prozent geringerer Wahrscheinlichkeit an Grippe"!

Ein Bericht, der zweifellos von Statinherstellern bezuschusst wurde, behauptete, „die Forschung hätte weitere Beweise dafür gefunden, dass cholesterinsenkende Mittel dem Körper helfen, Infektionen besser zu bewältigen".

Kritisches Nachfragen ergab, dass keine klinischen Versuche durchgeführt wurden und die sogenannten Schlussfolgerungen auf einer oberflächlichen

„Analyse" der Krankenakten von Menschen mit jahreszeitlich bedingter Grippe beruhten.

Ohne weitere Variablen heranzuziehen, stellten die Forscher fest, dass eine Mehrheit ihrer „Stichprobe" Statine nahm und dies nur auf 3,2 Prozent nicht zutraf.

Umgekehrt behaupteten sie, dass nur 2,1 Prozenten der Personen, die Statine nahmen, gestorben seien. Da 2,1 Prozent in etwa 50 Prozent weniger sind als 3,2 Prozent, zogen sie den kühnen Schluss, dass „Statine die Anzahl der Todesfälle durch jahreszeitlich bedingte Grippe halbieren" können! Ein meisterliches Beispiel für statistische Jonglierereien, aber letztlich doch nicht mehr als wilde Behauptungen.

Lassen Sie mich die fast schon inzestuöse Beziehung zwischen Medikamentenprüfern und Medikamentenherstellern illustrieren – ein Phänomen, das die klinische Überprüfung neuer Medikamente schon immer überschattet hat. Die European Medicines Agency (EMA) ist eine Einrichtung der EU, die den Medikamentenverkauf in Europa kontrolliert. Offiziell soll die EMA die Gesundheit der Öffentlichkeit schützen. Doch warum gab sie dann dem Impfhersteller Novartis grünes Licht für den Verkauf seines H1N1-Grippeimpfstoffs Celtura in ganz Europa, obgleich der Impfstoff nur an einhundert Menschen getestet worden war?

Ehe ich diese Frage beantworte, hier noch eine andere verstörende Tatsache: Der klinische Versuch, aufgrund dessen Celtura anschließend in mehreren europäischen Ländern verkauft wurde, fand an der University of Leicester und University Hospitals of Leicester in England statt – Sponsor war Novartis.

Kratzen wir noch ein wenig tiefer an der Oberfläche, fallen weitere Ungereimtheiten ins Auge. Die EMA gab zur gleichen Zeit zwei weiteren Impfstoffen gegen die Schweinegrippe grünes Licht: Pandemrix von GlaxoSmithKlines und Focetria von Novartis.

Angesichts der Tatsache, dass Pharmafirmen zwei Drittel des Budgets von EMA bestreiten, kann es wohl niemanden überraschen, dass weder Sicherheit noch Stichprobengrößen, Kontrollgruppen oder andere wissenschaftliche Parameter für diese Institution, die Medikamente für Millionen von Menschen freigibt, maßgeblich sind.

Wussten Sie, dass die EMA Pharmafirmen Millionen von Euro als „Gebühr“ dafür bezahlt, dass sie die von den Firmen hergestellten Medikamente bewertet?

Wenn die Pharmaindustrie, eigennützige Ärztinnen und Ärzte und die Medien in das gleiche Horn stoßen, ist es schwer, sich der geballten Gehirnwäsche zu entziehen. Diese gefährliche Mischung aus drei mächtigen Pro-Impf-Protagonisten – ein Impfstoffhersteller, ein Arzt von der Columbia University und ein Fernsehsender – bombardierten 2009 gemeinsam die Öffentlichkeit mit Argumenten nicht nur für die H1N1-Impfung, sondern auch für Impfungen insgesamt.

Der fragliche Arzt war kein Geringerer als Dr. Mehmet Oz, Professor für Herzchirurgie an der Columbia University, ein extrem produktiver Autor und Impfbefürworter, der während des Ausbruchs der Schweinegrippe 2009 in jeder wichtigen US-Talkshow zu sehen war.

Nachdem er dem Fernsehpublikum genug Angst eingejagt hatte, bekam Dr. Oz eine eigene Gesundheitsrubrik in der äußerst beliebten Oprah Winfrey Show, mit der er praktisch seine eigene Fernsehkarriere startete. Danach schloss er einen lukrativen Vertrag mit den Produktionsfirmen Winfrey's Harpo Productions und Sony Pictures Television und hat inzwischen eine eigenständige, beliebte Fernsehshow.

Wegen seines beharrlichen Bemühens, alternative Sichtweisen zu vielen wichtigen Gesundheitsthemen auch der breiten Bevölkerung zugänglich zu machen, brachte ich Dr. Oz anfangs Achtung und Respekt entgegen. Warum er jedoch 2009 als bereits berühmter Fernseharzt die Schweinegrippe nutzen musste, um an einem ahnungslosen Publikum weitere Millionen von Dollar zu verdienen, kann ich nicht verstehen.

Bald nach seinem medial aufgebauschten „Ask Dr. Oz“-Start im Fernsehen stellte sich heraus, dass der Arzt ein teures Aktienpaket – 150.000 Anteile – an einer Impftechnologiefirma namens SIGA Technologies hielt. Die Firma stellt selbst keine Impfstoffe her, aber erforscht und entwickelt Technologien, die in der Impfherstellung zum Tragen kommen.

Dr. Oz' Hetzreden zielten, so scheint es jetzt, zielsicher darauf ab, die Aktienpreise bei Impfstoffherstellern und verwandten Firmen in die Höhe zu treiben, was ihm – und ihnen – einen beträchtlichen Gewinn eingebracht hätte. In einem

Interview merkte Dr. Oz allerdings lachend an, seine Frau würde niemals zulassen, dass ihre gemeinsamen Kinder gegen die Schweinegrippe geimpft würden.

Wenn uns solche Beispiele für Täuschung und Unehrlichkeit begegnen und klar wird, dass im Hintergrund finanzschwere Interessengruppen agieren, ist es schwer, Fakt und Fiktion auseinanderzuhalten. Eine leichtgläubige und leicht in Panik zu versetzende Öffentlichkeit neigt dazu, alles zu glauben – erst recht, wenn es von „einem Fachmann" für Impfstoffe in einer der beliebtesten Sendungen im amerikanischen Fernsehen kommt.

Die ärztliche Berufsethik wurde erneut erschüttert, als im Januar 2010 eine sich über zwölf Jahre erstreckende Anhörung zum Verhalten des Arztes, der als Erster die Verbindung zwischen dem Masern, Mumps und Röteln (MMR)-Impfstoff und Autismus erforschte, zu Ende ging.

Die vom General Medical Council (GMC), der Einrichtung, die in Großbritannien Ärzte zulässt und überwacht, durchgeführte Anhörung kam zu dem Schluss, dass sich Dr. Andrew Wakefield standeswidrig verhalten habe.

Dr. Wakefield war es gewesen, der als Erster einen Zusammenhang zwischen MMR-Impfstoff und Autismus gefunden zu haben glaubte, was zu Aufruhr und sinkenden Absatzzahlen des ein Jahrzehnt zuvor entwickelten Impfstoffs geführt hatte.

Der GMC betonte, kein Urteil zum inhaltlichen Wahrheitsgehalt von Dr. Wakefields Forschungsergebnissen gefällt zu haben, kam aber zu dem Schluss, dass die Methoden des Arztes offensichtlich als unethisch zu bezeichnen seien. Als besonders verdammenswert wurde empfunden, dass der inzwischen in die USA umgesiedelte Dr. Wakefield auf der Gehaltsliste von Anwälten der vermeintlich durch den Impfstoff geschädigten Eltern stand.

Als sei dies noch nicht schockierend genug, enthüllten weitere Untersuchungen, dass Dr. Wakefield seine Ergebnisse auf eine Stichprobe von nur 12 Kindern stützte! Mehr noch, der Arzt war Gastroenterologe am Royal Free Hospital in London und gar nicht dafür qualifiziert, medizinische Verfahren wie Spinalpunktionen, Kolonoskopien und MRTs durchzuführen, die er im Rahmen seiner Forschungen eingesetzt hatte.

Wie Dr. Wakefield seine klinische Stichprobe – die 12 Kinder – zusammenbekommen hatte, war gleichermaßen schockierend: Er gab zu, sie auf der

Geburtstagsparty seines Sohnes bestochen zu haben, damit sie Blutproben für seine Forschung zur Verfügung stellten!

Lancet, die Fachzeitschrift, die Dr. Wakefields Ergebnisse 1998 veröffentlicht hatte, brachte einen Widerruf seines Artikels, nachdem die Untersuchung der GMC zu dem Schluss gekommen war, dass der Arzt die Details seiner Forschungsmethoden nicht ausreichend offengelegt hatte.

Dr. Wakefields ursprüngliche Forschungen fachte eine der größten Debatten zum Thema Impfsicherheit an, die Enthüllungen zu seinem standeswidrigen Verhalten entfalteten ihre Wirkung jedoch aus einem ganz anderen Grund.

Wenn bei Dr. Wakefields „grundlegender" Forschung Bestechung im Spiel war, was ist dann mit all den anderen „grundlegenden" Studien, die als Meilensteine der Impfforschung und allgemeinen medizinischen Forschung in die Geschichte eingingen? Wie viele davon haben gegen die Regeln verstoßen? Was ist authentisch und was nicht? Und wie viele „bahnbrechende" Forschungsarbeiten sind von Pharmafirmen finanziert worden, um mit ihren „Ergebnissen" die Impfstoffe zu empfehlen, die diese Firmen herstellen oder herzustellen beabsichtigen.

Wachsende Befürchtungen, dass die medizinische Forschung immer unehrlicher wird, wurden durch eine 2009 an der University of Edinburgh durchgeführte Studie gestützt.

Die in der von Peer Review geprüften Zeitschrift PLoS One veröffentliche Studie analysierte 21 Verfahren wegen standeswidrigen Verhaltens zwischen 1986 und 2005 und stellte fest, dass das Fälschen, Verzerren oder gar selbst Fabrizieren von Daten offenbar stärker verbreitet ist als gemeinhin angenommen.

Während einer von sieben untersuchten Wissenschaftlerinnen und Wissenschaftlern zugab, von Kolleginnen und Kollegen zu wissen, die ihre Ergebnisse manipuliert hatten, behaupteten 46 Prozent, sich dieser fragwürdigen Praktiken bei ihren Peers bewusst zu sein.

Auffällig ist außerdem das Fehlen von Langzeitstudien über neue Impfstoffe. Obgleich Forscher nur zu gut wissen (vielleicht aus eigener Erfahrung), dass Nebenwirkungen von Impfstoffen oft genug erst Monate oder gar Jahre später zum Vorschein kommen, führen sie sehr selten Langzeitstudien durch, um nach möglichen nachteiligen Wirkungen auf das menschliche Immunsystem zu suchen.

Auch Follow-up-Studien über geimpfte Populationen werden – wenn überhaupt – äußerst selten durchgeführt. Die meisten Studien begleiten Zielgruppen und Stichproben nur einige Wochen, um augenscheinliche Symptome festzuhalten.

Durch Impfstoffe hervorgerufene Symptome – wie Ausschläge, Arthritis, chronische Erschöpfung, Fibromyalgie, Gedächtnisverlust, Anfälle und neuropsychiatrische Probleme – haben jedoch eine lange Inkubationszeit; neurologische und immunologische Störungen brauchen in der Regel eine Weile, ehe sie sich manifestieren.

Das Sahnehäubchen für Impfhersteller und Pharmafirmen ist der Rundumschutz, den sie genießen. Ungeachtet der Konsequenzen mangelnder klinischer Kontrollmechanismen, fehlerhafter Laborpraktiken und Manipulationen bei den Ergebnissen – und dank ihrer Bezuschussung von staatlichen Programmen, Budgets und politischen Kampagnen – werden Impfhersteller für ihre Vergehen nicht zur Rechenschaft gezogen.

Dank nationaler Gesetze dürfen sie ihre Rezepte und Methoden geheim halten, selbst bei gegen sie laufenden Gerichtsverfahren, was die große Bürde der Beweislast für die Klagenden noch schwerer macht.

Klagen gegen Impfstoffhersteller werden vor einem „Impfgerichtshof" verhandelt, wie das nach dem National Childhood Vaccine Injury Act zuständige Gericht umgangssprachlich heißt. Das Gericht wurde 1986 eingeführt, um der Flut von Klagen gegen den DTP-Impfstoff Herr zu werden. Ironischerweise werden die dort erstrittenen Ansprüche durch eine auf den Verkauf jeder Impfdosis in den USA erhobene Steuer finanziert.

6. Wo sich Parallelen kreuzen

Die enge Verbindung zwischen Medizin und Pharmaindustrie ist kein Zufall und geht bis in die Geschichte der American Medical Association (AMA), der größten und einflussreichsten Ärztevereinigung Amerikas, zurück.

Zu einer Zeit, als die AMA finanziell ins Straucheln geriet, ja fast zahlungsunfähig war und medizinische Universitäten im Land verzweifelt nach Finanzierungsmöglichkeiten suchten, sprangen zwei der größten gemeinnützigen Stiftungen des Landes ein: die Rockefeller- und die Carnegie-Stiftung.

Ihre Finanzierung der AMA, der ärztlichen Ausbildung und ihr Sponsoring für den wichtigen Flexner-Bericht, der weitreichende Veränderungen in der medizinischen Praxis nach sich zog, war ein Wendepunkt in der Geschichte der US-amerikanischen Medizin, weil die Finanzierung durch diese Stiftungen eine bestimmte Art der Ausbildung mit stark medikamentenorientierter Ausrichtung bevorzugte. Genau diese Orientierung – es ist kein Zufall, dass Pharmafirmen von diesen beiden Stiftungen Zuschüsse erhalten – legte den Samen für viele moderne Krankheiten.

In der Mitte des 20. Jahrhunderts gab es dann einen weiteren Wendepunkt in der Medizin – den Aufstieg verschiedenster Fachgebiete oder -zweige der allopathischen Medizin. Plötzlich, so schien es, brauchte jeder Teil des menschlichen Körpers einen eigenen Spezialisten, weil nur dieser ihn reparieren konnte!

Auch dies war kein Zufall. Die Neigung zur symptomatischen Behandlung bedeutete, dass Symptome zurückkehrten, und das wiederum sorgte für eine stete Nachfrage nach Medikamenten und einen schier unerschöpflichen Markt für all die Medikamente, die von den bezuschussten Firmen hergestellt wurden.

Es war der Beginn eines komplexen Netzwerks von Menschen und Institutionen rund um die Medizin – mit medizinischen Hochschulen, Pharmafirmen, Ärztinnen und Ärzten aller allopathischen Schattierungen, Krankenkassen und staatlichen Gesundheitsbehörden –, allesamt bewandert in der Kunst der geheimen Absprachen untereinander, um den Mythos weiter zu pflegen, dass Gesundheit und Leben der Menschen in den Händen der Arzneimittelhersteller am besten aufgehoben sind.

Das Impfen ist nur ein Teil des großen Mythos von der Macht der chemischen Medikamente, den wir „allopathischen Mythos" nennen, und auf den die gleichen Regeln und das gleiche Netzwerk der Täuschung zutreffen. Bei jeder Impfkampagne und jedem öffentlichen Appell, sich impfen zu lassen, sind eigennützige Motive im Spiel. Die Gesundheit der Betroffenen steht nirgendwo auf der Prioritätenliste.

Um den allopathischen Mythos am Leben zu erhalten, haben es sich alle Gesundheitsbehörden zur Aufgabe gemacht, alle nicht-allopathischen Formen der medizinischen Therapie in Misskredit zu bringen. Mithilfe der Medien ist es ihnen und dem medizinischen Establishment gelungen, die Öffentlichkeit davon zu überzeugen, dass Medikamente – und nur Medikamente – die Garantie für ein langes und gesundes Leben bringen.

In den letzten Jahren sind die Motive hinter dieser Argumentation und die Art und Weise, wie Regierung und Pharmaindustrie die öffentliche Vorstellung von Krankheit und Gesundheit beeinflussen und dadurch manipulieren, immer mehr zum Vorschein gekommen.

Doch ist Profit das einzige Motiv?

7. Versteckte Motive

Ist Profit wirklich das Hauptmotiv für den Impfmythos? Oder gibt es noch andere Gründe dafür, warum Regierungen große Teile der Weltbevölkerung immunisieren lassen und einer schlecht informierten Öffentlichkeit ihre Impfpläne aufoktroyieren?

Die Antwort auf diese Frage ist vielschichtig, subtil und manchmal auch nicht so leicht zu verkraften. Tatsache ist, dass Impfstoffe auf das Immunsystem abzielen, es funktionsunfähig machen und eine größere Anfälligkeit für Krankheiten zurücklassen. Krankheiten bereiten Pharmaherstellern den Markt und halten den hereinströmenden Geldfluss am Laufen.

Aber es ist nicht immer so einfach und offenkundig. Ob Sie es glauben oder nicht, Impfstoffe dienen auch subtilen politischen Plänen. Sie helfen dem Westen, ganze Bevölkerungen und Bevölkerungsteile zu dominieren und zu kontrollieren. Indem sie Menschen systematisch durch Massenimpfungen schwächen und allen, die sich und ihre Kinder nicht freiwillig impfen lassen, ein düsteres Schicksal voraussagen, erzeugen Regierungen auf subtile Weise ein Gefühl der psychischen Schwäche.

Dies wiederum schafft ein Gefühl der Ohnmacht, der Unterwerfung und der Abhängigkeit von Autoritäten – Regierungsbehörden, Politikern und weltweiten Organisationen. Die Menschen glauben mit noch größerer Wahrscheinlichkeit, was „Autoritätspersonen" sagen.

Impfungen sind außerdem ein wirksames, seit Jahrzehnten von westlichen Nationen eingesetztes Mittel, um soziale und ökonomische Kontrolle über Entwicklungsländer zu gewinnen, wie das Beispiel Afrika sehr deutlich zeigt.

Afrika ist ein an natürlichen Ressourcen überreicher Kontinent. Die afrikanische Bevölkerung schwach und mit Leid und Krankheit beschäftigt zu halten, dient westlichen ökonomischen Interessen. Impfkampagnen zusammen mit einer in Abhängigkeit belassenden „Entwicklungshilfe" haben sich als wirksam erwiesen, um rebellische Regungen im Zaum und rationales Denken klein zu halten.

Es ist eine machiavellische Strategie, in die Menschen auf mehreren gesellschaftlichen Ebenen eingebunden sind, die gemeinsam diesen Plan fortbestehen lässt – UNICEF, Rotes Kreuz, WHO und ein Mammutnetzwerk an Non-Profit-Organisationen. Und während Milliarden von Menschen in dem Glauben gelassen werden, dass die Motive dieser Beteiligten nichts als nobel sind, lenken die von ihnen propagierten Impfstoffe riesige Geldflüsse auf die Bankkonten bestimmter Firmen und mächtiger Einzelpersonen.

Ganze Bevölkerungen oder Bevölkerungsteile krank zu machen und krankheitsanfällig zu halten, lenkt auch von realen sozialen und ökonomischen Problemen ab. Für Regierungen sind diese Probleme unbequem, weil sie echter Lösungen und großer Budgets bedürfen.

Akademische Forscher, angesehene Autoren und einige medizinische Forscher glauben darüber hinaus, dass Impfstoffe als biologische Waffe eingesetzt werden, um bestimmte sozioökonomische und ethnische Gruppen zu dezimieren. Wie oben angesprochen, führte eine Gruppe von Forschern den HI-Virus als Beispiel für solche Waffen an, entworfen und entwickelt in US-Labors, um genau diesem Ziel zu dienen.

Läuft dies auf Genozid hinaus? Wir kennen erstaunliche Enthüllungen von Dr. Sidney Gottlieb, einem Militärpsychiater, der in den 1950er-Jahren eine Schlüsselposition in der CIA einnahm und später behauptete, seine politischen Vorgesetzten hätten ihn angewiesen, im Kampf um die westliche Vorherrschaft über Belgisch Kongo (heute Demokratische Republik Kongo, zwischenzeitlich Zaire) Viren einzusetzen.

In CIA-Anhörungen gab Gottlieb zu, mit „tödlichem biologischem Material" (darunter Viren) in den Kongo gesendet worden zu sein, mit dem der erste gewählte Premierminister nach dem Erreichen der Unabhängigkeit von Belgien getötet werden sollte. Das Land ist reich an Mineralstoffen und sobald es sich von der kolonialen Herrschaft befreit hatte, waren die USA entschlossen, es unter ihre Kontrolle zu bringen.

Dr. Gottliebs Mission misslang, da die CIA keine Möglichkeit fand, den Politiker wie geplant zu vergiften. Allerdings gab er bei späteren CIA-Anhörungen an, sein „tödliches biologisches Material" im Kongofluss entsorgt zu haben. Folgte er auch da einer Anweisung oder handelte es sich bloß um ein gedankenloses Versehen? Manche glauben, dass es kein Zufall war.

Ähnliches Stirnrunzeln riefen Massenversuche mit dem Hepatitis B-Impfstoff an der indigenen Bevölkerung 1981 im US-Bundesstaat Alaska hervor.

Bei der betroffenen Zielgruppe waren bis dahin keinerlei Probleme mit Hepatitis B bekannt geworden. Dennoch wurde ein plasmabasierter Hepatitis-B-Impfstoff flächendeckend in Schulen injiziert, gleichzeitig wurden Immunisierungsprogramme für Erwachsene aufgelegt.

Merkwürdigerweise war für die Impfung der Schulkinder keine Einverständniserklärung der Eltern erforderlich, auch gab es keinerlei Rechtfertigung für die Durchführung einer Impfkampagne bei einer Zielgruppe, die diese gar nicht brauchte.

Mehrere Jahre später – Symptome impfinduzierter Krankheiten haben häufig ziemlich lange Inkubationszeiten – wurde vor dem US Select Committee on Indian Affairs eine Eingabe erörtert, die behauptete, der Impfstoff könnte verunreinigtes Blut enthalten haben, das zu Autoimmunerkrankungen geführt haben könnte.

Die Urheberinnen und Urheber der Eingabe sahen darin die einzig mögliche Erklärung für den Anstieg an Krankheiten wie Diabetes, Krebs und Herzerkrankungen, die vorher bei den indigenen Bewohnerinnen und Bewohnern Alaskas nicht verbreitet gewesen waren.

Die Eingabe warf der Bundesregierung vor, die indigene Bevölkerung Alaskas für medizinische Experimente zum Test gefährlicher Impfstoffe missbraucht zu haben. Es war nicht das erste Mal, dass solche Vorwürfe erhoben wurden.

Dass besonders schwache Bevölkerungsgruppen (zum Beispiel ethnische Minderheiten) ohne ihr Wissen für medizinische Experimente eingesetzt wurden, ist eine dokumentierte Tatsache.

8. Können wir der medizinischen Forschung vertrauen?

John Ioannidis, einer der bekanntesten Experten zur Glaubwürdigkeit medizinischer Forschung, würde diese Frage verneinen. Nach seinen Aussagen (und denen seines Teams herausragender Forscherinnen und Forscher) ist 90 Prozent der publizierten medizinischen Information, auf die sich Ärztinnen und Ärzte beim Verschreiben von Medikamenten, Impfstoffen oder Operationen verlassen, fehlerhaft oder inkorrekt.

Im November 2010 berichtete *The Atlantic*: „Seine (John Ioannidis') Arbeit ist in der Medizin weitgehend akzeptiert ... Doch trotz all seines Einflusses macht er sich Sorgen, dass die medizinische Forschung so durch und durch mit Makeln behaftet und von Interessenkonflikten durchzogen ist, dass sie sich als chronisch veränderungsresistent erweisen könnte – sogar als resistent dagegen, öffentlich Probleme einzugestehen.

Dazu kommt, dass allenthalben versichert wird, moderne medizinische Behandlungsmethoden, darunter auch die mit Medikamenten, seien „wissenschaftlich bewiesen". Nicht unbedingt, wenn man einem Artikel der *Huffington Post* vom April 2010 von Dana Ullman glaubt: „... dieses Ideal ist ein Traum, keine Realität, ein kluger und profitabler Marketingtrick, keinesfalls aber eine Tatsache". Ullman berichtet: „Das *British Medical Journal* analysierte unter dem Titel „Klinische Evidenz" übliche medizinische Behandlungsverfahren, die von ausreichenden, verlässlichen Beweisen gestützt werden (BMJ, 2007). Nach der Prüfung von etwa 25.00 Behandlungen stellten sie fest:

- 13 Prozent wurden als nützlich empfunden
- 23 Prozent waren wahrscheinlich nützlich
- 8 Prozent waren mit ebenso großer Wahrscheinlichkeit schädlich oder nützlich
- 6 Prozent waren wahrscheinlich nicht nützlich

- 4 Prozent waren wahrscheinlich schädlich oder unwirksam
- bei 46 Prozent war unbekannt, ob sie wirksam oder schädlich waren

Noch schlimmer ist, was passiert, wenn Ärzte nicht zugelassene Medikamente an ahnungslose Menschen verteilen, als ginge es um Süßigkeiten. Ullman schreibt: „Wir alle wollen, das Medikamente für Kleinkinder so sicher wie möglich sind, doch Mütter und Väter wären überrascht und vielleicht schockiert, wenn sie erführen, dass nur sehr wenige Medikamente je an Kleinkindern getestet wurden." Er zitiert eine 2007 mit 350.000 Kindern durchgeführte Studie, bei der sich herausstellte, dass schockierende 78,7 Prozent der Kinder in Krankenhäusern Medikamente verschrieben bekamen, die von der FDA nicht einmal für Kinder zugelassen waren (Shah, Hall, Goodman et al., 2007). „Als wäre dies nicht schon schockierend genug, stellte eine Studie in England fest, dass 90 Prozent aller Kleinkinder Medikamente bekommen hatten, die nicht auf Sicherheit oder Wirksamkeit bei Kleinkindern getestet waren (Conroy, McIntyre, Choonara, 1999)", sagt Ullman.

Das alles wäre weniger schlimm, wenn die behandelten Kinder von den Medikamenten unbeeinträchtigt geblieben wären. Jedoch gab es nach Ullman „bei den betreffenden Kindern einen fast 350 prozentigen Anstieg bei negativen Nebenwirkungen im Vergleich zu einer Behandlung mit auf Sicherheit und Wirksamkeit bei dieser Altersgruppe getesteten Medikamenten (Horen, Montastruc und Lapeye-mestre, 2002)". Seiner Meinung nach verübten Ärztinnen und Ärzte regelmäßig „medizinischen Kindesmissbrauch".

Verantwortungsbewusste Eltern, Ärzte und Wissenschaftler sollten diese Vorwürfe nicht auf die leichte Schulter nehmen. In ihnen schlägt sich der grundsätzliche Makel nieder, der der Medizinindustrie anhaftet und von dem so gut wie jeder von uns betroffen ist. Der angeblich wissenschaftliche Beweis dafür, dass Medikamente so wirken, wie sie wirken sollen, ist ein Mythos, der die Gesundheit und Lebensqualität von Millionen von Menschen verändert und viele andere das Leben gekostet hat.

Bestenfalls kann die Medizinwissenschaft als Quacksalberei bezeichnet werden. Wie Ullman betont: „‚Quacksalberei' wird in der Regel als der Einsatz unbewiesener Behandlungsverfahren von Einzelpersonen oder Firmen definiert, die fantastische Erfolge versprechen und große Geldsummen dafür verlangen." Er sagt, dass „obgleich moderne Ärztinnen und Ärzten warnend einen kollektiven Zeigefinger erheben, wenn es um ‚alternative' oder ‚naturheilkundliche' Behandlungsformen geht, und diese als Quacksalberei verteufeln, sind es heute die konventionellen medizinischen Behandlungsverfahren, die unverhältnismäßig teuer sind und den Patientinnen und Patienten trotz äußerst fragwürdiger Wirksamkeit als ‚neueste wissenschaftliche Errungenschaft' verkauft werden.

Wenn über 85 Prozent der gegenwärtig von der konventionellen Medizin empfohlenen Therapien nie formal bewiesen wurden, drängt sich die Frage auf, ob die Medizinwissenschaft überhaupt noch Vertrauen verdient. Würden Sie Ihr Auto einer Werkstatt anvertrauen, die Ihnen nur zu 15 Prozent garantiert, dass sie mit ihrer geringen Fachkenntnis den schweren Motorschaden Ihres Autos beheben kann? Genau das aber geschieht, wenn wir unser Leben in die Hand eines Arztes legen, der seine Ausbildung in einem zutiefst korrupten System absolviert hat.

Die Wurzel des Problems liegt darin, wie wissenschaftliche Forschung heutzutage durchgeführt wird. Bei einer Analyse von Arzneimitteltests mit Antidepressiva stellte die FDA fest, dass von 38 Tests, bei denen die Beweislage für das fragliche Mittel günstig ausfiel, 37 veröffentlicht wurden, von 36 Tests aber, bei denen die Daten nicht für die Antidepressiva zu sprechen schienen, 22 gar nicht und 11 auf eine so missverständliche Art und Weise publiziert wurden, dass sie den Eindruck eines günstigen Forschungsergebnisses vermittelten.

So können Pharmariesen ganz legal die positiven Ergebnisse publizieren, von denen sie wollen, dass Sie und Ihre Ärztinnen und Ärzte von ihnen Kenntnis erlangen, und zwar ungeachtet der Tatsache, wie schlecht 50 Prozent der Tests die Wirksamkeit des fraglichen Antidepressivums aussehen ließen. Mit anderen Worten, die Arzneimittelhersteller verschweigen der Öffentlichkeit, dass die Hälfte der mit dem fraglichen Medikament durchgeführten Tests dessen Wirksamkeit nicht beweisen konnte.

Pharmafirmen müssen negative Tests nicht publizieren. Sie machen so viele Studien wie möglich und wenn sie zwei Studien mit einigermaßen positiven Ergebnissen haben, publizieren sie diese und ignorieren die anderen. 20 negative und zwei positive Studien reichen schon aus, damit ein Mittel von der FDA genehmigt und auf die Bevölkerung losgelassen wird. Und während es die positiven Berichte in die medizinischen Fachzeitschriften schaffen, werden die negativen unter den Teppich gekehrt und niemals wieder hervorgeholt, es sei denn, es findet sich ein Experte für die Thematik, der sie wieder ans Tageslicht bringt – wie Dr. Ioannidis.

2005 berichtete Dr. Ioannidis, die Chance, dass die Ergebnisse eines willkürlich ausgewählten wissenschaftlichen Artikels wahr sind, betrage weniger als 50 Prozent. Dr. Ioannidis schrieb: „Interessant sind auch die Zusammenhänge: Ein Forschungsergebnis ist mit geringerer Wahrscheinlichkeit wahr, wenn die in dem Fachgebiet durchgeführten Studien kleiner sind; wenn die zu erzielenden Effekte geringer sind; wenn es eine größere Anzahl und kleinere Vorauswahl von zu testenden Beziehungen gibt; ... wenn bei Design, Definitionen, Ergebnissen und Analysemethoden größere Flexibilität besteht; wenn größere finanzielle und andere Interessen oder Vorurteile im Spiel sind; und wenn mehr Forschungsteams in einem wissenschaftlichen Bereich aktiv sind und statistische Signifikanz erreichen wollen. Simulationen zeigen, dass bei den meisten Studiendesigns und Anordnungen die Wahrscheinlichkeit größer ist, dass eine Forschungshypothese nicht zutrifft. Mehr noch, auf vielen wissenschaftlichen Gebieten können die behaupteten Forschungsergebnisse häufig auch einfach sehr genaue Messungen vorherrschender Annahmen sein."

In einer 2008 im *Journal of the American Medical Journal* publizierten neuen Analyse enthüllt Dr. Ioannidis, dass ein großer Anteil der veröffentlichten wissenschaftlichen Forschung höchst fragwürdig ist. Er stellte fest, dass diejenigen Studien, die dramatische oder aus anderen Gründen als wichtig empfundene Ergebnisse anpreisen, besonders irreführend sind. Dazu gehören Artikel, die die Beliebtheit bestimmter Behandlungsverfahren wie die Hormonersatztherapie bei Frauen in den Wechseljahren, Vitamin E zur Senkung des Herzerkrankungsrisikos, Stents in den Herzkranzgefäßen zur Abwehr von Herzinfarkten und niedrigdosiertes Aspirin zur Blutdruckkontrolle und Vorbeugung von Herzinfarkten und Schlaganfällen fördern wollen. Wie wir heute wissen, waren viele der betreffenden Ergebnisse verfälscht, und doch wurden (und werden) Millionen von Menschen diesen Behandlungen unterzogen und viele Menschen trugen Schäden davon oder starben. Die Hormonersatztherapie zum Beispiel führte zu einem beispiellosen Anstieg von Brustkrebs und Herzerkrankungen und die Stents haben die Mortalität durch koronare Arterienerkrankungen nicht senken können.

Wenn 41 Prozent der gefeiertsten medizinischen Forschungsergebnisse als nachweislich falsch oder deutlich übertrieben bezeichnet werden können, wie Ioannidis es in seiner Analyse getan hat, sprengen Reichweite und Auswirkungen des Problems alle Vorstellungen. Noch schlimmer, selbst nachdem bekannte Ergebnisse von Wiederholungsstudien seriös widerlegt worden waren, zitierte die Forschung die Originalergebnisse auch weiterhin als angebliche Fakten – in einem Fall sogar noch 12 Jahre nach dem Gegenbeweis.

Das Hauptproblem basiert auf der Tatsache, dass unvoreingenommene, unabhängige Forschungsarbeiten selten durchgeführt und noch seltener publiziert werden. Es ist sehr schwierig für unabhängige Forscherinnen und Forscher, genug Geld für ihre Projekte zusammenzubringen, und wenn es sowieso keine Chance gibt, dass sie veröffentlicht werden, macht es auch keinen Sinn, so viel Zeit und Geld dafür zu investieren. Der Selektionsprozess sorgt dafür, dass das, was uns als „Medizinwissenschaft" präsentiert wird, bestenfalls nur eine Teilwahrheit ist. „Der Halbgebildete ist schlimmer als der Unwissende", heißt es zu Recht. Und so stehen wir alle gemeinsam und jede und jeder für sich vor den Folgen unserer Entscheidung, die Verantwortung für unsere Gesundheit leichtfertig abgegeben zu haben. Fast alle großen klinischen Arzneimittelstudien werden zumindest teilweise von Pharmafirmen finanziert und diese Firmen haben ein eigennütziges Interesse daran, mit ihren Investitionen auch Geld zu verdienen. Alle Studien über die weltweit sich am besten verkaufenden, jährlich über eine halbe Milliarde Dollar einbringenden Arzneimittel, die Statine, wurden ausschließlich von Pharmafirmen finanziert. Natürlich propagieren diese Firmen den Mythos vom Cholesterin als unserem ärgsten Feind, den wir nur bekämpfen können, indem wir für den Rest unseres Lebens Statine einnehmen.

Neue Entdeckungen von Forscherinnen und Forscher an der University of California, publiziert in den *Annals of Medicine* vom Oktober 2010, haben gezeigt, dass 92 Prozent von etwa 145 klinischen, zwischen 2008 und 2009 durchgeführten Arzneimitteltests zum Thema quasi ohne Gültigkeit sind, weil sie nicht angeben, welche Art von Placebo zum Einsatz kam. Durch Manipulation des Placebos – in diesem Fall eines, das den Cholesterinwert bei der Kontrollgruppe tatsächlich ansteigen lässt –, kann leicht „bewiesen" werden, dass Statine wirksamer als das Placebo sind. Später werden Sie über diesen von der FDA abgesegneten medizinischen Schwindel noch mehr erfahren.

Doch selbst wenn der Betrug aufgedeckt wird und die Arzneimittelfirmen für die Manipulation von Studien oder das Verschweigen bekannter, schwerer Nebenwirkungen bestraft werden, geht das Geschäft ganz normal weiter. Börsennotierte Pharmakonzerne wie Merck und Pfizer sind einfach zu groß, um zu scheitern, selbst wenn sie als Initiatoren massiver medizinischer Betrugsversuche entlarvt werden. Dass ein von einem Pharmariesen durchgeführter klinischer Test dessen Erwartungen widerspricht, ist kaum zu erwarten. Und doch sind Pharmafirmen die Hauptfinanzierungsquelle für die meisten Forschungsarbeiten auf der Welt. Der Besitz des Monopols darüber zu bestimmen, welche Art von Forschung betrieben wird und welche nicht, prägt unsere vielgepriesene „wissenschaftliche Evidenz".

Was wir alle daraus lernen müssen: Wenn ein Arzneimittel oder Behandlungsverfahren als „wissenschaftlich bewiesen" verkauft wird, bedeutet dies keinesfalls, dass es sicher oder wirksam ist. Umgekehrt bedeutet der Mangel an wissenschaftlichen Beweisen dafür, dass eine natürliche Kräuterarznei oder andere naturheilkundliche Behandlung sicher oder effektiv ist, nicht, dass sie tatsächlich nichts taugt. Wir sind verantwortlich für uns selbst und unsere Familien, niemand sonst. Ich schlage vor, Sie forschen selbst und entscheiden, was für Sie nützlich ist und was nicht.

9. Pharmariesen laufen Amok

Doch das war noch nicht alles zu Betrug und Schwindel im Pharmageschäft.

Etwa 200.000 Amerikanerinnen und Amerikaner pro Jahr verlieren durch verschreibungspflichtige Medikamente ihr Leben[16]. Es gab eine Zeit, als Arzneien hauptsächlich in den USA oder in Europa getestet wurden, inzwischen jedoch finden die Tests unter ethischen äußerst fragwürdigen Bedingungen in

16 Prof. Jürgen Frölich (Pharmakologe) sagt: „Wir müssen davon ausgehen, daß im Bundesgebiet 25.000 Patienten jedes Jahr an unerwünschten Arzneimittelwirkungen sterben und daß es zu 500.000 schweren arzneimittelbedingten unerwünschten Wirkungen kommt. Das Bemerkenswerte daran ist, daß die Hälfte dieser unerwünschten Arzneimittelwirkungen vermeidbar sind."

ärmeren Ländern statt, wo es ganz andere Regeln und Vorschriften gibt, wo arme und häufig des Lesens und Schreibens unkundige Menschen Einverständniserklärungen per Daumenabdruck geben, wo das Risiko der Strafverfolgung gering ist und wo die Aufsichtsfunktion der FDA so selten zum Tragen kommt, dass die Firmen freies Spiel haben und mehr oder weniger machen können, was sie wollen. Dank der Globalisierung haben die Pharmakonzerne für ihre skrupellosen Geschäfte so neue Wege gefunden.

Rumänien, Tunesien, die Türkei, Estland, die nordöstlichen Provinzen Chinas, Polen, Russland – die Entdeckungsreisenden der Pharmakonzerne waren längst da, um auch an den entlegensten Orten der Welt Menschen zu rekrutieren, die bereit sind, klinische Test für ein neues Arzneimittel mitzumachen und so mitzuhelfen, die FDA davon zu überzeugen, diese Mittel auch für Amerikanerinnen und Amerikaner als sicher und wirksam zu erklären.

In Bangladesch gab es 76 klinische Versuche, in Malawi 61, in der russischen Föderation 1513, in Rumänien 876, in Thailand 786, in der Ukraine 589, in Kasachstan 15, in Peru 494, im Iran 292, in der Türkei 716 und in Uganda 132.

Nach Angaben des Generalinspekteurs des US-Department of Health and Human Services wurden bis 1990 nur 271 Tests im Ausland durchgeführt, in den folgenden beiden Jahrzehnten bis 2008 war die Zahl dann bereits auf 6.458 gestiegen – eine Zunahme von über 2.000 Prozent!

Die National Institutes of Health führen eine Datenbank, in der seit 2000 58.788 solcher Versuche in 173 Ländern außerhalb der USA gelistet sind. Allein im Jahr 2008 verwerteten nach Angaben des Generalinspekteurs bereits 80 Prozent der bei der FDA eingereichten Anträge auf Zulassung neuer Arzneimittel Daten aus ausländischen klinischen Tests. Immer mehr Pharmafirmen führen inzwischen alle ihre Tests im Ausland durch. Ja, 20 der größten US-Pharmafirmen machen jetzt „ein Drittel ihrer klinischen Versuche ausschließlich im Ausland".

Und das alles, während 2.900 verschiedene Arzneimittel gegen etwa 4.600 verschiedene Krankheiten klinische Tests durchlaufen und auf Zulassung hoffen.

Es stellt sich die wichtige Frage: Sind die Ergebnisse im Ausland durchgeführter klinischer Versuche für Amerikanerinnen und Amerikaner überhaupt relevant? Menschen in weniger entwickelten Ländern könnten chemische

Substanzen vielleicht anders verstoffwechseln als die Bevölkerung der USA. Außerdem könnten anderen Ländern vorherrschende Krankheiten wie Malaria und Tuberkulose womöglich die Ergebnisse klinischer Versuche verzerren.

Aber die Pharmaindustrie hatte es nie besser: Die Kosten für die Durchführung selbst umfangreicher Tests sind viel preiswerter, wenn die örtliche Bevölkerung sich von einem Einkommen von einem Dollar pro Tag durchs Leben schlägt.

Manche der im Ausland getesteten Arzneimittel sind allgemein bekannt, wie das nicht-steroidale Antirheumatikum (NSAR) Celebrex, das seit mehr als 10 Jahren im amerikanischen Fernsehen beworben wird. Der Hersteller, Pfizer, der weltweit größte Pharmakonzern, gab mehr als eine Milliarde dafür aus, es als Schmerzmittel bei Arthritis und anderen Beschwerden, darunter auch Menstruationskrämpfe, zu propagieren.

Die NIH führen eine Liste von Arzneimitteltests in den USA und anderswo. Die Datenbank enthält 290 Studien zu Celebrex, von denen 183 in den USA und 107 in 36 anderen Ländern wie Estland, Kroatien, Litauen, Costa Rica, Kolumbien, Russland, Mexico, China, Brasilien und der Ukraine stattfanden. Die Pharmafirmen selbst sind nicht verpflichtet, alle im Ausland durchgeführten Tests anzugeben, und machen in dieser Hinsicht auch keinerlei Anstrengungen.

Was also geschah mit Celebrex? Wie sich herausstellte, erlitten Patientinnen und Patienten, die mit Celebrex behandelt wurden, häufiger Herzinfarkte und Schlaganfälle als andere, die ältere und preiswertere Schmerzmittel nahmen. Es wurde auch vermutet, dass Pfizer eine Studie unterdrückte, die auf diese Tatsachen aufmerksam machte. Nicht schwer zu erraten, was Pfizer als Nächstes tat – der Pharmagigant leugnete, die Studie geheim gehalten zu haben, und bestand darauf, „verantwortlich gehandelt und die fraglichen Informationen zeitnah an die FDA weitergegeben" zu haben.

Nicht lange danach berichtete *das Journal of the Royal Society of Medicine* von weiteren negativen Ergebnissen. In der Zwischenzeit empfahl Pfizer Celebrex für die Behandlung von Alzheimer, in der Hoffnung, es würde das Voranschreiten der Demenz verlangsamen. Die Hoffnung erfüllte sich nicht. Das einzige, was sich verlangsamte, waren die Verkaufszahlen von Celebrex. Von 3,3 Milliarden im Jahr 2004 ging es bergab.

Ein wichtiger Faktor beim Verlegen klinischer Tests ins Ausland ist ein Schlupfloch in den Regeln der FDA: Wenn in den USA durchgeführte Tests darauf hindeuten, dass ein Arzneimittel keinen Nutzen hat, können Tests aus dem Ausland sie ersetzen, um die Zulassung der FDA zu erwirken. Werden also dringend positive Daten gebraucht, und das möglichst schnell, wenden Pharmakonzerne sich umgehend an die „Helferländer", die ihnen umgehend zur Seite springen. So entwickelte Aventis Pharmaceuticals (jetzt Sanofi Aventis) in den 1990er-Jahren Ketek, ein Antibiotikum zur Behandlung von Atemwegsinfektionen. Als die FDA es 2004 als wirksam und ungefährlich einstufte, basierte dies auf den Ergebnissen von in Ungarn, Marokko, Tunesien und der Türkei durchgeführten Tests. Die Zulassung erfolgte nur wenige Wochen, nachdem eine Forscherin in den USA zu 57 Monaten Gefängnis verurteilt worden war, weil sie ihre Ketek-Daten gefälscht hatte. Dr. Anne Kirkman-Campbell aus Gadsden, Alabama, traf offenbar nur auf Testpersonen, die gern an einem Medikamentenbetrug teilnehmen wollten. Jedenfalls trug sie mehr als 400 Erwachsene aus der Umgebung, darunter ihr eigenes Praxispersonal, in die Liste ein. Im Gegenzug bekam sie 400 Dollar pro Kopf von Sanofi Aventis.

Später wurde aufgedeckt, dass sie bei mindestens 91 ihrer Patientinnen und Patienten geschummelt hatte. Kirkman-Campbell war übrigens nicht die einzige problematische Forscherin im Dienst von Aventis. Es gab andere mit ebenso zweifelhafter Reputation. Dennoch gewann Ketek die Zulassung auf der Basis im Ausland durchgeführter Arzneimitteltests.

Angesichts des massiven Betrugs inklusive der Massenimpfprogramme, mit dem wir heute in der Medizin konfrontiert sind, rate ich allen, ihre Hausaufgaben zu machen, ehe sie sich von jemandem, der davon lebt, andere zu übervorteilen, ausnutzen lassen. Die Pharmariesen würden sich rasch in harmlose Zwerge verwandeln, wenn wir uns entschlössen, nicht mehr auf ihre beständige Angstmache hereinzufallen und auch ihre schädlichen Produkte nicht mehr zu verwenden, sondern auf natürliche Weise selbst für unsere Gesundheit zu sorgen.

4 Kritische Masse

Der 11. September 2001 war einer der schlimmsten Tage in der Geschichte Amerikas. An ihm starben nicht nur viele unschuldige Menschen, er ließ auch Ängste vor zukünftigen Kriegen entstehen und rief Sorgen über einen möglicherweise bevorstehenden Bio-Terrorismus wach. Bald nach „9/11" erließ die amerikanische Regierung denn auch mehrere Gesetze, um die „innere Sicherheit" des Landes zu stärken.

Aber was hat Amerikas „Krieg gegen den Terror" mit dem Impfen zu tun? Entscheidend dafür sind zwei neue Gesetze, die für landesweite Empörung sorgten. Aus den Trümmern der Twin Towers erstanden der USA Patriot Act und der Model State Emergency Health Powers Act (MSEHPA) – beide höchst umstritten.

Während jedoch das zweite Gesetz zunächst eher unbeachtet blieb, richtete sich das Rampenlicht bald fast vollständig auf den Patriot Act, obwohl unter Impfgesichtspunkten beide Gesetze gleichermaßen problematisch sind. Ich sage dies, weil die US-Bundesregierung (später gefolgt von den Regierungen mehrerer Bundesstaaten) Gouverneuren und anderen Regierungsrepräsentanten die Befugnis übertrugen, die Bürgerrechte auszusetzen, um „Epidemien zu kontrollieren" und Bio-Terrorismus zu bekämpfen. Kein Wunder, dass dieser gefährliche Schritt vielfach als „Medizin mit vorgehaltener Waffe" bezeichnet wurde.

Proteste aus den verschiedensten Bereichen der Gesellschaft – darunter von profilierten politischen Aktivistinnen und Aktivisten, öffentlichen Interessengruppen, der Association of American Physicians and Surgeons ebenso wie von vielen besorgten Bürgern und Bürgerinnen – konnten nichts ausrichten. Beide Gesetze sind seitdem in Kraft.

Und dies alles trotz lautstarker öffentlicher Kritik, die darauf hinwies, dass beide Gesetze Gouverneuren und örtlichen Behörden diktatorische Macht verleihen und mit einem beachtlichen Missbrauchspotenzial verbunden sind. Und jetzt kommt der Schocker: Als würde sie eine „Pandemie" antizipieren, fügte die US-Regierung der Homeland Security Bill im November eine Zusatzklausel hinzu, die Impfherstellern rechtliche Immunität bei Haftungsklagen versprach.

Warum würde eine Regierung solche ungewöhnlichen Schritte gehen, wenn sie nicht mit Pharmakonzernen konspirierte?

Der Terror warf einen so enorm großen Schatten, wie es die mutmaßlichen Täter vom 11. September es sich gar nicht hätten ausmalen können. Patriot Act und MSEHPA fegten die Bürgerrechte im Interesse der Prävention eines „öffentlichen Gesundheitsnotstands" hinweg. War dies eine bedauerliche Überreaktion der Bundesbehörden oder steckte doch mehr dahinter, als auf den ersten Blick zu erkennen ist?

Lassen Sie uns als erstes den Hintergrund des MSEHPA anschauen. Der Entwurf des Gesetzes wurde bei den CDC in Auftrag gegeben und von einem CDC-Anwalt namens Lawrence Gostin formuliert

Im *Journal of the American Medical Association* wurde Gostin mit der Empfehlung zitiert, im gesundheitlichen Notfall „Einzelnen einen Teil ihrer Autonomie und Freiheit oder auch ihres Besitzes zu nehmen, um die Gesundheit und Sicherheit aller zu schützen".

Erlauben Sie mir, aus dem Gesetz selbst zu zitieren, sodass keine Zweideutigkeiten möglich sind und Sie schwarz auf weiß lesen können, was die US-Gesetzgeber (gewählte Volksvertreter!) verfügten. Im MSEHPA heißt es: *„Bei einem öffentlichen Gesundheitsnotstand sind der Staat und seine örtlichen Vertreter befugt, Eigentum zu nutzen und – falls notwendig – auch zu enteignen, um die Pflege, Behandlung und Unterbringung von Patientinnen und Patienten zu gewährleisten und kontaminiertes Material zu zerstören.*

Sie sind weiterhin befugt, die Pflege, Untersuchung, Behandlung und Impfung von Personen anzuordnen, die krank sind oder einer ansteckenden Krankheit ausgesetzt waren, und diese von der Allgemeinbevölkerung zu trennen, um weitere Ansteckungen zu vermeiden."

Gewieften Gesetzgebern gelingt es immer wieder, selbst die empörendsten Gesetze unschuldig klingen zu lassen. Ohne das juristische Fachchinesisch und in reale Sprache übersetzt, hier die wirkliche Bedeutung: Das Gesetz erlaubt den Gesundheitsbehörden, Personen festzuhalten (Wie harmlos klingt dagegen die

Formulierung „von der Allgemeinbevölkerung zu trennen!"), ihr Eigentum zu beschlagnahmen und zu verbrennen sowie ihnen unbekannte Substanzen (Impfstoffe) zu injizieren – und all dies bei der bloßen Vermutung, sie könnten eine ansteckende Krankheit haben („ansteckend" kann ja auch schon so etwas wie eine gewöhnliche Erkältung sein!). All das aber selbstverständlich nur zum Wohle „aller".

Die verfassungsmäßigen Rechte von 305 Millionen Menschen außer Kraft setzend, erlaubt das MSEHPA den Gesundheitsbehörden, amerikanische Staatsbürger zur Impfung zu zwingen, „und zwar mit den vom Staat ausgewählten Substanzen". Wer sich weigert, macht sich strafbar, kann festgenommen und unter Quarantäne gestellt werden.

Alle, die meinen, dies sei viel Lärm um nichts (Welche Regierung würde schon tatsächlich zu solchen Maßnahmen greifen?), sollten weiterlesen: Das MSEHPA entwarf Gostin ursprünglich 2001 unmittelbar nach den Angriffen mit Anthraxbriefen gleich nach dem Terrorangriff vom 11. September. In weniger als einem Monat zusammengeschrieben, wurde es laut Gostins Textentwurf in Absprache mit mehreren nationalen rechtlichen, gesetzgeberischen und gesundheitsbezogenen Verbänden und Körperschaften vorbereitet.

Diese Behauptung (Lüge) musste der Autor zurücknehmen und aus späteren Versionen des Entwurfs streichen. Wenn mit der Gesetzgebung alles einwandfrei abgesprochen war, warum griff Gostin dann in einem so bedeutsamen Dokument zu einer Lüge?

Der letzte Entwurf des verfassungswidrigen Gesetzes wurde vom Centre for Law and the Public Health herausgegeben. Verstörend ist, dass seitdem mindestens 39 Bundesstaaten der USA Gesetze verabschiedeten, die sich an den Bestimmungen des MSEHPA orientieren.

1. Darf die WHO über unsere Gesundheit entscheiden?

Was sind die möglichen Folgen einer erzwungenen Impfung? Was passiert, wenn die Regierung uns das Recht nimmt zu entscheiden, wer giftige Substanzen in unseren Körper spritzen darf und wer nicht? Was passiert, wenn der Staat Kontrolle über unseren Körper bekommt?

Das mag nach Schwarzmalerei klingen, ist aber die traurige Wahrheit – Tod war oft die Folge, wenn Entscheidungen wie diese den betroffenen Bürgerinnen und Bürgern entrissen wurden. Die Geschichte ist durchzogen von medizinisch dokumentierten Fällen, in denen unter dem Deckmantel eines „öffentlichen Gesundheitsnotstands" experimentelle Impfstoffe injiziert wurden, deren Einsatz vielfach tödlich endete.

Worin könnte das Motiv der Regierung bestehen? Wie an früherer Stelle bereits angesprochen (siehe Kapitel 3: „Gibt es eine Verschwörung?"), sind meist zwei grobe Ziele erkennbar, wenn Regierungen, Weltgesundheitsbehörden und mächtige Pharmariesen sich zusammenschließen. Der offensichtlichste Grund liegt in den Milliarden von Dollar, die diese Lobbys und Kartelle dadurch gewinnen, dass sie giftige Chemikalien in unschuldige Bürgerinnen und Bürger spritzen.

Der zweite Grund ist der Versuch, schwächere Nationen unter die eigene Kontrolle zu bringen, indem man sie im wahrsten Sinne des Wortes *en masse* weiter schwächt und so die Widerstandskraft des Volkes untergräbt. Ein dritter Grund, der von einer Gruppe von Menschen angeführt wird, die man gerne Verschwörungstheoretiker nennt, ist der Versuch der Depopulation, nicht unähnlich den grotesken eugenischen Experimenten, die die Nazis während des Zweiten Weltkriegs einsetzten.

Doch selbst wenn diese Motive nicht vorliegen, können bloßes Unwissen, Herzlosigkeit und mangelnde ethische Überlegungen Babys und Erwachsene mit synthetischen Substanzen, die bestenfalls eine zweifelhafte Erfolgsbilanz aufweisen, zwangsweise verletzen, verstümmeln oder gar töten.

Der Hepatitis B-Impfstoff wird schon seit Langem mit weit verbreiteten, schweren Nebenwirkungen in Verbindung gebracht. Dazu gehören Autoimmunerkrankungen und neurologische Leiden, darunter Multiple Sklerose, Arthritis, optische Neuritis und Lupus.

Der Impfstoff hat mehr Kontroversen entfacht als jeder andere, zumal man ihn verdächtigte, das Vehikel zu sein, durch das AIDS vom Tier auf den Menschen übertragen werden konnte. (Siehe Kapitel 3: „Gibt es eine Verschwörung?")

Ungeachtet dieser Besorgnisse, erhoben Regierungen auf der ganzen Welt die Hepatitis B-Impfung für Kleinkinder zur Pflcht, ja, machten sie in manchen

Ländern sogar zur Eingangsvoraussetzung für den Besuch eines Kindergartens oder einer Grundschule.

In Frankreich dagegen erhoben 15.000 Bürgerinnen und Bürger nach langer Auseinandersetzung und öffentlichem Aufschrei eine Sammelklage gegen die Regierung, die damit endete, dass die Behörden die für Schulkinder angeordnete Zwangsimpfung wieder aussetzen mussten. Leider hatte der Impfstoff zu dem Zeitpunkt schon seinen Tribut gefordert.

Inzwischen gibt es mehrere globale Foren und Bündnisse für Massenimpfprogramme, die dafür sorgen, dass die Kontrolle auf eine ausgewählte Gruppe einflussreicher Menschen übertragen wird. Während nach außen hin die Weltgesundheitsorganisation (WHO) als öffentliches Gesicht all dieser Programme fungiert, stellt sich die interessante Frage, wer eigentlich die WHO und ihre diversen Programme finanziert, mit denen sie so viele Millionen von Menschen erreicht, die alle von ihnen „profitieren".

Tatsache ist, dass manche der umstrittensten Projekte von einigen wenigen weltweit agierenden, gemeinnützigen Stiftungen und Konzernen finanziert werden. Und falls Sie sich fragen, worauf das alles hinauslaufen soll, halten Sie sich vor Augen: Es sind die gleichen Einzelpersonen und Gruppen, die hinter den WHO-Diktaten zu Massenimpfungen und anderen sogenannten Gesundheitsprogrammen stehen.

Nehmen Sie zum Beispiel die Eugenikbewegung, die mit der Wende zum 19. Jahrhundert ihren Anfang nahm. Die Bewegung in ihrer heutigen Form ist eine moderne Agenda zur Kontrolle des Bevölkerungswachstums mit den reichen Industrieländern als Speerspitze. Diese Länder eint die Sorge, unkontrolliert wachsende „Drittweltländer" könnten große Mengen knapper Ressourcen verbrauchen und so der „Ersten Welt" diese Ressourcen rauben. Zu den wichtigsten Ressourcen dieser Art gehört das Öl.

Wussten Sie, dass einige der bekanntesten Philanthropen wie John Rockefeller, Andrew Carnegie, Henry Ford ebenso wie die Bill & Melinda Gates-Stiftung bei der Finanzierung von Projekten zur Kontrolle des Bevölkerungswachstums in Entwicklungsländern durch Sterilisierungsprogramme und andere Maßnahmen unter den Spitzenreitern sind?

Wussten Sie auch, dass unter den größten Geldgebern der WHO die Rockefeller-Stiftung, die Bill & Melinda Gates-Stiftung, die Ford-Stiftung und die britische Rothschild-Gruppe gehören? Wir stehen also vor der Frage: Wer kontrolliert die WHO? Und warum?

In mehreren TED-Conference-Vorträgen stellte Bill Gates diese letzte Frage ohne jede Scheu und beantwortete sie gleich selbst in ungewöhnlicher Offenheit: „Auf der Welt leben heute 6,8 Milliarden Menschen … Sehr bald werden es 9 Milliarden sein. Wenn wir unsere Sache mit neuen Impfstoffen, guter Gesundheitsversorgung und Unterstützung bei der Familienplanung richtig gut machen, können wir die Wachstumsrate vielleicht um 10 bis 15 Prozent senken."

Seit vielen Jahren schon ist Bill Gates ein unermüdlicher Verfechter des Kampfes gegen das Bevölkerungswachstum und der erwähnten Aussage zufolge, scheint er auch zu wissen, wie er dies erreichen kann. Massenimpfungen haben wiederholt gezeigt, dass sie reproduktive Gesundheit und Fruchtbarkeit in geimpften Bevölkerungsgruppen in Afrika und Asien schwächen können. Wenn wir „unsere Sache mit neuen Impfstoffen (…) richtig gut machen", lässt sich das Wachstum dieser Bevölkerungsgruppen seiner Meinung nach deutlich drosseln. Mit anderen Worten: Diese superreichen Einzelpersonen bestimmen, wer das Recht hat, Kinder zu bekommen, und wer nicht.

Impfstoffe, die die Fähigkeit zur Fortpflanzung untergraben, sind die ultimativen Waffen zur Kontrolle der zukünftigen Machtbalance auf der Welt. Ist dies der wahre Grund dafür, warum diese Einzelpersonen und ihre Stiftungen sich in ihrem altruistischen Bemühen, die Welt durch die von ihnen bezahlten Impfkampagnen von allen Infektionskrankheiten zu befreien, nicht beirren lassen?

Ist es wirklich der Wunsch dieser „Mächte hinter den Kulissen", der Menschheit das Überleben zu sichern, indem sie ein Drittel oder mehr töten, damit der Rest sich nicht über die knappen Ressourcen der Erde streiten muss? Oder werden sie von sogar noch düsteren Absichten angetrieben?

Die „philanthropischen" Stiftungen agieren im Verborgenen; sie beeinflussen die Gesetzgebung und üben durch Organisationen wie WHO, Weltbank und UNICEF ebenso wie Regierungsinstitutionen wie CDC und FDA Einfluss auf Regierungshandeln aus. Ich glaube nicht, dass sie diese und ähnliche unglaublich komplexe und einflussreiche Organisationen, die durchaus dafür geeignet scheinen, die Rolle einer Weltregierung zu übernehmen, nur dafür geschaffen haben, uns das Leben auf der Erde einfacher zu machen. Wer natürliche Ressourcen, Lebensmittelvorräte, Wasser, Reisewege und Bildung kontrolliert, hat so ziemlich alles und jeden unter seinen Einfluss gebracht.

Fügen Sie zu alledem noch die Verknüpfung mit der Pharmaindustrie hinzu und das Bild offenbart sich in voller Gänze. Wenn Menschen wie diese Kontrolle über unsere Gesundheit bekommen, kontrollieren sie auch unsere Körper, unsere Lebenserwartung, unsere Kinder und – im Umkehrschluss – unsere Fähigkeit, ihren Motiven und Methoden zu widerstehen. Natürlich handelt es sich um eine durch und durch symbiotische Verknüpfung, da die größten Pharmakonzerne der Welt diese Stiftungen finanzieren und in ihren Vorständen sitzen.

Wenn Sie also das nächste Mal eine Impfkanüle sehen, denken Sie daran: Es ist womöglich nicht das, wonach es aussieht. Aber es gibt Hoffnung. Es gibt aufgeklärte Bürgerinnen und Bürger, die diese machiavellistischen Motive durchschauen und sich gegen solche Impfprogramme stemmen.

2. Erzwungene Impfungen

Im Folgenden werde ich einige Fälle von Zwangsimpfungen beschreiben, um zu zeigen, wie Regierungen Bürgerrechte mit Füßen treten und verfassungsmäßig garantierte Rechte außer Kraft setzen, um Kontrolle über den Willen der Bevölkerung zu erlangen.

Maryland: Erinnern Sie sich an den landesweiten Aufschrei, als ein Gericht in Maryland (USA) 1.600 Eltern in Prince George's County einbestellte, weil die Impfpässe ihrer Kinder nicht auf dem letzten Stand waren?

Aufgrund einer gerichtlichen, vom Generalstaatsanwalt im November 2007 verfassten Anordnung mussten Eltern und ihre Kinder auf dem Gerichtsgelände Schlange stehen und sich Impfstoffe (in manchen Fällen bis zu 17 Dosen!) injizieren lassen. Eltern, die sich weigerten, riskierten eine Gefängnisstrafe bis zu 30 Tagen sowie eine Geldstrafe von 50 Dollar für jeden Tag der „verweigerten Kooperation".

Für weitere Empörung sorgte die Doppelmoral der Gesetzeshüter: Der Staatsanwalt selbst hatte sich geweigert, seine eigenen Kinder gegen Hepatitis B impfen zu lassen (eine der umstrittensten Impfungen auf dem Markt).

Anlass für die offene Verletzung von Bürgerrechten war ein Brief der Schulbehörde, die urplötzlich entdeckt hatte, dass die Impfakten von mehr als 2.300 Kindern nicht den Vorschriften des Bundesstaates entsprachen.

Die Art und Weise, wie die Eltern – fast schon mit vorgehaltener Waffe – dazu gezwungen wurden, ihre Kinder impfen zu lassen, stellt eine unverhohlene Verletzung der Elternrechte dar. (Ähnlich wäre es, Menschen bei einer Verhaftung nicht über ihre verfassungsmäßigen Rechte zu informieren.)

Ich sage dies, weil Kinder nicht einfach unterschiedslos geimpft werden dürfen, sondern vor der Impfung in jedem Einzelfall die Krankengeschichte einschließlich vorheriger Impfungen zu berücksichtigen ist. Außerdem gilt es, die Eltern über mögliche Nebenwirkungen zu informieren und in die nötige Überwachung nach der Impfung einzuweisen. Die absichtliche Einschüchterung durch die Behörden des Bundesstaates Maryland war gewissenlos.

Aber damit nicht genug. Die schockierende Wahrheit über die erzwungene Impfkampagne in Maryland ist, dass sie von kalter Geldgier motiviert war. Eltern, die der Sache auf den Grund gehen wollten, brachten in Erfahrung, dass die örtliche Schulbehörde, die 2.300 Kinder vom Schulunterricht suspendierte, weil sie die vorgeschriebene Impfpflicht nicht erfüllten, den Anspruch auf Gelder der Bundesregierung, des Bundesstaat und anderer Quellen über 63 Dollar pro Kind und Tag verloren hatte. (Rechnen Sie ruhig kurz hoch, es ging um eine enorme Summe.) Offenbar hatte in Maryland weder die Schulbehörde – noch das Gericht oder die Gesundheitsbehörde – die Gesundheit der Kinder im Sinn!

New Jersey: Doch Maryland war nicht der einzige US-Bundesstaat, der Zwangs-impfungen bei Schulkindern ansetzte. Ein vom New Jersey's Public Health Council formuliertes Gesetz, das am 1. Januar 2009 in Kraft trat, machte New Jersey zum ersten Staat, der von Kleinkindern vor dem Besuch einer lizensierten Vorschule und Kindertagesstätte eine Impfung gegen Grippe und Lungenentzündung verlangte; bis zum fünften Lebensjahr sollte dann noch eine Meningitis-Impfung und eine DTaP-Auffrischung folgen.

Mehrere Monate später, im August 2009, brachte ein US-Bundesgericht diese Regelung in New Jersey (und damit auch in jedem anderen Bundesstaat) mit einem Unterlassungsurteil zu Fall. Nach diesem Urteil dürfen niemandem, der sich nicht gegen Grippe impfen lassen will, staatliche Dienstleistungen oder verfassungsmäßige Rechte vorenthalten werden.

Texas: Seitdem die US-Bundesbehörden das Impfen unter die Zuständigkeit des Patriot Act stellten, scheinen verfassungsmäßige Rechte landesweit zur Interpretationssache geworden zu sein. Als nächster Bundesstaat nach Maryland und New Jersey machte das Gesundheitsministerium von Texas im April 2009 zusätzliche Impfungen für Schulkinder zur Pflicht.

Nach dem neuen Plan müssen sich Kinder, die das siebte Schuljahr besuchen wollen, zusätzlich gegen Meningitis und Tetanus impfen lassen, wobei letztere Impfung angeblich auch gegen Keuchhusten schützt.

Wer den Kindergarten besuchen will, muss sich, falls noch nicht geschehen, gegen Windpocken impfen lassen. Auch Hepatitis A und zwei Dosen MMR-Impfstoff stehen auf dem Impfprogramm.

Nach Aussagen des staatlichen Gesundheitsdienstes sollen die zusätzlichen Impfungen „Krankheiten in Schulen wirksam ausmerzen". Übersetzt bedeutet dies, dass 345.000 Schulkinder große Mengen fremder DNA, fremder RNA, Fötalgewebe und Quecksilber eingespritzt bekommen, die ihr Immunsystem schädigen und ihr Risiko für andere Krankheiten in späteren Lebensjahren erhöhen können.

Was in Texas geschah, war nicht ungewöhnlich. Eltern werden in der Regel dazu „gedrängt", ihre Kinder impfen zu lassen, ehe sie die Chance haben, sich über mögliche Gefahren zu informieren oder sich zum Protest zusammenzuschließen.

Eine wahre Flut an E-Mails und Briefen von Schulen und Gesundheitsbehörden, eilig organisierte Impf-„Camps" auf den Schulhöfen und intensive Propaganda von Gruppen wie der Houston Area Immunization Partnership brachten Eltern, wie wohl kaum anders zu erwarten, rasch dazu, sich mit ihren Kindern in die Impfschlangen einzureihen. Das hektische Treiben ließ keinen Raum für das Elternrecht auf informierte Zustimmung – ein Aspekt, den ich später in diesem Kapitel noch aufgreifen werde.

Mütter in Todesgefahr: Im Oktober 2008 gab das mit den CDC verbundene National Center for Immunization and Respiratory Diseases eine weitere seiner vielen Empfehlungen ab. Diesmal bestand die Zielgruppe aus jungen Frauen, die gerade entbunden hatten. Der Empfehlung zufolge sollten sie – ebenso wie alle Mädchen im gebärfähigen Alter noch vor dem ersten Geschlechtsverkehr – die DTaP-Impfung erhalten, um während einer möglichen Schwangerschaft das Risiko von Pertussis oder Keuchhusten auszuschließen.

Der DTaP-Impfstoff ist eine chemische Zubereitung, die angeblich gegen Diphtherie, Tetanus und Pertussis (Keuchhusten) schützt, sich aber für Kleinkinder und Erwachsene mit vorgeschädigtem Immunsystem als fatal erweisen kann. Zunächst klang die Empfehlung nur wie alle anderen, routinemäßig von der CDC ausgegebenen Empfehlungen. Alarmierend war jedoch, dass das Forrest General Hospital in South Mississippi Wöchnerinnen massiv bedrängte, sich vor der Entlassung aus dem Krankenhaus eine DTaP-Spritze geben zu lassen.

Ich erwähne dies als Beispiel dafür, wie die Bürgerrechte einmal mehr von Gesundheitsbehörden missachtet wurden. Es war kein Fall von Zwangsimpfung, illustrierte jedoch, wie Angstmacherei unschuldige Menschen so einschüchtern kann, dass sie schließlich „ja" sagen.

Nach einer Entbindung sind Frauen mit großer Wahrscheinlichkeit leichter zu beeinflussen. Daher die Häufigkeit, mit der die Frauen einwilligen, zumal wenn Pflegekräfte und Ärzte beteuern, es handele sich um eine offizielle Empfehlung der CDC.

Frauen in solchen Situationen sollten bedenken, dass manche Krankenhäuser auf Geheiß von Pharmafirmen und Impfstoffherstellern handeln, die nur den schnellen Gewinn vor Augen haben und nicht lange fackeln, ehe sie die Gesundheit ihrer Patientinnen und Patienten aufs Spiel setzen. Es gilt achtsam zu sein und sich vor Menschen, die andere zum Impfen drängen, in Acht zu nehmen, auch wenn sie weiße Kittel tragen!

Einreisegesetze: Impfstoffhersteller sind immer auf der Suche nach leichter Beute. Schließlich handelt es sich um einen äußerst lohnenden Markt. Beim Pushen ihres höchst umstrittenen Hepatitis B-Impfstoffs namens Gardasil, nahmen Merck & Co. als Erstes die öffentlichen Schulen ins Visier. In Texas kam es 2007 zu einem Sturm der Entrüstung, als Gouverneur Rick Perry (siehe Kapitel 3: „Gibt es eine Verschwörung?") anordnete, jede Sechstklässlerin müsse mit Gardasil gegen Gebärmutterhalskrebs geimpft werden.

Ohne Rücksicht auf die Kontroverse gingen Merck & Co. noch einen Schritt weiter und empfahlen den Impfstoff gleich auch noch für Jungen zur Prävention von Genitalwarzen. Die FDA gab diesem Vorhaben schließlich im Oktober 2009 seine Zustimmung; bis zu dem Zeitpunkt hatte der Impfhersteller bereits Milliarden von Dollar allein aus dem Verkauf des Impfstoffs an Gewinn gemacht.

Ein Jahr davor hatten Merck & Co. bei der US-Regierung und der US-Immigrationsbehörde (USCIS) einen gewinnträchtigen Coup gelandet: Für alle, die eine dauerhafte Aufenthaltserlaubnis in den USA beantragten, wurde eine HPV-Impfung vorgeschrieben – und all dies ungeachtet der ernsten Besorgnisse wegen der fragwürdigen Erfolgsbilanz dieses Impfstoffs, der mit schweren oder gar tödlichen Reaktionen wie Blutgerinnseln, Schlaganfällen und Guillain-Barré-Syndrom in Verbindung gebracht worden war!

3. Das Gesetz zur Zwangsimpfung

Als ob die gesetzliche Lage bis dahin nicht schon verwirrend genug gewesen und manchmal vielleicht sogar mit Absicht widersprüchlich erschienen wäre, hat der Ausbruch der Schweinegrippe im Jahr 2009 und die durch diese „Pandemie" hochgeschaukelte Hysterie die Situation noch weiter vernebelt.

Besonders der US-Bundesstaat Massachusetts stand wegen seines Pandemic Response Acts, das dem Gouverneur gestattet, einen Notstand auszurufen und unbescholtene Bürgerinnen und Bürger als Terrorverdächtige zu behandeln, wenn sie sich den angeordneten Zwangsimpfungen nicht unterwerfen, im Fokus der Kontroverse.

Trotz der lautstarken Proteste von Bürgerrechtsgruppen, Elternforen, Anwälten, Verbraucherschützern und anderen besorgten und aufgeklärten Bürgern gab das Repräsentantenhaus dem Gesetz im August 2009 grünes Licht.

Nie zuvor hatte ein US-Bundesstaat der Polizei gestattet, sich in gesundheitliche Maßnahmen wie Impfungen einzumischen. Nach dem Gesetz darf sie sich nun mit Gewalt und ohne richterlichen Beschluss Zugang zu Privatwohnungen verschaffen, Menschen zwangsweise in Quarantäne bringen, Kinder aus ihren Familien herausreißen und gegen ihren Willen (und den Willen ihrer Eltern) impfen lassen, wenn der Gouverneur des Staates den Ausnahmezustand erklärt. Bürgerinnen und Bürgern, die sich solchen, „im Interesse der öffentlichen

Gesundheit" angeordneten Maßnahmen widersetzen, können ohne Anklage oder Verfahren ins Gefängnis kommen.

Bricht eine Pandemie aus, scheinen sie kaum eine andere Wahl zu haben, als sich dem Staat zu unterwerfen oder sich einer Anklage auszusetzen. Und der Staat wiederum folgt dem Diktat der WHO mit ihren 194 Mitgliedern. potenziell können also die Bevölkerungen von 194 Ländern ähnlichen Maßnahmen unterworfen werden wie in Massachusetts, wenn ihre jeweiligen Regierungen sich dazu entschließen!

Diese unfassbaren Zwangsmaßnahmen – von vielen als „Gestapo-Methoden" gebrandmarkt – haben eine Debatte darüber entfacht, welche Alternativen Bürger haben, wenn sie staatlicherseits mit einer solchen Tyrannei konfrontiert sind. Viele Menschen gründeten deshalb Foren und trugen die Kritik an ihre Abgeordneten heran – immer in der Hoffnung, ihre politischen Repräsentanten davon überzeugen zu können, Zwangsmaßnahmen gegen die eigene Bevölkerung nicht zuzulassen.

Sieht man Massenimpfungen im historischen Kontext, wird klar, wie mühsam diese Aufgabe ist. Gesetze zugunsten von Zwangs- und Massenimpfungen gehen auf das 19. Jahrhundert zurück, als noch die Pocken grassierten (siehe Kapitel 2: „Historische Pannen"). Schon damals regte sich allerdings eine öffentliche Gegenwehr, die einige Bundesstaaten dazu brachte, gegen die Zwangsmaßnahmen zu stimmen.

Ein gewisser Wendepunkt ergab sich Anfang des 20. Jahrhunderts mit dem Fall Jacobson gegen Massachusetts. 1905 wies das oberste Gericht der USA eine Klage ab, die bei Zwangsimpfungen das Selbstbestimmungsrecht der Bürgerinnen und Bürger verletzt sah. Das Gericht hatte damit den Grundtenor für staatliche Impfgesetze vorgegeben und die Bundesbehörden gaben seither allen Bundesstaaten ausdrücklich das Recht, ihre eigenen Impfgesetze zu erlassen.

Zudem hat das oberste Gericht die Bundesstaaten in verschiedenen Gerichtsprozessen gegen Zwangsimpfungen immer wieder unterstützt, was die Sache der Bürger noch schwieriger macht. Mehr noch, die einzelnen Staaten sind den Richtlinien der Bundesbehörden verpflichtet, die wiederum der äußerst pharmafreundlichen Agenda der CDC folgen. Im wahrsten Sinne des Wortes handelt es sich hier um einen Teufelskreis.

Dank weitverbreiteter Ausbrüche von Masernerkrankungen kam es in den 1960er-Jahren zu strengeren rechtlichen Vorschriften, nach denen es kein Zurück mehr gab. Die Pharmakonzerne brachten immer neuere Impfstoffe auf den Markt – und dazu Impfstoffe gegen immer mehr Krankheiten.

Dann kam der Durchbruch. Die Impfstoffhersteller hatten einen nie versiegenden, lukrativen Markt für ihre toxischen Cocktails gefunden: Kinder. Durch Angstmacherei bei dafür anfälligen, ängstlichen und schlecht informierten Eltern begannen sie Hand in Hand mit den politischen Entscheidungsträgern, ihre Produkte mithilfe des Schulsystems zu pushen – und zwar vom Kindergarten aufwärts! Kein Wunder, dass die Anzahl von Impfungen bei Babys und Kleinkindern mit den Jahren stetig wuchs.

Jeder Staat hat seine eigenen Impfgesetze, die regeln, welche Impfungen in welchem Alter und in welchem Schuljahr verabreicht werden müssen. Aus diesem Zwangssystem gibt es kein Entrinnen – es sei denn, man schickt sein Kind nicht zur Schule. Das geht aber auch nicht so einfach: Wer sein Kind nicht zur Schule schickt, macht sich wegen Verletzung der Schulpflicht strafbar!

Dennoch gibt es gewisse Rechte, die jedem Bürger selbst angesichts einer Zwangsimpfung zustehen. Auch die Gesundheitsbehörden haben gewisse Regeln und Vorschriften zu befolgen.

Recht auf Zustimmung nach erfolgter Aufklärung: Kein Bürger kann gezwungen werden, sich einer Impfung zu unterziehen. Er muss über die möglichen Risiken, Komplikationen und Nebenwirkungen des Impfstoffes und der Begleitsubstanzen aufgeklärt und mit dem von CDC oder FDA herausgegebene Informationsmaterial versorgt werden. Vor jeder Impfung muss die umfassende Aufklärung erfolgen.

Das Recht auf Zustimmung nach erfolgter Aufklärung wurzelt im National Childhood Vaccine Injury Act von 1986, der alle Ärzte und andere mit Impfungen befasste Fachkräfte verpflichtet, die Eltern vor dem Eingriff mit schriftlichen Informationen zu den verwendeten Impfstoffen zu versorgen.

Es ist dieses Recht, das Bürgern und Eltern im Fall von Massen-Impfkampagnen genommen wird. Das Schüren von Angst und Massenhysterie mit gleichzeitiger Einschüchterung nötigt Menschen dazu, aus Angst ihr „Einverständnis" zu erklären. Unter diesen Umständen ist es äußerst unwahrscheinlich, dass die

Betroffenen den Einsatz eines Impfstoffs kritisch hinterfragen; in der Regel wird ihr Schutzinstinkt sie dazu bringen, der Impfung zuzustimmen.

Freistellung: Alle 50 Bundesstaaten der USA schreiben einen Impfplan für Kinder und Jugendliche auf Schulen oder Colleges vor. Auch wenn die Anzahl der Impfungen sowie die Impfstoffe von einem Staat zum anderen variieren, haben alle staatlich lizensierten Bildungseinrichtungen strenge Impfregeln.

Wussten Sie jedoch, dass Eltern Zwangsanordnungen aus medizinischen Gründen widersprechen können? Zum Beispiel, wenn Ihr Kind auf frühere Impfversuche empfindlich reagierte, können Sie eine Freistellung von weiteren Impfungen beantragen.

In den einzelnen Bundesstaaten gibt es hierfür unterschiedliche Vorschriften. Während einige einen einfachen Brief vom Hausarzt akzeptieren, in dem die Gründe für die beantragte Freistellung aufgeführt sind, beanspruchen andere für sich das Recht, die Angaben des Arztes zu überprüfen und gegebenenfalls sogar zu verwerfen.

Ebenfalls in Feld geführt werden können religiöse Gründe, da manche Glaubensrichtungen Impfungen oder jede andere Art von invasiver medizinischer Behandlung verbieten. Während einige Staaten den Begriff „religiöse Überzeugungen" sehr allgemein definieren, machen andere dies von der Mitgliedschaft in einer bestimmten Religionsgemeinschaft abhängig. Auch in dieser Hinsicht genügt einigen Staaten die schriftliche Bescheinigung eines Geistlichen, während andere strenger sind und auf einer eidesstattlichen Versicherung bestehen.

Die Freistellung von einer Impfung aus religiösen Gründen geht auf den Ersten Zusatz zur US-Verfassung zurück, der jedem Bürger das Recht auf freie Religionsausübung zusichert. Um dieses Recht auszusetzen und eine Impfung durchzudrücken, muss der Staat das Vorliegen „eines zwingenden staatlichen Interesses" nachweisen, das zum Beispiel in der Verbreitung übertragbarer Krankheiten bestehen kann.

Interessanterweise haben religiöse Gruppen wie die Amish, die das genannte Grundrecht für sich in Anspruch nehmen und in ihren Gemeinden keine Impfungen zulassen, keine übertragbaren Krankheiten und keine autistischen Kinder. Mir leuchtet das völlig ein. Dank des großartigen Schutzinstinkts meiner Mutter habe ich selbst nie eine Impfung bekommen, war wegen meines gesunden, starken Immunsystems seit 38 Jahren nicht mehr beim Arzt und hatte seit Jahrzehnten keine Grippe mehr.

Drittens sind ethisch-philosophische Gründe für einen Antrag auf Freistellung zulässig. Damit ist ein persönliches Überzeugungssystem gemeint, das jemanden davon abhält, sich impfen zu lassen.

Es handelt sich dabei um die subjektivste Begründung, doch lassen Sie mich illustrieren, was passiert, wenn Eltern sich zusammenschließen, um gemeinsam für ihre Rechte zu kämpfen. In Texas mag es sieben Jahre und in Arkansas zwei Jahre gedauert haben, in beiden Staaten haben die Bürger jedoch am Ende das Recht erkämpft, aus ethischen, religiösen oder Gewissensgründen eine Freistellung von der Impfpflicht zu erlangen.

Seitdem stehen die Gesetzgeber der Bundesstaaten unter dem zunehmenden Druck der über diesen hart erkämpfen Sieg verärgerten Bundes-Gesundheitsbehörden, die von ihnen erwarten, dass sie Freistellungen widerrufen. Im Jahr 2010 erlaubten 48 von 50 Staaten Freistellungen aus religiösen Gründen, während 18 persönliche, philosophische und ethische Gründe akzeptierten.

Natürlich ist dies einfacher gesagt als getan, denn Eltern müssen zahlreiche Formalitäten erfüllen, um eine Ausnahme beantragen zu können – und ob diese dann auch tatsächlich gewährt wird, bleibt dahingestellt. Dennoch kann es nicht überraschen, dass immer mehr Bürger diesen Weg gehen, um sich erzwungenen Impfungen vielleicht doch noch entziehen zu können. Ebenso wenig überrascht die Tatsache, dass es immer schwieriger wird, Freistellungen aus medizinischen und religiösen Gründen zu erwirken.

Wie auch immer man es betrachten mag – sich umfassend zum Thema Impfung zu informieren ist der erste Schritt, um den Staat davon abzuhalten, Ihnen fremde chemische Substanzen einspritzen zu lassen. Wie bereits an früherer Stelle erwähnt, haben alle Bundesstaaten Impfgesetze, doch sind diese von Staat zu Staat unterschiedlich. Informieren Sie sich ausführlich über die für Sie geltenden Regelungen, damit sie eine gut informierte Entscheidung für sich selbst und Ihre Familie treffen können. Da sich immer mehr Menschen der schädlichen Folgen schulmedizinischer Maßnahmen bewusst sind, gibt es zahlreiche Foren und Interessengruppen, die sich für die Wahrung der Bürgerrechte einsetzen. Einem dieser Foren beizutreten könnte sich als gute Idee erweisen.

Hier ein Beispiel dafür, was einige Minuten Internetrecherche alles offenbaren können. Eine einfache Suche kann zum Beispiel zeigen, dass die CDC und die American Academy of Pediatrics die Impfung aller Kinder mit MMR (Masern, Mumps, Röteln)-Impfstoff empfehlen, laut Gesetz Ihres Bundesstaates Kinder aber nur gegen Masern und Röteln geimpft werden müssen.

Das Impfen durchdringt immer mehr Lebensbereiche und kann wichtige Entscheidungen in den Bereichen Adoption, Sorgerecht (bei Scheidungsverfahren), Krankenversicherung, medizinische Versorgung und Immigration beeinflussen.

In einem fragwürdigen Trend, der weiter illustriert, wie stark die Pharmaindustrie Regierungen und die medizinische Zunft im Griff hat, verweigern inzwischen immer mehr Kinderärzte die Behandlung von Kindern, die nicht alle gesetzlichen Impfvorgaben erfüllen.

Es hat Fälle gegeben, in denen Krankenhäuser Eltern beim Jugendamt anzeigten, weil sie ihr Kind nicht impfen ließen. So empörend dies auch sein mag, es ist die bittere Wahrheit. Auch aus diesem Grund ist es zwingend notwendig, dass Sie sich über die gesetzliche Situation gründlich informieren.

Soldatinnen und Soldaten: Alle Mitglieder der Armee, insbesondere neue Rekruten, sind die Lieblings-Versuchskaninchen der Impfhersteller für ihre Massenimmunisierungskampagnen. Truppenangehörige müssen sich im Namen der Kampfbereitschaft allen möglichen Impfungen unterwerfen. Soldatinnen und Soldaten haben kaum eine andere Wahl, als endlose Injektionen über sich ergehen zu lassen, die sie vor Pocken, Anthrax, Ricin und anderem schützen sollen.

Etliche sind an den häufig noch nicht ausgereiften experimentellen Impfstoffen gestorben, andere durch sie schwer krank geworden. Ähnlich wie Frauen in unfreiwilligen Ultraschalluntersuchungen wurden sie zu Versuchspersonen in großen Arzneimittelstudien. Wo sonst könnte die Pharmaindustrie auf legale Weise Gifte an Menschen ausprobieren?

In der Armee hat man leider wenig zivile Rechte. Soldatinnen und Soldaten können Impfungen nicht verweigern. Wer sich nicht spritzen lässt, riskiert Militärgericht und Inhaftierung oder zumindest eine unehrenhafte Entlassung.

Zu den häufigen Nebenwirkungen der vielen Impfungen, die US-Soldaten über sich ergehen lassen mussten, gehören Gelenkschmerzen, extreme Erschöpfung und Gedächtnisverlust. Der im Golfkrieg 1992 zum Einsatz gekommene Anthrax-Impfstoff ist ein solcher Fall. (Siehe Kapitel 3: „Gibt es eine Verschwörung?")

Zwar sind auch in der Armee Freistellungen aus medizinischen und religiösen Gründen möglich, doch müssen sie vor der Verpflichtung beantragt werden. Einmal Teil der Armee, gehört der Körper der Soldatinnen und Soldaten dem Verteidigungsministerium, dem immer wieder einmal Experimente an Menschen vorgeworfen wurden.

4. Warum ständig aufgefrischt werden muss

Im Zusammenhang mit Zwangsimpfungen stellen sich mehrere moralische Fragen, die dank der von Impfherstellern in Zusammenarbeit mit politischen Entscheidungsträgern verbreiteten Mythen leider allzu oft in Vergessenheit geraten.

Zum Beispiel fragt man sich: Wenn Impfstoffe wirklich so wirksam sind, wie die Pharmafirmen es gern behaupten, warum sollen wir dann eine Krankheit fürchten, gegen die große Teile der Bevölkerung bereits geimpft sind?

Schließlich heißt es vonseiten der Impfstoffhersteller immer wieder, dass eine Impfung für eine voll durchgeimpfte Bevölkerung einem 95-prozentigen Schutz gleichkommt. Im Umkehrschluss kann daraus aber nur folgen, dass die gleiche Impfung bei 5 Prozent der Geimpften vollständig versagt.

In Wirklichkeit liegt die Versagensrate jedoch viel höher, was die Arzneimittelhersteller jedoch nie zugeben würden, zumindest nicht direkt. Während der raschen Verbreitung von Keuchhusten in Kalifornien im Jahre 2010 drängten die Gesundheitsbehörden die Bevölkerung, sich erneut impfen zu lassen. Warum sollte eine erneute Impfung notwendig sein, wenn die Bevölkerung bereits durch eine frühere Impfung Immunität erlangte? Ist zweimal immunisieren besser als einmal? Würde das nicht bedeuten, dass die Impfung gegen Keuchhusten gar nicht wirkt? Und wie können Behörden der Bevölkerung zwangsweise Substanzen einspritzen lassen, von denen sich nicht einmal sagen lässt, ob sie überhaupt wirksam sind?

Ein weiterer enormer Trugschluss wird von Impfherstellern genutzt, um einer ahnungslosen Bevölkerung ihre Produkte aufzudrängen. Dies läuft unter der Überschrift „Herdenimmunität". Drehen Sie die obige Aussage über die 95-prozentige Immunität einfach um – und schon bekommt sie eine andere Bedeutung: Wenn 95 Prozent einer Bevölkerung gegen eine Krankheit geimpft sind, ist die gesamte Bevölkerung davor geschützt.

Das Problem mit diesem Argument besteht darin, dass es auf *natürliche* Immunität, nicht aber auf künstlich erzeugte „Immunität" zutrifft. Das bedeutet, dass 95 Prozent der Bevölkerung einer Krankheit ausgesetzt gewesen sein müssen, damit auch die restlichen 5 Prozent davor geschützt sind. Eine künstliche Immunisierung der Bevölkerung kann den versprochenen Schutz nicht bieten.

Wie in Kapitel 1 („Der Impfmythos") angesprochen, bringt natürlich erworbene Immunität tatsächlich einen lebenslangen Schutz, während dies durch Impfungen nicht zu erreichen ist. Irgendwann entdeckten auch die Impfhersteller – und versuchten sofort, es zu vertuschen -, dass eine durch Impfstoffe erzeugte Immunität (gemessen am bloßen Vorkommen von Antikörpern, was nicht ausreicht, um wirklich gegen eine Krankheit geschützt zu sein), abhängig vom jeweiligen Impfstoff häufig nur etwa ein Jahrzehnt, manchmal aber auch bloß zwei Jahre andauert.

Deshalb erfanden Sie die berühmten „Auffrischungsimpfungen", deren Name suggeriert, dass ihr toxischer Cocktail den ursprünglichen Impfstoff in noch besserer Qualität enthält. In Wirklichkeit ist die sogenannte Auffrischung nicht mehr als das Altbekannte – eine weitere Dosis des gleichen Impfstoffs. Wer die Auffrischung bekommt, wird also zweimal gegen die gleiche Krankheit geimpft!

Die nächste Überraschung für die Pharmafirmen ließ nicht lange auf sich warten: Auch die Auffrischungen bieten keine „lebenslange" Immunität! So setzte die Natur die klügsten Köpfe der Medizinwissenschaft in ihrem eigenen Spiel schachmatt. Um ihre Fehlbarkeit zu verdecken, dachten sie sich eine Strategie zur Gehirnwäsche der Öffentlichkeit aus: Sie behaupteten einfach, ein Teil des Impfplans bestünde von vornherein darin, dass man später als Erwachsener erneut geimpft werden müsse.

So kommt es, dass nicht nur Schulen, sondern auch Hochschulen Auffrischungsimpfungen gegen bestimmte Krankheiten vorschreiben, darunter selbst einfache Kinderkrankheiten wie Masern, Windpocken und Mumps. Wie

Schüler sind auch Collegestudenten eine fest umrissene Zielgruppe mit garantierten Absatzmöglichkeiten.

Aber noch eine weitere Auswirkung des Impfstoffversagens kann den Befürwortern die Tour vermasseln. Wenn Impfstoffe keine lebenslange Immunität bieten und die Versagensrate signifikant hoch ist, geht ein großer Prozentteil der Bevölkerung, vor allem jene, die vor 50 Jahren geimpft wurden, ohne den für sicher gehaltenen Schutz durchs Leben!

Würde das nicht mindestens halb Amerika für die Ansteckung mit tödlichen Krankheiten anfällig machen? Wieso haben wir dann seit so langer Zeit keine Massenepidemie mehr erlebt? (Warum die Schweinegrippe von 2009 hier nicht als Gegenargument herhalten kann, sehen wir noch in Kapitel 7: „Schweinegrippe – Die Pandemie, die nicht ausbrach".)

5. Ein Sturm aus Angst

Politische Entscheidungsträger lernen offenbar nie aus Fehlern der Vergangenheit. Manchmal geschieht das aber auch absichtlich. Ich denke dabei an die Versuche, „Epidemien" und „Pandemien" zu erzeugen, die für Impfstoffhersteller die größten und lukrativsten Märkte schaffen. Nicht nur erzielen die Pharmafirmen Milliarden von Dollar aus dem Verkauf ihrer Impfstoffe, auch politische Entscheidungsträger und die höheren Mitarbeiter von Gesundheitsbehörden profitieren in solchen „Notfällen" von üppigen Provisionen seitens der Hersteller. Bei so hohen Gewinnchancen ist das Lostreten von Massenhysterien die schnellste Methode, Milliarden von Dollar unter scheinbar plausiblen Vorwänden zu verdienen. Für einige der Betroffenen hat dies allerdings in der Regel krankmachende oder gar todbringende Folgen.

Ein solcher „pandemischer Sturm" traf die amerikanische Öffentlichkeit 1976 in Form des inzwischen weithin als „Schweinegrippendebakel von 1976" bekannten Geschehens. Offiziell spricht man vom „Nationalen Grippe-Immunisierungsprogramm" – eine katastrophale Massen-Impfkampagne, von der man annimmt, dass sie Gerald Ford die Präsidentschaft und den Direktor der CDC seine Karriere kostete.

1979, also drei Jahre später, erfuhr die Öffentlichkeit dank einer Exklusivmeldung des Fernsehsenders CBS die schockierende Wahrheit hinter dem Ende des Impfprogramms. Bis dahin hatten jedoch bereits 46 Millionen Amerikanerinnen und Amerikaner den fraglichen Impfstoff verabreicht bekommen – 25 waren daran gestorben und 500 am Guillain-Barré-Syndrom erkrankt, einer neurologischen Krankheit, die zu Lähmungen führt.

Das Debakel begann im Februar 1976, als ein Rekrut in Fort Dix in New Jersey erkrankte, auf dem Kasernengelände zusammenbrach und kurz darauf starb. Einige Tage später zeigten einige seiner Kollegen ähnliche Symptome, wurden aber wieder gesund. Als Nächstes wurden zwei ähnliche Fälle in Virginia bekannt, die aber zum Glück ebenfalls gut ausgingen. Trotzdem reichten diese Vorfälle den CDC zu der Aussage, die „Schweinegrippe" sei „ausgebrochen".

Das Urteil der CDC, die Rachenabstriche der verstorbenen Rekruten und anderer Soldaten, die später erkrankten, untersucht hatten, lautete, sie seien alle an einem „der Schweinegrippe ähnlichen Virus" erkrankt.

Einen Monat später, im März 1976, drängten die Vorsitzenden aller öffentlichen Gesundheitsbehörden, angeführt vom Direktor der CDC, Dr. David Sencer, Präsident Ford zu einem Massen-Impfprogramm für die gesamte USA.

Diese Kampagne, zu deren Beginn der Präsident seine inzwischen berühmte Ankündigung, „jeder Mann, jede Frau und jedes Kind" solle geimpft werden, vom Stapel ließ, kostete die amerikanischen Steuerzahler nicht weniger als 137 Millionen Dollar – Geld, das wie selbstverständlich in die Kassen der Pharmafirmen floss – und zweifellos auch in die jener Regierungsmitglieder, die sie unterstützt hatten.

Das Anfang Oktober begonnene Programm musste jedoch 10 Wochen später nach ernsten öffentlichen Protesten wieder abgebrochen werden. Zu denen war es gekommen, weil innerhalb weniger Tage überall im Land Fälle von Guillain-Barré-Syndrom bekannt wurden. Offenbar hatte der Impfstoff diese seltene neurologische Erkrankung ausgelöst. Zu diesem Zeitpunkt waren bereits 25 Prozent der amerikanischen Bevölkerung geimpft worden.

Eine noch schlimmere Wahrheit kam jedoch erst später ans Tageslicht. 1979 führte der Fernsehsender CBS ein Interview mit Dr. Michael Hattwick, der drei Jahre zuvor dem Forschungsteam im Umfeld der Massenimpfung gegen Schweingrippe vorgestanden hatte.

In dem Interview machte Dr. Hattwick eine brisante Aussage: Er habe die Verfechter der Kampagne vor dem Risiko neurologischer Komplikationen durch den Impfstoff gewarnt.

Dazu befragt, leugneten sie, von Dr. Hattwick gewarnt worden zu sein. Mit dokumentarischen Beweisen konfrontiert, sagte Dr. Sencer, „in der Wissenschaft habe der Konsens geherrscht, dass die Hinweise auf neurologische Störungen im Hinblick auf die Grippeimpfung überbewertet würden und zwischen beiden keine echte Verbindung bestünde."

So leichthin formulierte der CDC-Direktor, eine der sogenannten Säulen der öffentlichen Gesundheit in den USA, die Grabinschrift für 25 Bürgerinnen und Bürger und ließ mindestens 500 andere lebenslanger Behinderung anheimfallen.

Als Spätfolge des katastrophalen Debakels zahlt die US-Regierung noch immer Milliarden an Schadensersatzansprüchen an Opfer und deren Angehörige, die seitdem die Regierung verklagten.

6. Perlen vor die Schweinegrippe

Während die Regierung sich weigert, aus den Fehlern der Vergangenheit zu lernen, hat die Geschichte vielen Bürgerinnen und Bürgern wertvolle Lektionen erteilt. Auch die Schweinegrippe von 2009 führte in den USA und in Europa zu Impfaktionen, doch gibt es inzwischen eine wachsende Gruppe aufgeklärter Bürger, die bereit sind, für ihre Rechte einzustehen. Der Schlüssel zu diesem ermutigenden Trend liegt darin, sich selbst über die Risiken und Gefahren von Impfstoffen zu informieren und sich mit anderen zum gemeinsamen Widerstand zusammenzuschließen.

Doch ehe wir näher auf diese erfreulichen Beispiele eingehen, möchte ich das Schlaglicht auf Deutschland und den öffentlichen Zorn richten, der sich während der dortigen Schweinegrippe-„Epidemie" entfachte.

Während in Deutschland schon der Ruf nach Massenimpfungen laut wurde, schien es, als ob Kanzlerin Angela Merkel, andere Politiker, hohe Militärs, Bürokraten und das Personal des Paul-Ehrlich-Instituts, einer elitären medizinischen Forschungseinrichtung, der Regierung mehr wert seien als der Rest der Bevölkerung.

Der öffentliche Zorn entzündete sich an einem durchgesickerten Dokument aus dem Innenministerium, das für Merkel und die übrige Führungsriege des Landes Celvapan, den Impfstoff von Baxter International, bestellt hatte, während der Rest der Bevölkerung Pandemrix von GlaxoSmithKline bekommen sollte.

Der Grund: Pandemrix enthielt einen Zusatzstoff namens Squalen, der über die Jahre mit schwerwiegenden neurologischen Krankheiten wie Multiple Sklerose, Lupus und Nierenschäden ebenso in Verbindung gebracht worden war wie mit dem berüchtigten Golfkrieg-Syndrom.

Das vom US-amerikanischen Pharmariesen Baxter hergestellte Celvapan dagegen enthielt den Zusatzstoff nicht, sodass weniger Nebenwirkungen zu erwarten waren.

Der Sturm legte sich erst, als ein Sprecher Merkels schließlich öffentlich erklärte, dass die Kanzlerin im Fall des Falles wie alle anderen auch eine Spritze mit Pandemrix bekäme.

Kontroversen wie diese bestätigen Verdachtsmomente zu den Motiven von Regierungen, und die Heuchelei auf den Korridoren der Macht verrät ihre Komplizenschaft bei dem Verüben von Verbrechen gegen die Menschlichkeit. Doch als seien sie getrieben, folgen sie auch weiter ihrer schurkischen Selbstbedienungsmentalität – häufig mit tödlichen Folgen für die Allgemeinheit.

Dennoch ist es ermutigend, dass es selbst zu der Zeit, als im Zusammenhang mit der Schweinegrippe verängstigte Bürgerinnen und Bürger vor öffentlichen Gesundheitszentren und Notfallsprechstunden Schlange standen und öffentliche Plätze sich in provisorische Impfkliniken verwandelten, immer auch deutlich vernehmbare Proteste gab.

In Deutschland berichteten die Zeitungen sogar von einer „offenen Rebellion" von Teilen des medizinischen Fachpersonals und der Kinderärzteschaft gegen den Einsatz toxischer Impfstoffe gegen die Schweinegrippe. In Dänemark weigerten sich Angehörige des öffentlichen Dienstes, sich impfen zu lassen, weil sie meinten, die Symptome der Grippe seien doch relativ mild und rechtfertigten nicht, dass sie ihr Leben aufs Spiel setzten.

Eine landesweite Umfrage in Finnland noch vor dem Eintreffen des Impfstoffs legte nahe, dass 75 Prozent der Bevölkerung sich einer Impfung verweigern würden. Eine breite Welle des Widerstands, wenn sie denn organisiert auftritt und auch die Volksvertreter mit ins Boot nimmt, könnte auch in den USA helfen, einige unserer drakonischen Gesetze zu kippen.

7. Schleusentore zum Genozid?

Eine wichtige Frage: Was macht man, wenn man „schmutziges Geld" waschen und gleichzeitig als moderner Prediger auftreten will? Man bringt es in den Waschsalon. In diesem Fall handelt sich dabei um einen Multi-Milliarden-Dollar-Salon zur Schaffung von Gesundheitsprogrammen einschließlich Forschungsarbeiten, Arzneimittelexperimenten und Impfkampagnen in Entwicklungsländern.

Ist man zufällig der reichste Mann der Welt, lässt es sich umso leichter überall herumjetten und gleichzeitig als Retter ausgeben. Während der größte Teil der Welt Bill Gates, dem Gründer des Software-Riesen Microsoft, dafür applaudiert, dass er sein Vermögen für die Bekämpfung von Krankheiten in Entwicklungsländern ausgibt, wollen wir hinter die Fassade schauen und die schreckliche Wahrheit erkunden.

Es ist nicht ohne Ironie, dass Gates das folgende Zitat wählte, als er eine 750-Millionen-Dollar-Initiative der Bill & Melinda Gates Foundation ankündigte, die mit einem Stiftungskapital von 24,2 Milliarden Dollar übrigens die größte Stiftung Amerikas ist.

Zum Start der Initiative, die er „Global Fund For Children's Vaccines" nannte, sagte Bill Gates im Jahr 2000: „Egal um welche Ecke wir biegen, die Rockefellers scheinen immer schon dagewesen zu sein – und in manchen Fällen sogar schon ziemlich lange." Im Laufe seiner Rede versprach Gates, mit seiner Stiftung 555 Millionen Dollar für Gesundheitsprogramme rund um den Globus ausgeben zu wollen.

Ich spreche von Ironie, weil die Rockefellers berühmt-berüchtigt dafür waren, kontroverse Forschungsvorhaben zu finanzieren, die manche als „Völkermord" bezeichneten. Dabei ging es um „Entvölkerungsprogramme", kommunistische und sozialistische Projekte und Experimente zur Manipulation von Gedanken und Verhaltensweisen sowie die stets kontrovers diskutierten Experimente von Alfred Kinsey.

Aber die Gates und Rockefellers sind alte Freunde und Partner in der „Global Alliance for Vaccines and Immunization (GAVI)". Das Bündnis, das wichtige internationale Impfprogramme steuert, hat die folgenden Mitglieder: Die Bill & Melinda Gates Stiftung, die Rockefeller-Stiftung, die International Federation of Pharmaceutical Manufacturers Association, UNICEF, Weltbank, WHO und viele nationale Regierungen.

Die Impfstoffhersteller sind also selbst mit von der Partie – und in punkto Impfforschung könnte die Allianz kaum prominenter aufgestellt sein. Ich gehe darauf nur deshalb so ausführlich ein, um transparent zu machen, wie inzestuös die Welt des Impfens (und der Medizin) miteinander verwoben ist. Dabei zeigt sich auch, dass sich die Macht in den Händen einiger weniger handelnder Person konzentriert.

Achten Sie bei der weiteren Lektüre dieses Abschnitts auch darauf, wie eine einzige Stiftung sich zur Bekämpfung der größten aller Krankheiten an ganz zentraler Stelle positioniert hat.

Kann es da noch überraschen, dass die Gates-Stiftung ihren immensen Einfluss in der Debatte darüber, wie man preiswertere Medikamente gegen AIDS und andere tödliche Erkrankungen ärmeren Nationen zur Verfügung stellen kann, in die Waagschale wirft? Gelegentlich hat die Stiftung sogar offen als Makler zwischen Entwicklungsländern und Pharmakonzernen fungiert.

Dieses Projekt der Stiftung verbindet sich gut mit einer ihrer vielen anderen globalen Interessen – der Förderung von Anti-Retroviralen (ARV) Medikamenten im „armen und von AIDS schlimm getroffenen" Afrika. ARV-Mittel sind der neueste Stand der AIDS-Behandlung und diese Medikamente zu fördern, passt zu der zentralen Prämisse, aufgrund derer die Pharmariesen agieren: dass das Arzneimittelkartell der Retter vor der am meisten gefürchteten Plage der modernen Menschheit ist. Da erscheint es doch logisch, dass das Kartell unsere Gesundheit und außerdem die Gesundheit gesamter Nationen, in diesem Fall vor allem der Entwicklungsländer, unter Kontrolle nehmen muss.

Hier ein anderes Stück vom großen Gates-Stiftungskuchen: eine 5-jährige 100-Millionen-Dollar-Initiative mit Wissenschaftlern aus 22 Ländern. Die Stiftung sagt, sie wolle „kühne und größtenteils bisher noch unbewiesene Strategien erkunden (sprich: Experimente an Menschen durchführen), um die globale Gesundheit zu verbessern".

Wie gelang es dieser Stiftung, ihr Image reinzuwaschen? Der eigenen Darstellung zufolge förderte sie unbeirrt und konsequent vielfältige Forschungsarbeiten zur Prävention oder Heilung von Infektionskrankheiten wie HIV/AIDS und fand einen Weg zur Überwindung von Widerständen gegen neue Medikamente (sprich: ARV-Forschung).

In einer Erklärung gegenüber den Medien sagte die Stiftung etwas, das für einige innovativ klingen mag, am Ende aber doch alarmierend wirkt, wenn man zwischen den Zeilen liest: Das Geld solle Projekten zugutekommen, „die aus den derzeitigen wissenschaftlichen Paradigmen herausfallen." Die massiven Finanzspritzen gingen an Universitäten, Regierungsbehörden, gemeinnützige Organisationen und sechs private Unternehmen.

Lassen Sie uns nur einen Grund betrachten, warum Bill und Melinda Gates nach der Pfeife der großen Pharmariesen tanzen: 2002 berichtete das Wall Street Journal, Gates hätte Aktien im Wert von 205 Millionen Dollar von neun großen Pharmakonzernen gekauft, darunter Merck & Co., Pfizer Inc., Johnson & Johnson, Wyeth und Abbott Labs, allesamt Hersteller von Anti-AIDS-Medikamenten und -Impfstoffen.

Bald nachdem dies publik wurde, gab es allgemeines Stirnrunzeln über Gates' Motive. Einige vermuten, dass seine Aktieninteressen die Intention, mit allen Mitteln für den Schutz des geistigen Eigentums von großen Pharmaherstellern zu kämpfen, noch befeuern würden.

Wiederholt hatten Entwicklungsländer versucht, sich Patente zu sichern, um erschwingliche Generika für ihre Bevölkerungen produzieren zu können. Indem er sich auf die Seite der Pharmariesen schlägt – und dank seines Einflusses in den Entwicklungsländern – kann Gates jetzt dafür sorgen, dass Patente bei den multinationalen Pharmakonzernen bleiben, und die Kontrolle über die Gesundheitspolitik schwächerer Nationen in den Händen weniger bleibt.

Forschen Sie tiefer und Sie werden erkennen, dass Microsoft 2001 den Geschäftsführer von Merck, Raymond Gilmartin, in seinen Aufsichtsrat holte. Gates und Gilmartin arbeiteten bei der Gründung eines Impfstoff-Fonds zusammen und der Microsoft-Gründer half Merck bei einem AIDS-Programm in Botswana.

Ja, plötzlich mag einem die Philanthropie gar nicht mehr so philanthropisch erscheinen!

5 Der Impfkater

1. Unsere Kinder impfen

Mehr als dreißig Spritzen in den ersten 18 Monaten des Lebens – so oft wird das durchschnittliche amerikanische Baby mit Impfungen traktiert. Kinder in Großbritannien haben es ein wenig besser. Sie bekommen in diesem zarten Alter nur 25 Spritzen verpasst[17].

Und damit es ihnen auch so richtig gut geht und sie früh genug in Richtung Impfung gelenkt werden, pumpt man Babys fast sofort nach der Geburt neun oder mehr verschiedene Wirkstoffe oder Wirkstoffcocktails in ihre noch völlig unausgereiften Immunsysteme.

Das Glück für die Pharmakonzerne besteht darin, dass die meisten dieser Impfungen vom Gesetz vorgeschrieben sind. Kindern, die nicht nach dem Plan der CDC geimpft wurden, bleibt der Weg in das staatliche Schulsystem verschlossen.

Als wäre dadurch noch nicht genug Druck ausgeübt, werden ganze Bevölkerungen in allen Teilen der Welt einer Gehirnwäsche unterzogen, die ihnen das Gefühl vermittelt, sich selbst oder ihre Kinder tödlichen Gefahren auszusetzen, wenn sie sich nicht impfen ließen. Und wollen wir nicht alle das Beste für unsere Kinder?

17 Jede intramuskuläre oder subkutane Injektion ist für ein Kleinkind eine Belastung. In der Routine erhalten Säuglinge und Kleinkinder zur Grundimmunisierung bis zum 15. Lebensmonat insgesamt 36 Einzelimpfungen (inklusive Meningokokkenimpfung 28 Totimpfstoffe und 8 Lebendimpfstoffe). Durch die Kombinationsimpfstoffe liegt die Zahl der tatsächlichen Injektionen bei 8 bzw. 9, wenn der Vierfachimpfstoff gegen Masern, Mumps, Röteln und Windpocken nur einmal verwendet wird. Bei individuellen Impfschemata unter Verwendung von mehreren Einzelimpfstoffen steigt die Zahl der Injektionen weit über 10, manchmal bis zu 20 Injektionen – eine Belastung, die ethisch schwer zu begründen ist.

Mehrere Jahrzehnte lang vertraten führende Wissenschaftler und Ärzte mit größter Vehemenz die Vorstellung, die Impfung von Kindern sei notwendig, um sie vor Krankheiten wie Diphtherie, Pocken, Polio, Cholera, Typhus und Malaria zu schützen. Und doch finden sich immer mehr Beweise dafür, dass Impfungen nicht nur unnötig, sondern sogar schädlich sein können.

Wer giftige Chemikalien in einen See schüttet, macht ihn nicht immun gegen Schadstoffe. Ebenso wenig gibt die Injektion giftiger Substanzen in den Blutkreislauf kleiner Kinder zukünftigen Generationen die Chance, ein wirklich gesundes Leben zu führen.

„Willige" Opfer

Kinder sind am anfälligsten, weil ihr Immunsystem gegen die Gifte in den Impfstoffen praktisch wehrlos ist. Auch ihre Mütter können mit der Muttermilch keine Abwehrstoffe an sie weitergeben, weil auch sie geimpft wurden und deshalb keine *natürlichen* Antikörper mehr bilden.

Tatsache ist, dass das menschliche Immunsystem dazu geschaffen ist, uns selbst vor tödlichen Krankheiten zu schützen. Allerdings liegt – wie im Kapitel 1: „Der Impfmythos" beschrieben – der Schlüssel in der *natürlichen* Immunität. Impfstoffe bauen mithilfe synthetischer Chemikalien bloß eine künstliche Abwehr auf. Das Impfprinzip beruht auf der Annahme, natürliche Immunität sei für uns nicht gut genug.

Doch würde der Natur wirklich ein so grober Fehler unterlaufen, dass sie uns von der Injektion fremden, toxischen Materials abhängig macht? Und das alles, obwohl wir ein Immunsystem besitzen, das so komplex und hoch entwickelt ist, dass Millionen der ausgefeiltesten Computer seine Leistung nicht imitieren könnten? Das ist doch eher unwahrscheinlich.

Dass diese Chemikalien, die tierische DNA, Teile von geschwächten Viren, Balsamierflüssigkeit, Quecksilber und andere gefährliche Dinge enthalten, unsere wahren Lebensretter sein sollen, ist für mich schwer zu glauben. Gleichermaßen unglaubwürdig ist, dass Impfstoffe, die ernsthafte Reaktionen auslösen und unsere Gesundheit schwächen, invasive Pathogene abwehren sollen, von denen unser Körper viele auf natürliche Weise selbst bekämpfen könnte oder die uns sogar helfen könnten, von Krebs zu genesen. (Siehe mein Buch „Krebs ist keine Krankheit").

Einer der Hauptgründe für die Gefährlichkeit der Impfstoffe ist die Tatsache, dass sie nie bei Menschen, sondern nur bei Tieren getestet wurden. Als nachweislich sicher können sie aber nur gelten, wenn sie sich bereits bei Menschen bewährt haben.

Menschliche Versuchskaninchen darf es andererseits auch nicht geben und so kann niemand voraussagen, wie Menschen auf den Stoff reagieren werden. Jeder, der sich impfen lässt, nimmt dieses Risiko auf sich. Einige werden sterben, andere werden überleben, aber Jahre später krank werden, und wieder andere ohne ernsthafte langfristige Konsequenzen bleiben. Da jedoch alle Impfstoffe so ausgelegt sind, dass sie die Krankheit verursachen, die sie verhüten sollen (sie enthalten ja die entsprechenden Pathogene, wenn auch angeblich zu einem guten Zweck, nämlich um bei uns Immunität zu erzeugen), ist ein wirklich sicherer Impfstoff nur einer, der nicht wirksam ist. Pure Ironie, oder?

Unter normalen Umständen müssen alle Lebensmittel, Getränke und so weiter die Schleimhäute, die Darmwände und die Leber passieren, ehe sie in so wichtige Bereiche wie Blut, Herz und Hirn vorgelassen werden.

Das plötzliche Auftauchen eines Gifts im Blutkreislauf wird oft von einem Gegenangriff des Immunsystems beantwortet, das ein ganzes Arsenal von Antikörpern aufwendet, um den Körper von Impfverletzungen zu heilen sowie andauernde Schäden oder gar Tod durch Vergiften zu verhindern. Dies nennt man eine allergische Reaktion – und in manchen Fällen kann sie sogar zu einem plötzlichen, manchmal tödlichen Kollaps führen, den man anaphylaktischen Schock nennt.

Zu den möglichen Gründen für einen anaphylaktischen Schock gehören Impfungen gegen DTP, Hepatitis B und Keuchhusten. Das Immunsystem kleiner Kinder ist oft noch nicht reif genug, um ein solches Trauma zu überwinden. Es kann zu einer fatalen Reaktion kommen, die die medizinische Zunft „plötzlicher Kindstod" nennt.

Der bekannte Forscher Dr. Kenneth Bock weist darauf hin, dass Kinder durch das Impfen überempfindlich gegen Allergien, Ekzeme und bestimmte Lebensmittel werden können, was akute Reaktionen auf eine Vielzahl von Reizen provozieren kann, die schwer genauer zu bestimmen sind. Impfungen können Kinder für allergische Störungen anfällig machen, weil die Chemikalien und genetischen Materialien, die sie enthalten, die Funktion des Immunsystems verändern können. Die Immunbalance wird zugunsten der Th2-Hormon-Reaktion verschoben, bei der Th1-Reaktion entsteht ein relatives Defizit.

Einige Forscher gehen so weit zu sagen, Kinderkrankheiten wie Mumps und Masern während der Kindheit durchzumachen, sei im Grunde gesund, weil sie das Allergierisiko senken und das Immunsystem stärken. Die vorher erwähnte Untersuchung zeigt deutlich, dass die Häufigkeit von Asthma und anderen allergiebezogenen Krankheiten nach einer Impfung stark ansteigt.

Trugschluss und Fallout

Seit dem Tag, an dem Louis Pasteur seine fehlerhafte Erregertheorie vorlegte (siehe Kapitel 1: „Der Impfmythos"), hat die etablierte Wissenschaft eine Reihe von Bakterien, Viren und anderen Pathogenen mit lebensbedrohlichen Krankheiten in Verbindung gebracht – und die Pharmafirmen haben um diese Erreger sogleich einen Schutzwall aus kleinen Ampullen gebaut.

Das Problem ist nur, dass trotz ihres behaupteten Erfolgs bestimmte Impfstoffe immer wieder Symptome und Syndrome provozieren, über die Wissenschaft und Medizin bis heute rätseln. Zu den verschiedenen Krankheiten, die mit Impfungen korrelieren, gehören Chronisches Erschöpfungssyndrom, Autoimmunerkrankungen, Lernstörungen, Enzephalitis, Wachstumsstörungen, Entwicklungsstörungen und Hyperaktivität.

Einige dieser Probleme wie Lernstörungen wurden früher als einfache Begleiterscheinungen des Erwachsenwerdens abgetan. Inzwischen werden sie von der medizinischen Forschung als Folgen einer Enzephalitis (einer entzündlichen Erkrankung des Gehirns) anerkannt. Hier eine schockierende Statistik: Mehr als 20 Prozent aller amerikanischen Kinder – eines von fünf! – leiden unter diesen oder verwandten Störungen. Der Anteil der Menschen in Deutschland mit der „Diagnose" Lern- bzw. geistigen Behinderung hat sich von 2005 auf 2013 von ca. 10 auf ca. 20 Prozent verdoppelt.

Es gibt immer mehr Studien, die zeigen, das chronische Erkrankungen wie Enzephalitis, rheumatoide Arthritis, Multiple Sklerose, Leukämie und andere Formen von Krebs und sogar HIV von in der Kindheit verabreichten Impfungen provoziert sein könnten.

Die rheumatoide Arthritis zum Beispiel, eine entzündliche Erkrankung der Gelenke, war früher ein Leiden des Alters. Inzwischen ist diese stark einschränkende Krankheit auch bei jüngeren Menschen weit verbreitet und wird immer wieder mit Masern- und Rötelimpfungen in Verbindung gebracht.

Das Guillain-Barré-Syndrom, eine schwere Erkrankung, die zu Lähmungen führt, ist ein weiteres Syndrom, das mit Impfungen gegen Masern, Diphtherie, Grippe, Tetanus sowie der Polio-Schluckimpfung assoziiert wird. Denkt man an die hohe Toxizität der Impfstoffe, mag dies kaum überraschen. Dass Kinder, deren Immunsysteme bereits geschwächt sind, schwerere Komplikationen erleiden als solche, die eine stärkere Konstitution besitzen, ist weithin bekannt.

An Mythen glauben

Den Schaden und das Leid einzuschätzen, das als Folge unzureichender Informationen über moderne Impfprogramme in der Vergangenheit entstanden ist und in Zukunft noch entstehen wird, ist so gut wie unmöglich. Eltern wollen tun, was für ihre Kinder das Beste ist, und tragen eine schwere Last der Verantwortung. Fehlinformationen lösen bei Eltern oft große Konflikte aus, denn bei der Gesundheit ihrer Kinder wollen sie nichts versäumen oder gar falsch machen.

Impfbefürworter argumentieren, ihre chemischen Zubereitungen würden nicht nur Leben retten, sondern hätten auch Epidemien verhindert und gar einige tödliche Krankheiten ganz vom Antlitz der Erde getilgt!

Wie in Kapitel 2: „Historische Pannen" erörtert, ist dies ein bloßer Mythos. Die Wahrheit ist, dass die vier schlimmsten „Killerkrankheiten" – Scharlach, Keuchhusten (Pertussis), Diphtherie und Masern – bereits um mehr als 90 Prozent zurückgegangen waren, ehe die Impfstoffe zu ihrer Bekämpfung auf den Markt kamen! Der Grund für ihr Verschwinden lag in verbesserten Lebensbedingungen wie Hygiene, sanitärer Versorgung, Lebensstandard und einem leichteren Zugang zu gesunder Ernährung.

Diese Beobachtung wird von anerkannten Wissenschaftlern gestützt, die über Impfungen forschten, darunter Dr. Andrew Will, der betont, dass viele ernsthafte Erkrankungen wie Cholera, Typhus, Tetanus, Diphtherie und Keuch-

husten schon in den letzten hundert Jahren und damit vor der Erfindung der Impfstoffe im Rückgang begriffen waren.
Eine weitere anerkannte Impfforscherin, Viera Scheibner, bezeichnet die Anzahl der vor 1940 in Europa an Diphtherie gestorbenen Menschen als vernachlässigbar. Erst nach 1940, als in großem Umfang Zwangsimpfungen gegen die Krankheit eingeführt worden waren, folgten regelrechte Epidemien, denen auch bereits vollständig geimpfte Personen erlagen.

In den 1940er-Jahren gab es darüber hinaus in mehreren Ländern Massen-Impfkampagnen gegen Keuchhusten und Tetanus. Auf beide folgten Ausbrüche der sogenannten „provozierten Poliomyelitis".

Ein weiteres Problem bei den Impfungen ist, dass sie ohne Unterschied und ungeachtet des Gesundheitsstatus' des jeweiligen Kindes gegeben werden. Viele Kinder bekommen nicht einmal die Chance, später im Leben gesund zu werden, weil sie mit Giften vollgepumpt werden, gegen die sie hilflos sind. In dieser Phase der Entwicklung hat ein Säugling einfach noch nicht seine volle natürliche Immunität erreicht und ist kaum fähig, sich selbst zu schützen.

Die dokumentierten Beweise gegen die behaupteten Vorteile von Impfungen sind so umfassend, dass der US-Kongress 1986 per Gesetz beschloss, Kinder für Impfschäden zu kompensieren. Nach diesem Gesetz ist nicht mehr die Regierung für die Schäden verantwortlich; stattdessen müssen Ärzte und Impfstoffhersteller Millionen von Dollar an Entschädigungen zahlen.

2. CFS: Polio unserer Tage

Das Chronische Erschöpfungssyndrom (Chronic Fatigue Syndrome, CFS, oder Chronic Fatigue Immune Dysfunction Syndrome, *CFIDS)* ist eine Erkrankung, die mit einer Konstellation von Symptomen einhergeht, zu denen ein ständiges, stark einschränkendes Gefühl der Müdigkeit oder Erschöpfung, Muskel- und Gelenkschmerzen sowie von der Grippe bekannte Symptome wie Halsschmerzen, Kopfschmerzen, Gedächtnisstörungen und geschwollene Lymphknoten gezählt werden. Auch die Bezeichnung Myalgische Enzephalomyelitis (ME) ist gebräuchlich.

Einmal ausgelöst, kann die Erkrankung Monate anhalten. Bei manchen sind die Symptome so gravierend, dass sie morgens gar nicht aus dem Bett kommen. Ein normales Leben wird unmöglich, die Betroffenen können nicht mehr arbeiten und ihre täglichen Aufgaben bewältigen. Jeder Lebensaspekt kann betroffen sein.

Auch wenn es für die Betroffenen sehr konkret ist, wird das Syndrom oft nur vage beschrieben, weil es keine offensichtliche Pathophysiologie gibt, die sich dafür verantwortlich machen ließe. Mit anderen Worten: Die Medizin ist noch nicht in der Lage, eine Ursache zu bezeichnen oder ein Heilmittel gegen die Erkrankung zu finden.

Woraus besteht nun die Verbindung zwischen dem CFS und den Impfstoffen? Die vorliegenden Forschungsarbeiten legen nahe, dass die Krankheit durch eine fatale Reaktionskette aus Infektion, hormonellem Ungleichgewicht, geschwächtem Immunsystem und einer abnormen Reaktion auf Infektionen entsteht. Die Störung scheint von vielen Stimuli ausgelöst werden zu können, darunter auch Impfstoffen. Lassen Sie uns einmal genauer anschauen, wie Impfstoffe als eine ihrer Nebenwirkungen zum CFS führen können.

Ehe wir fortfahren, möchte ich gern klarstellen, was ich mit „Nebenwirkungen" meine, nämlich keine vorübergehenden Erscheinungen, die bald wieder verschwinden, wie einen leichten Schnupfen oder eine geringe Erhöhung der Temperatur. Während manche Symptome wie Schmerzen an der Injektionsstelle oder gestiegene Körpertemperatur einige Tage andauern können, fallen echte Nebenwirkungen von Impfungen sehr viel schwerer aus und können ein Leben lang Probleme machen.

Zu diesen Nebenwirkungen kommt es, weil der Impfstoff die biochemischen Vorgänge im Körper grundlegend verändert. Diese Veränderungen wiederum führen zu strukturellen und neurologischen Veränderungen, die schwerwiegend und irreversibel sind. In manchen Fällen können sie sogar zum Tode führen.

Forscher glauben heute, dass das CFS von Pathogenen ausgelöst werden kann, die eine abnorme Immunreaktion des Körpers erzeugen. Das menschliche Immunsystem besteht aus zwei Arten von Reaktionen: Die Th1 (T-Zellen Helfertyp 1)-Reaktion oder „zellvermittelte Immunreaktion" und Th2 (T-Zellen Helfertyp 2)-Reaktion oder „humorale Immunreaktion", bei der Antikörper primär eingesetzt werden, um Pathogene aufzuspüren.

Wenn Pathogene in den Körper eindringen, löst das Immunsystem eine „Th2-Warnung" aus. Antikörper werden hergestellt und ins Blut abgegeben. Diese

Antikörper empfinden oder erkennen die Pathogene als fremdes, feindliches und potenziell schädliches Material.

Sobald dies der Fall ist, setzt die Th1-Reaktion in. Mithilfe der „Fresszellen" von Drüsen, Mandeln, Thymus, Milz, Lymphknoten und Lymphsystem werden die Pathogene angegriffen, zerstört, verdaut und ausgeworfen – doch nicht, ehe die Erreger dem Körper geholfen haben, schwache Zellen und zerfallene Toxine zu zerstören. Diesen aktiven Angriff nennt die Medizin „akute entzündliche Reaktion", weil sie mit einer Infektion verbunden ist – Fieber, Schmerz, Unwohlsein und dem Auswurf von Eiter oder Schleim.

Ein gesundes Immunsystem greift sowohl auf Th1- als auch auf Th2-Reaktionen zurück, um Pathogene zu neutralisieren. Ist das Pathogen einmal unschädlich gemacht und der Angriff lässt nach (sprich: „wird unnötig"), kehrt das Immunsystem zu seinem Nicht-Kampfmodus zurück.

CFS-Opfer dagegen zeigen eine auf zweierlei Weise verzerrte Immunreaktion: Zum einen dominiert bei ihnen die Th2-Reaktion – und zum zweiten gelingt es ihrem Körper nicht, die Th2-Reaktion wieder zurückzufahren. Infolgedessen bleibt das Immunsystem im erhöhten Kampfmodus, auch wenn gar kein Angriff mehr stattfindet. Mit anderen Worten, das Immunsystem glaubt, dass es kämpft und den Körper schützt, obwohl es dies in Wirklichkeit gar nicht mehr tun muss – so scheint es jedenfalls. In Wirklichkeit können die giftigen Bestandteile von Impfstoffen die Leberfunktion erheblich einschränken und den Körper davon abhalten, sich selbst giftfrei zu halten. In meinem Buch *Die wundersame Leber- und Gallenblasenreinigung* beschreibe ich, wie solche starken Toxine Hunderte und Tausende von intraheptatischen Gallensteinen produzieren und damit die vielen Gallengänge in der Leber verstopfen können, die eigentlich als wichtige Entgiftungswege fungieren sollen. Infolgedessen landen Toxine aus Impfstoffen und anderen Abfallprodukte, die die Leber unschädlich machen sollte, in den empfindlichen Geweben der Organe und Systeme. Eine kontinuierliche Immunreaktion zur Heilung der von den angesammelten Toxinen und Abfallprodukten verursachten Schäden ist die Folge.

Der ständige Zustand der Immunaktivierung führt zum chronischen Gefühl der Erschöpfung und anderen beeinträchtigenden Symptomen eines CFS. Doch selbst wenn die Wissenschaft zwischen der Krankheit und ihren Auslösern noch keinen kausalen Link gefunden hat, ist es möglich, einige Situationen und Reize zu benennen, die sie in Gang setzen können – und zu diesen Reizen gehört die Gabe von Impfstoffen.

Es gibt eine statistisch signifikante Anzahl von Fällen, in denen an CFS leidende Personen direkt vor dem Einsetzen der Krankheit geimpft worden waren. Eine Impfung soll das Immunsystem gerade so stark reizen, dass es Antikörper gegen ein spezifisches Pathogen bildet, aber wiederum nicht stark genug, um eine vollständige entzündliche Reaktion auszulösen. Eine Impfung versucht, den Körper künstlich so zu stimulieren, dass er reagiert, als würde er einen Virus bekämpfen.

Die Antwort darauf, wie und warum Impfstoffe eine CFS-Reaktion auslösen, ist inzwischen ziemlich klar geworden. Ein Immunsystem, das bevorzugt zur Th2-Reaktion neigt (zu der Reaktion, die sich auf Antikörper stützt) und diese nicht vollständig beendet, sobald die infektiöse Ursache gefunden und unschädlich gemacht worden ist, wird auf die Gabe eines chemischen Impfstoffs genauso reagieren.

Einfach gesagt, Impfungen ahmen das Virus nach, das die zu verhindernde Krankheit verursacht – nur in milderer Dosis. In Fällen von CFS kann der Körper den Unterschied zwischen einem echten Virus und dem Impfstoff nicht erkennen.

Einige Forscher haben eine Verbindung zwischen CFS und spezifischen Impfstoffen (wie Hepatitis B, Cholera, Grippe, Tetanus und Typhus) festgestellt. Tatsache ist, dass Personen, die zu CFS, Fibromyalgie, Allergien und Autoimmunstörungen neigen, von aufflackernden Beschwerden berichten, nachdem sie den fraglichen Impfstoffen ausgesetzt waren. Das liegt daran, dass all diese Krankheiten eines gemeinsam haben: eine abnormal erhöhte Th2-Reaktion.

Logischerweise sollten diese Personen im Fall einer Impfung vorgewarnt werden, damit sie wissen, was auf sie zukommen kann. Aber klären die Gesundheitsbehörden die Öffentlichkeit jemals über mögliche Impfrisiken auf? Werden Impfstoffe mit einer Kontraindikation für CFS-Patientinnen und Patienten versehen? Und ist es angesichts der Tatsache, dass in den USA so viele Impfungen verpflichtend sind (siehe Kapitel 3: „Gibt es eine Verschwörung?"), moralisch und ethisch vertretbar, dass die Regierung Bürgerinnen und Bürger dazu zwingt, sich entweder impfen oder ins Gefängnis stecken zu lassen, wie es der Patriot Act vorgibt?

Was gibt der Regierung das Recht, mit Menschenleben zu spielen und sich dabei auf die öffentliche Gesundheit – und jetzt auch noch auf den Heimatschutz – zu berufen?

3. Polio unter anderem Namen?

Was würden Sie sagen, wenn Ihnen jemand mitteilen würde, dass Polio, eine der gefürchtetsten Krankheiten der Menschheit, nicht ausradiert wurde, wie man uns so gern einredet? Und dass die Medizin ein noch viel schlimmeres Geheimnis vor uns versteckt?

Die meisten Menschen würden auf eine solche Aussage fast reflexartig antworten: „Verschwörungstheoretiker!"

Okay, beginnen wir am Anfang und kehren zu den 1950er- und 1960er-Jahren zurück, als die ersten Impfstoffe von Salk und Sabin eingeführt wurden. Ihre Entdeckung war tatsächlich ein medizinischer Meilenstein; nur leider nicht so, wie man es uns suggerierte.

Die Impfstoffe läuteten mit Sicherheit die Todesstunde der drei Stämme des Poliovirus ein, die angeblich Millionen von Menschen rund um den Globus getötet hatten, bis die Massenimpfung gegen die Krankheit kam.

Die Anti-Polioimpfstoffe, insbesondere die von Albert Sabin entwickelte Schluckimpfung, vernichteten weitgehend das im Dünndarm lebende Poliovirus. Damit veränderte der an Millionen von Menschen in Zwangsimpfungen verabreichte Impfstoff unwiderruflich das natürliche Gleichgewicht im menschlichen Darm – er tötete eine Art von Virus und erlaubte damit anderen, bisher vom Poliovirus in Schach gehaltenen Erregern, sich ungehindert auszubreiten.

Die Verwandten des Poliovirus – die Coxsackie-Viren – scheinen ebenfalls das Nervensystem zu schädigen; nur rufen sie nicht die Lähmung hervor, die für eine klassische Polioerkrankung maßgeblich ist. Nachdem der Poliovirus unterdrückt wurde, begannen viele dieser anderen Enteroviren – 72 von ihnen wurden im menschlichen Darm gefunden – polio-ähnliche Symptome auszulösen, da sie nun ungehindert in den Blutkreislauf und das Gehirn gelangen konnten.

Dies ließ eine Fülle von verwandten neurologischen „Syndromen" entstehen (so nennt die Medizin bequemerweise alles, was sie nicht näher erklären kann), die nun mit alarmierender Regelmäßigkeit überall auftauchten. Dazu gehörten – halten Sie sich fest! – CFS, Myalgische Enzephalomyelitis, Multiple Sklerose, Tourette-Syndrom, Guillain-Barré-Syndrom, idiopathische Epilepsie sowie ein weiteres Ablenkungsmanöver namens „Lernstörungen".

Während Polio die Muskeln und Gelenke, das Herz, die endokrinen Organe und das Lymphsystem schädigt, führen die anderen Syndrome zu einer großen Bandbreite von Störungen im gesamten Körper. Aber es ist mehr als bloßer Zufall, dass sowohl CFS als auch Polio Läsionen im Hirnstamm, Mittel- und Hinterhirn sowie oberen Rückenmark gemeinsam haben. Und das ist nur einer von vielen erstaunlichen „Zufällen".

Viele Forscher halten diese anderen Syndrome daher einfach für neue, von Anti-Polioimpfstoffen ausgelöste Formen von Polio – den Preis, den wir dafür zahlen, der Natur ins Handwerk gepfuscht zu haben.

4. MMR: Nicht zu fassen

Mumps: Der MMR (Mumps, Masern, Röteln)-Impfstoff gehört zu den umstrittensten überhaupt. Und eine Erinnerung daran, dass der „Ausmerzungs"-Hype tatsächlich nur ein Hype ist, kam in den USA 2009/2010 in Form eines unüberhörbaren Warnsignals:

Ich spreche von einer Mumps-Welle mit mehr als 1.500 Betroffenen in den US-Staaten New York und New Jersey, die im Juni 2009 begann und bis weit in das Jahr 2010 andauerte. Ihren Anfang nahm sie in einem Sommercamp in New York, wo sie bis zu einem 11-jährigen Jungen zurückverfolgt werden konnte, der gerade aus Großbritannien zurückgekehrt war. (Dort waren von einem Mumps-Ausbruch 4.000 meist geimpfte Menschen betroffen.)

Nach der Rückkehr der Teilnehmer aus dem Sommercamp verbreitete sich die Krankheit rasch in New York und im angrenzenden Bundesstaat New Jersey. Doch mehr als der Ausbruch selbst verblüffte die Tatsache, dass Mumps in den USA als ausgerottet galt und dass viele von denen, die sich bei dem 11-Jährigen ansteckten, gegen die Krankheit geimpft worden waren.

Und das hatten die CDC in ihrem wöchentlichen Morbidity and Mortality Report am 12.2.2010 dazu zu sagen:

„Die meisten Menschen, die krank wurden, waren gegen Mumps, Masern und Röteln (MMR) geimpft. 88 Prozent hatten wenigstens eine Dosis des Impfstoffs, 75 Prozent zwei Dosen bekommen."

Doch nicht, dass Sie denken, die CDC wären nun plötzlich transparent und ehrlich geworden. Der „Disclaimer" folgte sofort: „Die Impfung ist jedoch nicht 100-prozentig effektiv. Studien haben festgestellt, dass eine Dosis zu 73–91 Prozent effektiv ist, während die Effektivität bei zwei Dosen von 79–95 Prozent reicht."

Ich kann bis heute die Logik hinter diesem Argument der CDC nicht verstehen. Wenn die Impfung, wie sie sagen, nicht zu 100 Prozent, sondern nur zu 73–95 Prozent effektiv ist, wie kann es dann sein, dass der Impfstoff der großen Mehrheit der Infizierten (77 Prozent) keinerlei Schutz bot, obwohl sie vollständig gegen Mumps geimpft worden waren? Die Frage, die sich hier aufdrängt, lautet: Warum gelingt es der ungeimpften Population so viel besser als der geimpften, gesund zu bleiben? Und warum sollte sich überhaupt jemand gegen Mumps impfen lassen, wenn es die Wahrscheinlichkeit, sich zu infizieren, auf so drastische Weise erhöht?

Der 11-jährige Junge, von dem man glaubt, dass er den Ausbruch entfachte, war ebenfalls „vollständig geimpft", hatte also die beiden Dosen des MMR-Impfstoffs bekommen, die angeblich nötig sind, um die Impfung „wirksam" zu machen.

Die CDC sprachen von „dem größten Mumps-Ausbruch seit 2006, als die USA ein Wiederaufflammen der Krankheit mit 6.584 dokumentierten Fällen erlebte". Damals waren Studierende am College betroffen. Die meisten, die sich mit Mumps ansteckten, waren „vollständig geimpft" gewesen. Das ist nicht überraschend, da ein früherer Leiter der CDC während des Ausbruchs von 2006 sagte, dass „selbst ein optimaler Impfstoff nie 100-prozentig schützt."

Wir verlangen keinen 100-prozentigen Schutz. Ein typischer, mit einem Placebo erwirkter Schutz von vielleicht 30–40 Prozent wäre schon fantastisch. Aber der Mumps-Impfstoff kommt da nicht einmal dicht heran. Im Gegenteil, anstatt die Bevölkerung gegen Mumps zu schützen, erhöht die Impfung dramatisch die Chance, sich mit Mumps zu infizieren.

Eine Immunisierung gegen Mumps ist also höchst zweifelhaft. Selbst wenn sich anfänglich die Wahrscheinlichkeit einer Infektion senken lässt, steigt das Risiko einer Mumpsinfektion, sobald die erworbene Immunität nachlässt. 1995 zeigte eine im britischen *Public Health Laboratory Service* und der Zeitschrift *Lancet* veröffentlichte Studie, dass Kinder mit MMR-Impfung dreimal häufiger unter Fieberkrämpfen litten als ungeimpfte Kinder. Die Studie stellte auch fest, dass der MMR-Impfstoff die Anzahl der Kinder mit einer Blutstörung um ein Fünffaches erhöhte.

Laut eines von deutschen Gesundheitsbehörden erstellten und in der Ausgabe von 1989 in ***The Lancet*** publizierten Berichts verursacht die Mumpsimpfung 27 spezifische neurologische Reaktionen, darunter Meningitis, Fieberkrämpfe, Enzephalitis und Epilepsie. Eine jugoslawische Studie stellte in 1 von 1.000 Fällen von Mumps-Enzephalitis eine direkte Verbindung zum Impfstoff her. Das *Pediatric Infectious Disease Journal* in den USA gab 1989 die Rate mit 1 von 405 bis 1 von 7.000 Mumpsimpfungen an.

Obgleich Mumps im Allgemeinen eine milde Erkrankung ist und die Nebenwirkungen des Impfstoffs recht heftig sein können, ist er noch immer in der MMR-Impfung enthalten. Das Gleiche gilt für den Impfstoff gegen Röteln, obwohl er dafür bekannt ist, bei bis zu 3 Prozent der Kinder und bis zu 20 Prozent der erwachsenen Frauen Arthritis hervorzurufen. Es macht ja auch keinen Sinn, Kinder gegen eine Krankheit zu impfen, gegen die sie sich selbst auf natürliche Weise schützen können.

Im Fall von Mumps zum Beispiel bleiben Menschen, die in der Kindheit Mumps hatten, dauerhaft dagegen immun. Wie Barbara Loe Fischer, Präsidentin und Mitbegründerin des National Vaccine Information Centers, erklärt:

„Impfstoffe sollen das Immunsystem Ihres Körpers so in die Irre führen, dass Sie Antikörper gegen virale und bakterielle Infektionen bilden – ganz so, als hätten Sie die Krankheit tatsächlich gehabt. Auf diese Weise soll eine zukünftige Immunität aufgebaut werden.

Impfstoffe konfrontieren den menschlichen Körper jedoch mit im Labor veränderten, lebenden Viren und getöteten Bakterien, zusammen mit Chemikalien, Metallen, Medikamenten und anderen Zusätzen wie Formaldehyd, Aluminium, Quecksilber, Mononatriumglutamat, Natriumphosphat, Phenoxyethanol, Gelatine, Sulfite, Hefeprotein, Antibiotika sowie unbekannte Mengen an RNA und DNA aus Zellkulturen menschlicher und tierischer Herkunft.

Während die natürliche Genesung von vielen Infektionskrankheiten mit lebenslanger Immunität verbunden ist, bieten Impfstoffe nur vorübergehenden Schutz und die meisten Impfstoffe erfordern ‚Auffrischungsdosen', um die von Impfstoffen erzeugte künstliche Immunität zu erweitern.

Die Tatsache, dass menschengemachte Impfstoffe das natürliche Durchleben einer bestimmten Erkrankung nicht wirklich replizieren können, ist einer der wichtigsten Streitpunkte zwischen denen, die meinen, dass die Menschheit ohne den massenhaften Einsatz verschiedenster Impfstoffe nicht überleben kann, und denen, die davor warnen, dass die biologische Integrität der Menschheit durch den andauernden Einsatz dieser Stoffe verloren geht."

Masern: Ebenso wie Mumps sind Masern keine gefährliche Kinderkrankheit. Die Vermutung, dass Masern zum Erblinden führen können, ist ein Mythos, der von der erhöhten Lichtempfindlichkeit während der Krankheit herrührt. Das Problem lässt jedoch nach, wenn der Raum abgedunkelt wird, und verschwindet schließlich vollständig mit der Genesung.

Lange Zeit glaubte man, Masern erhöhten die Gefahr einer Hirnentzündung (Enzephalitis), von der man weiß, dass sie nur bei Kindern auftritt, die in unterprivilegierten Verhältnissen leben und an Mangelernährung leiden. (Bei Kindern aus wohlhabenden Schichten infiziert sich nur 1 von 100.000.) Allerdings ist weniger als die Hälfte der Kinder, die eine Masern-Auffrischungsdosis bekommen, gegen die Krankheit geschützt.

Hier noch einige weitere Hinweise darauf, dass Impfstoffe nicht wirken: Die Sterblichkeitsrate in Verbindung mit Masern ging um 95 Prozent zurück, ehe die Masernimpfung eingeführt wurde. Und in Großbritannien stiegen die Fallzahlen trotz großer Impfdichte in letzter Zeit um fast 25 Prozent.

In den USA steigt die Anzahl der Masernfälle stetig, obwohl (oder weil) die Masernimpfung seit 1957 routinemäßig durchgeführt wird. Eine ganze Weile ging die Kurve auf und ab, derzeit fallen die Zahlen gerade wieder. Die CDC räumen ein, dies könne mit einem allgemeinen Rückgang von Masern in der westlichen Welt zusammenhängen. Mit dem Impfstoff hatte es nichts zu tun.

Zudem zeigen etliche Studien, dass die Masernimpfung nicht effektiv ist. So hieß es zum Beispiel in einem 1987 erschienenen Artikel des *New England Journal of Medicine* über einen im Vorjahr erfolgten Masernausbruch in Corpus Christi, Texas, dass 99 Prozent der Opfer geimpft waren.

1987 waren 60 Prozent aller Masernfälle bei Kindern aufgetreten, die nach den öffentlichen Empfehlungen vorschriftsmäßig geimpft worden waren. Ein Jahr später stieg ihr Anteil auf 80 Prozent.

MMR-Impfstoff: Abgesehen davon, dass er nicht gegen Masern schützt und möglicherweise das Risiko, die Krankheit zu bekommen, sogar noch erhöht, wurden für den MMR-Impfstoff zahlreiche ungünstige Nebenwirkungen nachgewiesen. Dazu gehören Enzephalitis, Hirnkomplikationen, Krämpfe, Verzögerung von mentalem und körperlichem Wachstum, hohes Fieber, Lungenentzündung, Meningitis, aseptische Meningitis, Mumps, atypische Masern, Blutstörungen wie Thrombozytopenie, fataler Schock, Arthritis, SSPE, einseitige Lähmung und Tod.

Nach einer 1985 in ***The Lancet*** veröffentlichten Studie kann, wenn Kinder infolge einer Impfung „leichte Masern" bekommen, der begleitende, unterentwickelte Ausschlag für degenerative Erkrankungen (wie zum Beispiel Krebs) im späteren Leben verantwortlich sein.

1994 räumte das US-Gesundheitsministerium gegenüber Ärzten ein, dass 11 Prozent der zum ersten Mal gegen Röteln geimpften Personen Arthritis bekämen. Die Symptome reichen von leichten Schmerzen bis zu schwerer Behinderung. Andere Studien zeigen eine 30-prozentige Chance, in direkter Reaktion auf den Röteln-Impfstoff Arthritis zu entwickeln.

Anstatt ein Kind mit chemischen, von Menschen hergestellten, chemischen Giften vollzupumpen, ist es für Eltern sehr viel klüger, ihre Zeit und Mühe darauf zu konzentrieren, ihren Kindern zu einer natürlichen Immunität zu verhelfen. Den Kindern zu erlauben, einige der oben genannten Kinderkrankheiten zu bekommen, könnte ihrem Immunsystem mehr nutzen als schaden!

5. Der HPV-Schwindel

Die größte Nebenwirkung des HPV-Impfstoffs ist jedoch die von den Pharmariesen angezettelte Täuschung der Öffentlichkeit. Schon gleich bei Beginn der Beschäftigung mit dem Thema fragt man sich: Wie kann der Impfstoffhersteller Merck & Co. behaupten, sein Impfstoff Gardasil schütze gegen „das humane Papillomavirus" (HPV), obwohl es sich dabei in Wirklichkeit um eine Gruppe von mehr als 100 Viren handeln?

Missverständliche Informationen fördern Angst und sorgen in der Öffentlichkeit schnell für Massenhysterien. Preis und Nachfrage können so immens steigen. Bedenkt man, dass allein in den USA Millionen mit Gardasil geimpft wurden, ergibt sich ein atemberaubender Glücksfall für den Pharmariesen.

Forschen wir noch ein wenig nach der Wahrheit hinter dem HPV-Impfstoff – angepriesen als Lebensretter junger Frauen, der sie angeblich gegen Gebärmutterhalskrebs schützen kann.

Fraglich ist, wie sicher und wirksam dieser Impfstoff wirklich ist. Im September 2010 hatten Ärztinnen und Ärzte in den USA 65 Todesfälle[18] in Berichten an das Vaccine Adverse Events Reporting System (VAERS) der CDC direkt mit Gardasil verknüpft. Angesichts der großen Dunkelziffer negativer Nebenwirkungen ist dies eine statistisch signifikante Anzahl für ein 2006 von der FDA zugelassenes Medikament.

Abgesehen von den schädlichen Nebenwirkungen gibt es jedoch noch weitere Probleme mit Gardasil (unabhängig von der Tatsache, dass es ein Impfstoff ist!): Es schützt nicht gegen alle Arten karzinogener HPV-Stämme, der sogenannte Schutz hält nur einige Jahre an (siehe Kapitel 3: „Gibt es eine Verschwörung?) – und wie alle anderen Impfstoffe ist er nicht absolut sicher.

Ehe wir fortfahren, lassen Sie uns den Impfstoff und das HPV ein wenig näher anschauen. Im Gegensatz zu dem, was die öffentliche Gesundheitspropaganda uns weismachen will, sind die meisten Frauen zu irgendeinem Zeitpunkt ihres Lebens mit HPV infiziert. Die meisten von ihnen zeigen keine Symptome und die Infektion legt sich zu gegebener Zeit ganz von allein.

Vier HPV-Typen sind potenziell schädlich – die Hochrisikotypen 16 und 18, die mit 70 Prozent aller Fälle mit Gebärmutterhalskrebs korrelieren, und die Niedrigrisikotypen 6 und 11, die mit Läsionen oder Warzen im Hals und im Genitalbereich einhergehen. Diese gelten teilweise als präkanzerös.

Gardasil enthält Teile aller dieser vier Virustypen – Material, das gentechnisch modifiziert wurde. Der in den Medien vielgepriesene Impfstoff hat seit seiner Zulassung durch die FDA jedoch viel Streit entfacht. Das erste Kopfschütteln regte sich schon, als die FDA die Genehmigung im Schnellverfahren betrieb. Ein so großer Aufwand für eine Krankheit, die nur für 1 Prozent aller Todesfälle in den USA verantwortlich ist!

Aber es stand viel auf dem Spiel – Nachfrage und Preis stiegen, Sie erinnern sich? Daher mochte es wohl kaum überraschen, dass die Regierung besorgter

18 In Deutschland wurden bis 2014 drei Todesfälle gemeldet, bei denen eine anderweitige Todesursache nicht festzustellen war.

zu sein schien als die Öffentlichkeit, dass der HPV-Impfstoff möglichst früh auf den Markt kommen sollte. Und dann folgte der eigentliche Coup, eine bittere Ironie: Im Januar 2010 verkündete der Pharmariese, dass Dr. Julie Gerberding, die Direktorin der CDC von 2002 bis 2009, zur Präsidentin des Impfstoffzweigs bei Merck ernannt worden war. Der ganze Druck hinter der Gardasil-Kampagne machte endlich Sinn!

Wie negativ ist negativ?

Nach Berichten der Non-profit-Organisation Judicial Watch war Gardasil in den ersten beiden Jahren nach seiner Zulassung in 9.000 „negative Ereignisse" verstrickt. Dazu gehörten 18 Todesfälle. Nach Januar 2008 (dem Zulassungstermin) wurden 140 „ernsthafte" Vorkommnisse berichtet, 27 davon „lebensbedrohlich", dazu 10 spontane Fehlgeburten und sechs Fälle von Guillain-Barré-Syndrom (GBS).

Weitere Nachforschungen ergaben, dass seit Juni 2006 38 Fälle von GBS bei der FDA registriert wurden, darunter die oben erwähnten sechs. GBS ist eine Autoimmunerkrankung, bei der das Immunsystem das eigene Nervensystem (oder vielmehr die dort angehäuften Toxine) angreift, was häufig zu Lähmungen und in manchen Fällen zum Tod führt. GBS gehört, wie bereits an früherer Stelle erwähnt, zu den Krankheiten, die – wie auch Allergien – in der Zeit nach der Einführung von Massenimpfungen einen dramatischen Anstieg erlebten.

Aber das ist noch nicht alles. Aus geheimen, von der FDA unter dem Freedom of Information Act eingeforderten Dokumenten ging hervor, dass einige der mit Gardasil geimpften Frauen innerhalb von nur zwei Tagen nach der Impfung plötzlich Pusteln auf Rücken und Armen, Warzen oder Ausschläge im Genitalbereich bekamen und diese sich dann auf andere Körperteile ausbreiteten.

Aufgeschreckt von diesen Enthüllungen, sprachen FDA und Merck im Hinblick auf diese Symptome von einem „zufälligen Zusammentreffen" und betonten, der VAERS-Bericht hätte keine kausale Verbindung von Gardasil und den Symptomen aufzeigen können. Alternativ könnte man sich fragen, warum Ärzte, Pflegekräfte und Patienten sich die Mühe gemacht hätten, Berichte an VAERS zu schreiben, wenn sie doch dachten, die Symptome hätten nichts mit den Impfungen zu tun, oder seien nicht ernst genug für einen Bericht. Wie können FDA und Merck solche subjektiven Aussagen treffen und sie als Wahrheit ausgeben, wenn sie keine Beweise haben, um ihre Behauptungen zu untermauern? Reicht ein 18.000-faches „zufälliges Zusammentreffen" nicht aus, um sich zumindest zu fragen, ob es eine Verbindung zwischen Impfungen mit Gardasil und den berichteten Nebenwirkungen gibt?

Viele Forscher weisen darauf hin, dass es eine signifikante Anzahl von Fällen gab, wo genitale und andere Warzen bei jungen Frauen unmittelbar nach einer Impfung ausgebrochen sind. Wie andere Impfstoffe löste Gardasil genau die Krankheit aus, gegen die es schützen sollte. Eine von einem Impfstoff verursachte Infektion ist viel wahrscheinlicher und logischer als ein zufälliges Auftreten solcher Nebenwirkungen.

Aber Ethik ist weder die Stärke der Pharmariesen oder Gesundheitsbehörden noch die der Politik. Deshalb gab Merck Millionen von Dollar für ein „Zweifach-Marketing" seiner „Wunderdroge" aus, erntete dafür aber so starke öffentliche Proteste, dass der Impfstoffhersteller seine Kampagne zurückziehen musste.

Zum Einen begann Merck einen aggressiven Verkauf, noch ehe Gardasil überhaupt von der FDA zugelassen worden war. Mit Werbekampagnen im Fernsehen und im Internet wurde versucht, so viel Aufmerksamkeit zu erregen, dass junge Frauen nach dem Impfstoff Schlange stünden, sobald er auf den Markt käme.

Zweitens gab Merck Millionen von Dollar für Lobby-Arbeit bei Behörden und Abgeordneten aus, damit Impfungen mit Gardasil für Schülerinnen – und sogar Vorschülerinnen! – zur Pflicht wurden. Fast wäre dies auch gelungen (siehe Kapitel 3: „Gibt es eine Verschwörung?"). Viele Bundesstaaten entwarfen bereits Gesetze, um die Impfung in der Schulzeit verpflichtend zu machen, doch nach öffentlichem Protest und lautstarken Gegeninformationen diverser Verbrauchergruppen stellte Merck seine Lobby-Kampagne 2007 wieder ein.

Wie schlimm ist schlimm?

Es gibt noch einen anderen Grund, warum die von Merck aufgebaute Marketingkampagne heuchlerisch wirken musste. Kehren wir noch einmal zu den nackten Zahlen zurück, um zu sehen, wie dringlich es überhaupt ist, einen

Impfstoff gegen HPV zu haben. Nach den Daten der American Cancer Society ging die Häufigkeit von Gebärmutterhalskrebs in den USA zwischen den 1950er- und den 1990er-Jahren um mehr als 70 Prozent zurück.

Hier eine weitere Statistik: Gebärmutterkrebs ist nicht einmal unter den häufigsten 10 Krebsarten der USA gelistet, zu denen zum Beispiel Lungen-, Brust- und Darmkrebs gehören[19]. Warum genehmigte dann die FDA einen Impfstoff im Eilverfahren? Und warum waren die Gesetzgeber so eifrig darauf aus, die Impfung mit Gardasil gegen einen Krebs, der im Rückgang begriffen und überdies weit davon entfernt war, der Bevölkerung Angst zu machen, zur Pflicht zu erklären?

Der Pharmariese war eindeutig nicht daran interessiert, einer Handvoll junger Frauen zu helfen, die in Gefahr waren, später im Leben Gebärmutterhalskrebs zu bekommen. Vielmehr wollte er einen riesigen potenziellen Markt für Anti-Krebs-Impfstoffe erschließen.

Mercks eigene Veröffentlichungen erwähnen auch, dass Gardasil gegen einige „impf-unempfängliche" HPV-Viren nicht schützen könne. Der Hersteller gibt also selber zu: Mädchen, die alle Risiken auf sich nehmen und sich impfen lassen, können trotzdem noch HPV bekommen!

Blutgeld

Könnte es noch einen anderen Grund dafür gegeben haben, warum Merck beim Thema Gardasil in den Schnellgang schaltete? Gehen wir ein paar Jahre zurück zu der vernichtenden Kontroverse mit nachfolgenden Rückruf von Vioxx, einem Schmerzmittel, hergestellt und vermarktet von Merck für Arthritis-Patienten.

Das Medikament wurde 2004 – nach vernichtenden Aussagen vom Office of Drug Safety (ODS) der FDA während einer Anhörung im Senat – zurückgerufen. Bei dieser Anhörung räumte Dr. David Graham, stellvertretender Direktor für Wissenschaft und Medizin bei der ODS, nämlich ein, dass Vioxx an

19 Angaben des RKI: Die häufigsten Krebserkrankungen sind bei den Männern nach wie vor Prostatakrebs (63.710 Neuerkrankungen im Jahr 2012), außerdem Lungenkrebs (34.490) und Darmkrebs (33.740). Frauen sind am häufigsten von Tumoren der Brustdrüse (69.550), des Darms (28.490) und der Lunge (18.030) betroffen.

schätzungsweise 38.000 Herzinfarkten und plötzlichen Herztoden ursächlich beteiligt war.

Graham sagte auch, es handele sich um eine „konservative Schätzung", die wahre Anzahl der Personen mit Herzinfarkten sei irgendwo zwischen 88.000 und 139.000 anzusiedeln und „30–40 Prozent davon" seien „wahrscheinlich gestorben".

Fünf Jahre später erhob der Geist von Vioxx erneut sein hässliches Haupt. Im November 2009 brachte ein Gerichtsverfahren im Zusammenhang mit einer Vioxx-Klage gegen die Pharmafirma Daten ans Tageslicht, die Merck bis dahin geheim gehalten hatte. Die Daten offenbarten, dass die Firma schon drei Jahre, bevor es an die Öffentlichkeit kam, von dem „Killereffekt" des Medikaments wusste. Mit anderen Worten, der Pharmahersteller ließ bereitwillig und wissentlich ältere Menschen mit Arthritis an einem Medikament sterben, nur um seinen Ruf zu schützen und seine Profite zu sichern.

Während die schockierende Wahrheit über Vioxx nach und nach herauskam, war Merck bereits dabei, sich den nächsten Schwindel auszudenken – Gardasil. Um den durch Vioxx erlittenen Rückschlag wieder wettzumachen, arbeitete die Firma bereits an einem Impfstoff, von dem sie hoffte, er würde ihren Ruf retten und einige der Milliarden, die durch Verkaufsrückgänge und Gerichtsverfahren verloren waren, wieder einzuspielen. Aber wer behauptet schon, Pharmafirmen hätten ein Gewissen?

6. Hepatitis B: Der Babykiller

Die Hepatitis B-Spritze ist eine der ersten Impfungen, die Neugeborene erhalten. Und doch hat sie keinen Nutzen für die Babys. Dies liegt daran, dass sich das Hepatitis B-Virus hauptsächlich über Blut und Blutprodukte, infizierte Nadeln, intravenösen Drogenkonsum und ungeschützten Sexualkontakt verbreitet. Solange ein Baby sich also nicht als Junkie herumtreibt oder gefährlichen Sexualpraktiken nachgeht, hat es daher absolut keinen Nutzen von der Hepatitis B-Impfung.

Mehr noch: Selbst die Impfstoffhersteller räumen ein, dass die angebliche Wirksamkeit des Hepatitis B-Impfstoffs innerhalb von sieben bis zehn Jahren nachlässt, bei Kindern sogar noch schneller. Selbst für Impfbefürworterinnen und -befürworter müsste sich daher die Frage stellen, welche Rechtfertigung es dafür geben könnte, eine Impfung für einen Teil der Bevölkerung zur Pflicht zu machen, der absolut keinen Nutzen davon hat?

Die Antwort auf diese Frage liegt ganz woanders. Die Hepatitis B-Impfung wurde 1986 kommerziell eingeführt und sollte gegen eine Krankheit schützen, die bei klar definierten Hochrisikogruppen auftrat, denn der Hepatitis B-Virus verbreitet sich nur durch Blut, Blutprodukte und Körperflüssigkeiten. Zu diesen Hochrisikogruppen gehörten Drogenkonsumenten, Homosexuelle und alle, die ungeschützten Sex praktizieren.

Das Problem ist, dass diese Hochrisikogruppen, die sich mit größter Wahrscheinlichkeit das Virus zuziehen, auch die sind, die sich mit geringster Wahrscheinlichkeit impfen lassen. Also musste die Firma Merck, die den Impfstoff in den USA herstellte und vermarktete, sich nach neuen Märkten umschauen – und zwar schnell.

1991, fünf Jahre, nachdem die Hepatitis B-Impfung auf den Markt gekommen war, machten die CDC denn auch eine plötzliche Kehrtwende, die dem Impfstoffhersteller einen ganz neuen Markt eröffnete. Bemerkenswert, zu welcher Trickserei die Behörde fähig war. Kaum zu glauben, dass es dieselbe Behörde war, die noch kurz davor stolz verkündet hatte, die USA seien unter den Ländern mit der geringsten Häufigkeit von Hepatitis B (0,1–0,5 Prozent der Bevölkerung)[20], also nur 18.000 Fällen bei einer Bevölkerung von 240 Millionen.

Ende 1991 empfahl das zu den CDC gehörende Advisory Committee on Immunization Practices (ACIP) – zweifellos auf Geheiß von Merck –, dass alle Kleinkinder spätestens 12 Stunden nach der Geburt die ersten drei Dosen des Impfstoffs bekommen sollten!

Als Nächstes spuckten die CDC einige unglaubliche Zahlen aus, um diese Empfehlung zu rechtfertigten. So schätzten sie zum Beispiel, die USA hätte ca. 1,25 Millionen Menschen mit chronischen Hepatitis B-Infektionen[21]

20 Angaben des RKI: In Deutschland wurde im Rahmen der „Studie zur Gesundheit Erwachsener in Deutschland" (DEGS1) von 2008 bis 2011 eine Prävalenz von akuten oder chronischen Infektionen (Anti-HBc-und HBsAg positiv) von 0,3 % bei 18 bis 79 Jährigen gefunden.

21 Deutschland gehört mit einer HBsAg-Prävalenz von weniger als 1 % in der Allgemeinbevölkerung zu den Niedrig-Prävalenzregionen.

und geschätzte 4.000 bis 5.000 Personen stürben jährlich an chronischen Lebererkrankungen. Obendrein fügten sie hinzu, dass in dem Jahrzehnt vor der Empfehlung 200.000 bis 300.000 neue Hepatitis B-Fälle pro Jahr entdeckt worden seien!

Angeblich, indem man Regierungsmitglieder und Entscheidungsträger mit finanziellen Anreizen für sich gewann, gelang es Merck außerdem, Regierungen in Entwicklungsländern dazu zu bekommen, Hepatitis B-Impfungen kurz nach der Geburt zur Pflicht zu machen. Bei einem Preis von 50 Dollar für den auf drei Dosen verteilten Impfstoff strich die Pharmafirma jetzt mindestens eine Milliarde allein durch den Verkauf dieses Impfstoffs ein.

Im Gegenzug wurde der Impfstoff Millionen von Babys verabreicht, die aus dem Giftcocktail keinerlei Nutzen zogen und deren Immunsysteme im Gegenteil *gerade dadurch* geschädigt wurden.

Das Täuschungsmanöver der Regierung war so eindringlich, dass die Öffentlichkeit ein anderes Zahlenwerk, das die Wahrheit über den „dringenden" Bedarf an diesem Impfstoff offenbart hätte, schlichtweg ignorierte. Tatsache ist, dass etwa die Hälfte der Personen, die die Krankheit bekommen, keine Symptome zeigen und dennoch dauerhafte Immunität erlangen. Weitere 30 Prozent bekommen grippeähnliche Symptome, während nur die verbleibenden 20 Prozent tatsächlich Symptome zeigen – und von diesen genesen wiederum 95 Prozent vollständig.

Das bedeutet, dass nur 5 Prozent aller Personen, die sich mit dem Hepatitis B-Virus infizieren, auch dauerhaft Träger des Erregers werden. Doch das ist noch nicht alles. Von dieser Gruppe leidet nur ein Viertel oder 25 Prozent unter einer chronischen Lebererkrankung oder Krebs. Nur eine statistische Minderheit – 1,25 Prozent aller Personen, die dem Virus ausgesetzt waren – unterliegt also einem ernsthaften Risiko. Was macht den Hepatitis B-Virus dann zu einer Bedrohung der öffentlichen Gesundheit? Wie rechtfertigt dies Massenimpfungen? Warum erlaubt man den Menschen nicht, selbst zu entscheiden, ob sie sich impfen lassen möchten oder nicht?

Zahlen lügen nicht

Doch warum genau ist die Hepatitis B-Impfung eigentlich so gefährlich? Am allerwenigsten werden Sie die Antworten auf diese unergründlichen Fragen bei den CDC und dem VAERS-System der FDA finden. Laut den öffentlichen Berichten der VAERS gab es im letzten Jahrzehnt des 20. Jahrhunderts nur 19 Fälle toter Kinder, die sich mit der Hepatitis B-Impfung in Verbindung bringen lassen.

Einem unabhängigen Forscher zufolge, dem normalerweise nicht öffentlich zugängliche VAERS-Rohdaten zur Verfügung standen, gab es in Wirklichkeit allein zwischen Januar 1996 und Mai 1997 54 Berichte über Kindstode im Zusammenhang mit der Hepatitis B-Impfung. Nichts davon hatte das VAERS veröffentlicht! Und dies waren nur die Fälle, die von Ärzten, Pflegekräften, Eltern und so weiter an das VAERS gemeldet worden waren.

Der Forscher erfuhr auch, dass Berichte über 17.000 ungünstige Reaktionen auf den Impfstoff in diesem Zeitraum zwar vom VAERS registriert, keiner davon aber von FDA und CDC veröffentlicht worden war.

Als die Hepatitis B-Impfung eingeführt wurde, sollte sie auf die sicherste Art und Weise vor einem Virus schützen, das der Leber irreparable Schäden zufügen sowie zu Krebs oder gar Tod führen kann. Die Einführung einer Pflichtimpfung sowie die Massenimpfungen in den USA in den späten 1980er-und 1990er-Jahren waren auch deshalb so umstritten, weil der Verdacht bestand, dass der Impfstoff von den US-Gesundheitsbehörden und der Regierung dazu genutzt worden war, das HI-Virus an bestimmte Teile der amerikanischen Bevölkerung weiterzugeben. (Siehe Kapitel 3: „Gibt es eine Verschwörung?")

Als die Forscher nicht lockerließen, kamen – zum Entsetzen der Allgemeinheit – mehr und mehr Ungereimtheiten an den Tag. Dennoch war es der US-Regierung und ihren Strategen gelungen, die Impfung für Kleinkinder in allen Teilen des Landes zur Pflicht zu machen.

Die französische Regierung dagegen war gezwungen, auf die öffentliche Besorgnis Rücksicht zu nehmen, nachdem Tausende französische Bürgerinnen und Bürger die Regierung wegen des Verschweigens der mit dem Impfstoff verbundenen Risiken verklagt hatten. Nach der Einführung des Impfstoffs in Frankreich hatten Hunderte von Menschen von autoimmunen, neurologischen und anderen, demyelinisierenden Erkrankungen, darunter Multiple Sklerose, berichtet. Im Oktober 1998 wurde der Hepatitis B-Impfstoff in Frankreich von der Liste der für Schulkinder verpflichtenden Impfungen gestrichen.

Autoimmune Gefahren

Wegen seiner Assoziation mit „New Age"-Autoimmunerkrankungen war der Hepatitis B-Impfstoff Gegenstand intensiver Forschungen, aber auch hitziger Debatten. Ernsthafte Zweifel regten sich aufgrund von Berichten, die Impfungen mit Entwicklungs-, Aufmerksamkeitsdefizit- sowie Lernstörungen, Autismus, Enzephalopathien mit permanenten Hirnschädigungen, Chronischem Erschöpfungssyndrom, Multipler Sklerose, rheumatoider Arthritis, Asthma und Anfallleiden in Verbindung brachten.

Auch die Entwicklung von insulinabhängigem Diabetes (ebenfalls eine Autoimmunerkrankung) scheint umso wahrscheinlicher zu sein, je jünger die Kinder zum Zeitpunkt der Impfung waren.

Diese verstörenden Korrelationen können durch die Tatsache erklärt werden, dass Impfstoffe wie die auf drei Dosen verteilte Hepatitis B-Impfung das sich noch entwickelnde Immunsystem eines Neugeborenen schlicht überfordern. Das Immunsystem eines Kleinkinds reagiert schlicht anders auf Pathogene und Antigene als das eines Erwachsenen.

Warum wird aber nicht jeder krank, der eine Hepatitis B-Impfung bekommt? Laut Forschung ahmt der Impfstoff, für den rekombinantes genetisches Material genutzt wird, menschliche Proteine auf eine Weise nach, die das Immunsystem verwirren kann. Infolge dieses Verwirrspiels nimmt das Immunsystem die eigenen Körperzellen als fremde Pathogene wahr und beginnt, sein eigenes Gewebe zu attackieren. So entsteht die Basis für eine Autoimmunerkrankung.

Es gibt einen statistisch signifikanten Prozentsatz der Bevölkerung, der zu dieser „zellulären Verwechslung" neigt. Personen mit einer genetisch bedingten Tendenz zu Verwirrung, wenn Impfstoffe in den Blutkreislauf eindringen, erleben ein Aufflackern oder die vollständige Ausbildung von neurologischen und anderen Symptomen, wie sie für Autoimmunerkrankungen typisch sind.

Bei jeder Impfung ist es wichtig, sich der damit verbundenen Risiken bewusst zu sein. Diese unterscheiden sich von Impfstoff zu Impfstoff und von

Individuum zu Individuum. Woher soll man wissen, ob man für eine Autoimmunstörung prädisponiert ist, wenn man bisher noch keine Symptome hatte und auch noch nicht entsprechend getestet wurde? Sollte man sich vor einer Impfung ein genetisches Profil erstellen lassen? Sagen die Beipackzettel zu den Impfstoffen die ganze Wahrheit über die verwendeten Chemikalien? Besteht überhaupt die Notwendigkeit für eine Impfung?

Sorgen über die Sicherheit der Impfstoffe haben in den letzten Jahren dank der Verbreitung weiterer Informationen über das Internet zugenommen. Wo so viele Informationen vorhanden sind, ist es schwerer, Lügen zu verbergen. Und wo Beipackzettel zweideutig oder unvollständig sind, ist die Öffentlichkeit heutzutage nicht mehr auf das Kleingedruckte und auf ärztliche Hilfe angewiesen.

In den USA hinterfragen Eltern zunehmend die Notwendigkeit dafür, ihren Kindern bis zum 18. Lebensmonat über 30 Impfungen geben zu lassen. Um die Anzahl der Impfstoffe zu verschleiern und den Generalangriff auf die Immunsysteme der Kleinkinder herunterzuspielen, greifen Impfstoffhersteller deshalb zu einem anderen Trick.

Sie kombinieren mehrere Impfstoffe in einer einzigen Spritze zu einem Impfcocktail, wie zum Beispiel bei der DTP- (Diphtherie, Tetanus und Keuchhusten), der MMR- (Masern, Mumps, Röteln) und der MMRV- (Masern, Mumps, Röteln und Windpocken) Impfung!

Hier noch eine verstörende Nachricht für Eltern, die ihre Kinder mit einem Kombinationspräparat impfen lassen wollen, das die Impfstoffe gegen MMR und Windpocken kombiniert. Das Kaiser Permanente Vaccine Study Center nutzte den Vaccine Safety Datalink der Regierung und stellte fest, dass Kinder, die den kombinierten Impfstoff bekommen, mit fast doppelt so hoher Wahrscheinlichkeit Fieber und Fieberkrämpfe entwickeln.

Nach dieser Studie, deren Ergebnisse im Juli 2010 in der Zeitschrift *Paediatrics* veröffentlicht wurden, bekam 1 von 1.000 Kindern mit MMR-Impfung Fieberkrämpfe[22]. Dieser Anteil erhöhte sich signifikant, wenn Kinder die MMRV-

22 Fieberkrämpfe sind auch eine mögliche Komplikation der kombinierten Impfung gegen Masern, Mumps und Röteln (MMR). Das Risiko ist in der zweiten Woche nach der Impfung um den Faktor drei erhöht. Auf 10.000 geimpfte Kinder kommen zwischen 3 und 16 zusätzliche Fieberkrämpfe.

Impfung bekamen. Die Forscher folgerten: „Impfungen mit MMRV führen zu 1 zusätzlichem Fieberkrampf pro 2.300 Dosen im Vergleich zu getrennten MMR – V-Impfungen".

Dass Regierungen und Gesundheitsbehörden Pharmakonzernen grünes Licht dafür geben, ganze Generationen immungeschädigter Kinder heranzuziehen, erregt wachsende Besorgnis – gerade in einer Zeit, in der die Umweltverschmutzung so hoch ist, ungesunde Lebensstile Krankheiten begünstigen und sowohl verarbeitete als auch gentechnisch veränderte Lebensmittel den menschlichen Stoffwechsel schwächen und – zum Beispiel im Fall von Fettleibigkeit – sogar verändern. Es ist ein Fall von trauriger Ironie, dass wir unsere Kinder, die ohnehin wie nie zuvor mit gesundheitlichen Gefahren konfrontiert sind, mit all den Impfungen eher schwächen als stärken.

Von daher war es ermutigend, wenn auch erstaunlich, ein von der WHO herausgegebenes Infoblatt zu sehen, das vor der Korruption im Pharmageschäft warnte. Das Infoblatt stellte heraus, dass Korruption auf allen Ebenen und bei jedem Schritt des Prozesses stattfindet – von der Idee bis zur Entwicklung eines Medikaments oder Impfstoffs, vom Erwerb der Zulassungen bis zum Verkauf von Lizenzen, von der Werbung und Vermarktung bis zur Beantwortung der Frage, welche Medikamente in welchem Gesundheitsprogramm aufgeführt werden sollen – bis hin zur staatlichen Medikamentenkontrolle.

Die WHO räumt ein, dass dem Gesundheitswesen in Entwicklungsländern jährlich 12 bis 23 Milliarden Dollar durch unethische Praktiken und andere Arten von Korruption verloren gehen. Abgesehen davon, was dies über die Pharmaindustrie aussagt, ist doch sehr besorgniserregend, womit die Öffentlichkeit konfrontiert ist, sobald ein Medikament oder Impfstoff die Versorgungskette bis zu jedem Einzelnen weitergereicht wird.

Man kann nicht sagen, was viele Impfstoffe tatsächlich enthalten, welche Konsequenzen sie haben können und ob sie eigentlich überhaupt auf dem Markt sein sollten. Medikamentenskandale und wiederholte Rückrufe legen ein beredtes Zeugnis darüber ab, dass Impfstoffe für unsere Gesundheit anstelle des Schutzes, den zu bieten sie vorgeben, eher Risiken darstellen.

Der Rotarix-Skandal

Doch wie erklären Sie den Eltern von 30 Millionen Kindern auf der Welt, darunter 1 Million allein in den USA, denen der Impfstoff „Rotarix" gespritzt wurde, den folgenden Skandal? Der von GlaxoSmithKline hergestellte und 2008 in den USA zugelassene Stoff soll angeblich gegen das Rotavirus schützen, das bei Kindern zu schwerem Durchfall führt[23]. Die Rotarix-Impfung erfolgt in der Regel im Kleinkindalter bei zwei oder vier Monate alten Babys.

Nach Angaben der FDA legen die vorläufigen Ergebnisse einer in Mexiko durchgeführten Studie mit dem Rotarix-Impfstoff von GlaxoSmithKline ein erhöhtes Risiko ernsthafter Darmprobleme nahe, die sogar tödlich ausgehen können. Die Bekanntgabe erfolgte im *Wall Street Journal* vom 22. September 2010. Die Studie beweist eindeutig, dass Impfstoffe genau die Krankheit, die sie verhüten sollen, oder gar Schlimmeres auslösen können.

Laut einer Aussage auf der FDA- Website zeigte die Studie ein erhöhtes Risiko von Intussuszeption in den ersten 31 Tagen nach Gabe der ersten Dosis. Intussuszeption ist eine durch Verdrehung oder Verstopfung entstandene Darmblockade, die tödlich enden kann. Natürlich hat die FDA keine Absicht, den gefährlichen Impfstoff vom Markt zu nehmen, obgleich er als Problemstifter berüchtigt ist.

2008 zugelassen, war Rotarix von der FDA schon im März 2010 nach der Entdeckung einer Kontamination mit einem Schweinevirus (Porcine Circovirus PCV1) vorübergehend vom Markt genommen worden. Damit war klar, dass alle 30 Millionen Kinder, die diesen Impfstoff bekommen hatte, nun auch das Schweinevirus in sich trugen, weil der Grundstock mit den Zellen, aus denen nachfolgend alle Impfdosen gezogen wurden, mit diesem Schweinevirus kontaminiert war.

23 In Deutschland wurde der Impfstoff am 21.06.2006 zugelassen. Am 11.05.2015 gab es dazu eine Sicherheitsinformation „Information des Paul-Ehrlich-Instituts zu Fällen von Darminvagination nach Impfung gegen Rotavirus-Gastroenteritis". Darin heißt es: Daten aus Beobachtungsstudien zur Sicherheit, die in mehreren Ländern durchgeführt wurden, zeigen, dass Rotavirus-Impfstoffe mit einem erhöhtem Risiko für eine Invagination hauptsächlich innerhalb von sieben Tagen nach der Impfung verbunden sind.

Die Kontamination wurde von einem Forschungsteam entdeckt, das mit der Reinheit von (abgeschwächten) Lebendimpfstoffen gegen Röteln-, Polio-, Windpocken-, Gelbfieber-, Masern-, MMR- und Rotaviren befasst war.

Was das Team herausfand, war schockierend:

- Porcine Circovirus PCV1 in Rotarix
- DNA-Fragmente des Vogel-Leukämie-Virus im Masern-Impfstoff
- DNA-Fragmente eines Virus, der dem Simian Retrovirus im ebenfalls von Merck hergestellten RotaTeq ähnlich ist

Dass Fragmente von genetischem Material von Tieren in Impfstoffen vorkommen, ist nichts Ungewöhnliches. Es sind Anteile, die sich im Ernstfall als tödlich erweisen können – und offensichtlich gehört nun auch viral infiziertes Material dazu. Erinnern Sie sich an die erstaunliche SV40-Entdeckung im Polio-Lebendimpfstoff? (Siehe Kapitel 2: „Historische Pannen").

Aber wie fand PCV1 den Weg in die Rotarix-Ampullen? Zu dem anderen tierischen Gewebe und Serum (von Affen und Kühen), das zur Entwicklung der Rotarix-Grundsubstanz eingesetzt wurde, kam bei der Herstellung offenbar auch Trypsin, ein Enzym im Pankreassaft von Schweinen, zum Einsatz. PCV1 war mit dem Trypsin vom Schwein in die Grundsubstanz gelangt. Und wie oft prüfen Impfstoffhersteller ihre Grundsubstanzen? Mit Sicherheit haben sie nicht vor, finanziellen Selbstmord zu begehen. Wenn sie jeden Impfstoff, den sie herstellen, auf Kontaminanten untersuchen würden, könnten sie die Impfstoffe nie verkaufen.

7. DTP: Plötzlicher Tod

Angst ist eine der wirksamsten Waffen der Impfstoffhersteller, um Eltern zu überzeugen, sich den „Gefahren" einer Krankheit zu beugen und das angepriesene Allheilmittel anzunehmen. Impfherstellern ist es egal, dass ihre „Überredungskünste" jedes Jahr Dutzende von Kindern das Leben kosten.

Ich beziehe mich auf den DTP- (Diphtherie, Tetanus und Keuchhusten) Impfstoff, der immer wieder mit dem Plötzlicher Kindstod (SIDS) in Verbindung gebracht wird. (Siehe Kapitel 3: „Gibt es eine Verschwörung?")

Die Forschung bestätigt, dass der Keuchhusten-Impfstoff nur bei 36 Prozent aller Kinder wirksam ist. Ein 1994 in *World Medicine* veröffentlichter Bericht von Gordon Stewart zeigt, dass die Risiken des Keuchhusten-Impfstoffs seinen Nutzen überwiegen.

Der in den USA bis 1992 verwendete DTP-Impfstoff enthielt krebserzeugendes Formaldehyd sowie die hochgiftigen Metalle Aluminium und Quecksilber. Sowohl der Impfstoff als auch seine „verbesserte" Version DTaP sind nie auf Sicherheit getestet worden, nur auf „Effizienz".

Der neue Impfstoff hat sich nicht als besser erwiesen als der alte. Beide Versionen verursachen Tod, Nahtod, Anfall-Leiden, Entwicklungsverzögerungen oder Hospitalismus. DTaP wird Babys gespritzt, die erst sechs Wochen alt sind, obgleich der Impfstoff an dieser Altersgruppe nie getestet wurde.

Eine weitere Erinnerung an die Gefahren des DTP-Impfstoffs kam im Juli 2010 während eines Keuchhusten-Ausbruchs in Kalifornien, wo 10 Kleinkinder an der Krankheit starben und fast 6.000 erkrankten (1. November 2010). Immerhin gaben die Gesundheitsbehörden zu, dass es in den letzten Jahren ein heftiges Wiederaufflammen von Keuchhusten gegeben habe – und dies trotz (oder gerade wegen?) der hohen Impfrate mit DTP.

Infolge des Ausbruchs räumten die CDC ein, dass das Pathogen sich an den Impfstoff angepasst haben könnte, eine Tatsache, die von der Beobachtung gestützt wird, dass Bordetella parapertussis, ein Verwandter des Bordetella- pertussis-Bakteriums, das Keuchhusten verursacht, die Krankheit auch bei immungeschwächten Personen hervorrufen kann, besonders bei kleinen Kindern. Einige Forscher vermuten, dass der DTP-Impfstoff das Immunsystem geschwächt haben könnte (der Impfstoff enthält große Mengen bioaktiver Toxine), sodass die Opfer für Angriffe des Bordetella-parapertussis-Bakterium anfälliger sind.

Alle Impfstoffe schädigen das Immunsystem und dies macht Kleinkinder für bakterielle Infektionen besonders anfällig. Da es für Impfstoffe keine wirklichen Sicherheitstests gibt, können Impfstoffhersteller und Ärzte für das Auslösen solcher epidemischen Ausbrüche nicht direkt verantwortlich gemacht werden. Stattdessen geschieht genau das Gegenteil: Es wird auf die geringe Impfrate geschimpft und die Wichtigkeit flächendeckender Impfungen noch eindringlicher beschworen.

Nach Dr. Jennifer Ashton, Medizinredakteurin bei CBS News, ist es extrem wichtig, dass alle Erwachsenen, die mit Kindern arbeiten oder zusammenleben, geimpft sind, da die Kinder selbst in den ersten beiden Lebensmonaten noch nicht geimpft werden können.

Und doch gibt es keinerlei Beweis dafür, dass der Keuchhusten-Impfstoff die Krankheit wirklich verhindert. Bisher ist dies nur ein Gedankenkonstrukt. Genauso wahrscheinlich könnte sein, dass geimpfte Erwachsene die Krankheit an ihre bereits immungeschädigten Kinder weitergeben. Statistiken zeigen, dass zahlreiche Epidemien unmittelbar nach der Einführung groß angelegter Impfprogramme einsetzten. Warum sollte dieser Ausbruch eine Ausnahme von dieser Regel sein?

Die Infektion beginnt bei Erwachsenen, aber auch bei Kindern wie eine gewöhnliche Erkältung mit leichtem Husten und laufender Nase. Typischerweise braucht es ein bis zwei Wochen, bis der heftige, bellende Husten einsetzt, obwohl manche Fälle auch ganz ohne dieses charakteristische Symptom auskommen.

Der inflationäre Einsatz von Impfstoffen ist ein riskantes Unterfangen. So wie der allzu starke Einsatz von Antibiotika zum Erscheinen tödlicher, gegen Antibiotika resistenter Organismen (unzerstörbarer Supererreger) führte, kann die flächendeckende Impfung der Bevölkerung mit pathogenhaltigen Substanzen bewirken, dass die Pathogene sich an die Impfstoffe anpassen und sie damit nutzlos machen (wie dies inzwischen selbst die CDC eingestehen).

Um auf unsere Diskussion zum Thema SIDS zurückzukommen: Unter den 17 potenziellen Gesundheitsproblemen, die vom Keuchhusten-Impfstoff hervorgerufen werden können, führt SIDS die Liste an. Nach einer Schätzung der University of California in Los Angeles sterben in den USA Jahr für Jahr 1.000 Kinder in direkter Folge einer Impfung. Die betroffenen Kinder sterben nach einer DTP-Spritze achtmal schneller als sonst. Dies hatte wohl James R. Shannon von den National Institutes of Health im Sinn, als er sagte: „Ehe sie nicht Kindern gegeben wurde, kann keine Impfung als sicher gelten."

Die Gesundheitsbehörden behaupteten, dass die 10 Todesfälle während des letzten Ausbruchs in Kalifornien darauf zurückgingen, dass diese Kinder nicht geimpft waren. Das ist aber sehr unwahrscheinlich, da der Impfstoff nur bei 36 Prozent der geimpften Kinder effektiv wirkt; 6 bis 7 Kinder wären ohnehin gestorben. Außerdem könnte es schwerwiegende Vorerkrankungen gegeben haben, die zum schweren Verlauf der Krankheit beitrugen, wie es so oft der Fall ist, wenn eine sonst nicht tödliche Infektion wie Keuchhusten ein Menschenleben kostet.

Natürlich ist es für jeden Elternteil eine schlimme Tragödie, sein Kind wenige Wochen nach der Geburt sterben zu sehen. Doch kommt dies nicht an die Tragödie der 1.000 Kinder heran, die jährlich infolge von Impfungen gegen Keuchhusten sterben. Es ist schwer zu verstehen, wie ein Arzt, Beamter bei einer Gesundheitsbehörde oder Geschäftsführer eines Pharmakonzerns mit reinem Gewissen vor ein Mikrofon treten und verkünden kann, es sei völlig okay, 1.000 Kinder sterben zu lassen, um 10 andere Kinder zu retten. Oder kennen sie einfach die wirklich wichtigen Forschungsergebnisse nicht und vertrauen stattdessen blind auf Legendenbildung und Pseudowissenschaft? Oder sind sie einfach bloß gierig und es ist ihnen völlig egal?

Auch Diphtherie wird noch immer mit toxischen Immunisierungsprogrammen bekämpft, obwohl sie von unserem Planeten fast verschwunden ist. Als 1969 in Chicago die Diphtherie ausbrach, waren 11 der 16 Todesopfer gegen Diphtherie geimpft. Laut einem anderen Bericht, waren 14 der 23 Opfer „vollständig immun". Dies zeigt, dass eine Impfung keinen Unterschied macht, wenn es um den Schutz gegen Diphtherie geht; im Gegenteil, sie kann die Chance, infiziert zu werden, sogar erhöhen.

Mini-Schlaganfälle

Forscher Dr. Andrew Moulden, Experte für die verhaltensneurologische Einschätzung von Hirn- und Verhaltensstörungen, hat nach jahrelanger, intensiver Forschung einige interessante Beobachtungen zu Protokoll gegeben. Seiner Erfahrung nach verursachen Impfstoffe durch die Bank Ischämie, eine Durchblutungsstörung, die sich oft auf einer so mikroskopisch kleinen Ebene abspielt, dass die Vorgänge schwer nachzuvollziehen sind.

Nach Dr. Moulden führt eine solche Ischämie zu Sauerstoffmangel im Gewebe mit nachfolgendem Zelltod oder Mini-Schlaganfällen. Geschieht dies in Gehirn und Nervensystem, kommt es zu neurologischen Entwicklungsstörungen wie CFS und Lernbehinderungen. Natürlich kann dies aber auch Zellen in anderen Körperbereichen betreffen. So kommt es, dass Impfstoffe eine ganze Bandbreite von Symptomen hervorrufen können – je nachdem, wo es zur Minderdurchblutung kommt.

Wird ein Impfstoff in den Blutkreislauf gespritzt, sind laut Dr. Moulden zwei Folgen möglich: Zum einen eine unspezifische Immunhyperstimulation oder -hypersensitivität. Das zweite ist eine elektrostatische Instabilität des Blutflusses, die die Fließdynamik und damit die Versorgung mit Sauerstoff und Nährstoffen im gesamten Körper beeinträchtigt. Eine gute Durchblutung ist jedoch die Grundlage von Leben, Heilung, Zellfunktion, Wohlbefinden und Gesundheit, wie Moulden betont.

Dr. Moulden erklärt, es käme zu einer instabilen Blutkonsistenz und im weiteren Verlauf zu einer zunächst akuten, dann chronischen Veränderung von „flüssig" zu „gelartig". So verursache zum Beispiel das in Impfstoffen als Hilfsmittel enthaltene Aluminium eine „Verschlammung" des Bluts, da es Blutpartikel dazu bringe, sich zusammenzuballen.

Aus verdicktem Blut können die Kapillaren weder Sauerstoff noch Nährstoffe absorbieren, was zu Zell- und Gewebeschäden führt. Da es auf mikroskopischer Ebene geschieht, erklärt Dr. Moulden, würde es oft nicht ernst genug genommen. Seiner Erkenntnis nach leiden Kinder, die plötzlich und „unerklärlich" nach einer Impfung sterben, unter einem gehemmten Blutfluss durch End-Kapillargefäße im Hirnstamm, der für die reflexhafte Atemreaktion zuständig ist.

Alle geimpften Personen erleiden auf diese Weise im Laufe des Lebens eine Reihe ischämischer Schlaganfälle. Erreicht der Körper die Belastungsgrenze, mündet dies laut Dr. Moulden in neurologische und andere Entwicklungsstörungen.

Alles in allem hat die medizinische Wissenschaft noch einen langen Weg vor sich, bis die negativen Auswirkungen von Impfstoffen endlich vollständig erforscht und verstanden sind. Hier soll die Feststellung ausreichen: Ein gesundes Immunsystem und ein insgesamt gesunder Lebensstil bilden den besten Schutz gegen Krankheiten.

6 Autismus: Der Quecksilber-Anschlag

Ein Blick zurück in die Geschichte zeigt, dass der Ursprung der Massenimpfungen auf Versuche zurückgeht, alle „tödlichen und lebensbedrohlichen Krankheiten" in der Bevölkerung auszumerzen. Das war lange ehe die Pharmakonzerne die Chance witterten, die öffentliche Stimmung manipulieren und politische Entscheidungsträger zu Förderern ihrer Zukunftspläne machen zu können.

Nach den Maßstäben all jener, die an den grundsätzlichen Impfmythos glaubten, galt das Impfen als lebensrettend. Nach einem halben Jahrhundert Infiltrierung der Öffentlichkeit mit diesem Mythos schließt sich der Kreis. Aufgrund technischer Fortschritte können wir sowohl Mikroben als auch den Körper viel genauer beobachten und studieren, wie sie interagieren. Die Wissenschaft kann Dinge „sehen", die in den 1930ern und 1940ern nicht sichtbar waren. Die konventionelle Medizin hat diese faszinierenden Meilensteine genutzt, um den Mythos von den lebensbedrohlichen Erregern und den lebensrettenden Impfstoffen weiter zu fördern.

In diesem Buch zeige ich, wie und warum Impfstoffe immer wieder genau die Krankheiten auslösen, die sie angeblich verhindern sollen. Und dann gibt es da noch die Krankheiten und Störungen, die als „Nebenwirkungen" von Impfungen ausgelöst werden.

Die wohl am besten dokumentierte „Nebenwirkung" ist der Autismus, eine schwere, in der Kindheit beginnende Störung, die mit zwei Chemikalien – Thiomersal und Aluminium – in Zusammenhang gebracht wird. Beide Substanzen werden routinemäßig Impfstoffen beigegeben.

Autistische Kinder sind sozial zurückgezogen und können zu anderen Menschen keine Beziehungen aufbauen. Ihnen fehlt außerdem die Fähigkeit, die normale Bandbreite und Tiefe menschlicher Emotionen zu erleben und zum Ausdruck zu bringen. Sprachbehinderungen sind bei ihnen ebenfalls weit verbreitet, was ihre Kommunikationsfähigkeit weiter beeinträchtigt. In extremen

Fällen zeigen betroffene Kinder repetitives Verhalten und geben sich seltsam anmutenden Beschäftigungen hin.

Autismus ist eine schwere Störung und die Betroffenen bedürfen oft lebenslanger Betreuung. Die Bezeichnung wird manchmal als Oberbegriff für ein Spektrum von Störungen mit ähnlichen Symptomen angesehen, die man Autismus-Spektrum-Störungen (ASS) nennt.

Es handelt sich dabei um eine ganze Gruppe von neurologischen Entwicklungsstörungen, was bedeutet, dass die Verhaltensentwicklung bei autistischen Säuglingen und Kleinkindern wegen der Abweichungen bei Hirnfunktion und Nervensystem nicht die üblichen Meilensteine der kindlichen Entwicklung erreicht. Während einige Fachleute eine genetische Ursache vermuten, bleiben die Ursachen der Störung weitgehend „unspezifisch". Das bedeutet, dass die Krankheit mit *keinerlei* klar umrissenen, kausalen Faktoren verknüpft werden kann.

Zur Pathophysiologie des Autismus besteht eine umfangreiche Literatur. Viele richten das Hauptaugenmerk auf Abweichungen in Gehirn und Nervensystem, vor allem in den Regionen, die für Sprache, Emotionen, Ausdruck und andere „höhere Funktionen" zuständig sind. Es sind diese Funktionen und Kompetenzen, die uns zu „vollständigen, ganzen Individuen" machen, und es sind genau die Kompetenzen, die bei ASS klassischerweise eingeschränkt sind.

Wenn genetische Faktoren nur die Hälfte der Geschichte erzählen, geht die andere Hälfte auf das Konto von Lebensumständen und Umwelt. Impfungen spielen dabei eine signifikante Rolle.

Gestützt auf Hunderte von Studien, glauben viele Fachleute, dass Autismus mit toxischen Chemikalien zu tun hat. Dazu gehören Schadstoffe im Wasser, in der Nähe verseuchter Abfallhalden und sogar in den Lebensmitteln, die wir verzehren.

Ein beträchtlicher Anteil der Forschung konzentrierte sich auf Chemikalien wie Tetrachlorethen, Trichlorethen und Trihalomethan im Trinkwasser sowie Metalle wie Quecksilber, Kadmium und Nickel in der Atmosphäre überall dort, wo Autismus besonders häufig ist. Schon bald zeigte sich, dass Quecksilber dort am häufigsten vorkommt, also ein Schwermetall, von dem man weiß, dass es an Nieren und Nerven Schäden verursachen kann.

Was die Impfstoffe betrifft, gibt es großen Streit um die Rolle eines Konservierungsstoffs namens Thiomersal. Dieser soll das Wachstum von Bakterien und Pilzen unterdrücken, wenn der Impfstoff über längere Zeit gelagert wird. Thiomersal besteht zu fast 50 Prozent aus Quecksilber, einem Neurotoxin, das im zentralen Nervensystem Schäden anrichten kann.

Es wurden aber auch gezielt Impfstoffe mit Thiomersal untersucht. Klassischerweise enthalten Hepatitis B-, Hib-, DTaP- und MMR-Impfstoffe diese Substanz. Mehrere Forschungsarbeiten konnten Korrelationen aller dieser Impfstoffe mit Autismus und Immunstörungen nachweisen.

Ehe wir Thiomersal und seine Rolle für den Autismus näher betrachten, müssen wir noch etwas anderes in Betracht ziehen. Die Wissenschaft – und sogar juristische Fachleute – sagen, sie hätten keine „kausale Verbindung" zwischen dem quecksilberhaltigen Konservierungsmittel und Autismus gefunden. Das könnte zweierlei (oder auch beides) bedeuten: Es besteht eine kausale Verbindung, die bloß noch nicht nachgewiesen werden konnte (Arzneimittelstudien sind dafür bekannt, die Pharmaindustrie zu bevorzugen und fast immer die offizielle Gesundheitspolitik zu bestätigen), oder es besteht zumindest eine starke Korrelation.

Im letzteren Fall legt die umfangreiche Forschung zum Thema Thiomersal nahe, dass Quecksilber, Aluminium und einige andere Kontaminanten wie Zellen von menschlichen Feten die Entwicklung von Autismus bei Kindern fördern, die bereits eine entsprechende Prädisposition aufweisen. Mit anderen Worten, das Quecksilber in diesen Impfstoffen bringt Kinder mit einer vorbestehenden, zu Autismus und verwandten Störungen neigenden Disposition dazu, autistische Symptome zu entwickeln. Im Umkehrschluss bedeutet dies, dass ein Kind mit dieser Prädisposition, dem keine thiomersalhaltigen Impfstoffe gespritzt werden, als völlig normales, gesundes Individuum durchs Leben gehen würde, ohne je autistische Symptome zu erleben oder zu zeigen.

1. Was ist eigentlich Thiomersal?

Kehren wir zum Thiomersal zurück. Pharmahersteller lieben diesen Konservierungsstoff, eine synthetische Chemikalie, die in vielerlei Hinsicht viel toxischer ist als ihr Vorläufer, Methylquecksilberhydroxid.

Sie ist in hohem Maße wasserlöslich, verbindet sich leicht mit Zellmembranen und besitzt die Fähigkeit, wichtige Zellprozesse zu inaktivieren. Behalten Sie diese Eigenschaften im Hinterkopf, wenn Sie diesen Abschnitt lesen, der sich hauptsächlich mit den neurotoxischen Effekten dieses hochpotenten Konservierungsstoffes beschäftigt.

Haben Sie sich je gefragt, warum es bei den Autismusfällen in den USA nach 1988 einen signifikanten Anstieg gab? Könnte dies mit dem zunehmenden Kontakt mit Thiomersal im Zuge der neu eingeführten Pflichtimpfungen zusammenhängen?

Bis 1988 war der DTaP-Impfstoff der einzige für Kinder vorgesehene Impfstoff mit Thiomersal. In dem Jahr wurden die Impfempfehlungen jedoch um andere Impfstoffe erweitert, die dieses toxische Konservierungsmittel ebenfalls enthielten. 1991 fügten die Empfehlungen ein weiteres Mal quecksilberhaltige Impfstoffe hinzu. Noch schlimmer: Der neue Impfplan sah Impfstoffe mit Thiomersal für noch jüngere Kleinkinder vor.

Welches waren diese Impfstoffe? 1988 bekamen alle Säuglinge von Müttern mit Hepatitis B nach den Empfehlungen der CDC innerhalb von 12 Stunden nach der Geburt Hepatitis B-Antikörper sowie Hepatitis B-Impfstoffe. Beide enthielten Thiomersal, sodass jedes Neugeborene 37,5 Mikrogramm Quecksilber injiziert bekam.

Die dritte quecksilberhaltige Spritze war der Hib-Impfstoff (gegen das Haemophilus-Influenzae-Typ-B-Bakterium zur Vorbeugung einer Haemophilus influenzae), das im Alter von 18 Monaten verabreicht wurde. Damit verbunden waren zusätzliche 25 Mikrogramm Quecksilber, womit wir insgesamt schon bei 62,5 Mikrogramm wären.

Manche Kleinkinder bekamen Thiomersal aber auch noch aus einer weiteren Quelle. Dies waren Babys von Müttern, die Rh-negativ waren und während der Schwangerschaft Rho-Gam erhalten hatten. Rho-Gam ist ein Rh-Immunglobulin, das diesen Frauen gegeben wurde, um die hämolytische Krankheit zu verhindern (eine Krankheit, bei der das Immunsystem der Mutter die Blutzellen des Ungeborenen angreift). Es handelte sich dabei um eine relativ neue Entwicklung, da Rho-Gam vor 1990 nie an Schwangere gegeben wurde.

Die Forschung zeigt, dass die Gehirne von Feten für Neurotoxine anfälliger sind als die von Erwachsenen. Neurotoxine sind toxische Chemikalien, die Zelltod und Nervenschäden verursachen und Quecksilber führt die Liste der

Stoffe an, die für Gehirn und Nervensystem schädlich sind. Hinzu kommt: Je jünger der Mensch, desto größer das Risiko neurologischer Schäden.

Diese Schäden zerstören Zellen in bestimmten Bereichen des Gehirns, die mit den klassischen Symptomen neurologischer Entwicklungsstörungen verbunden sind, wie man sie bei Autismus-Spektrum-Störungen sieht.

Das Jahr 1991 markierte einen – potenziell tödlichen – Wendepunkt bei der Impfung von Kindern. Der Einfluss von Impfstoffherstellern und der Würgegriff, in dem sie die landesweite Gesundheitspolitik hielten, war immer stärker geworden – und das Gleiche galt für ihre Anreize für politische Entscheidungsträger, die intensive Impfpläne in den USA einführten und durchsetzten.

Es kann daher kaum überraschen, dass es 1991 einige dramatische Veränderungen bei den Impfempfehlungen hinsichtlich der Hepatitis- und Hib-Impfstoffe gab. Kleinkinder bekamen ab jetzt nicht nur mehr Impfungen, sondern diese auch noch in einem viel jüngeren Lebensalter. Zu einer Spritze in den ersten 12 Lebensstunden kamen plötzlich zwei weitere Spritzen – die zweite mit zwei Monaten und die dritte zwischen dem sechsten und dem 18. Lebensmonat.

Die Begründung für die Hepatitis -B-„Auffrischungen" lautete, dass Erwachsene mit erhöhtem Hepatitis B-Risiko (Drogenkonsumenten, Empfänger von Bluttransfusionen und Menschen, die unsicheren Sex praktizierten) sich nur selten freiwillig gegen den Hepatitis B-Virus impfen ließen. Stattdessen alle Babys zu impfen, schien daher das Beste zu sein!

Der Hib-Impfplan wurde ebenfalls einer Veränderung unterzogen. An die Stelle einer Spritze mit 18 Monaten traten drei weitere Spritzen zwischen zwei und sechs Monaten und eine vierte mit 15 Monaten. Alle Ampullen enthalten 25 mcg Quecksilber!

1988 und 1991 stiegen die Autismusraten ebenso wie die vieler anderer Krankheiten wie Autoimmunstörungen, allergischer Reaktionen und juveniler Diabetes sprunghaft an.

Es war also wohl kein Zufall, dass plötzlich so viele Eltern mit Klagen gegen DTaP- und MMR-Impfstoffe und den vermuteten Zusammenhang mit dem inzwischen bei ihren Kindern aufgetretenen Autismus an die Öffentlichkeit gingen. (Über die Verbindung von MMR und Autismus werden wir an späterer Stelle in diesem Abschnitt noch sprechen.)

Für einige Eltern wird die folgende Studie nur im Nachhinein nützlich sein, doch gibt es Millionen von Eltern, die ihre Meinung noch ändern könnten, nachdem sie von der Studie gehört haben, die von Forschern der University of Pittsburgh und dem Thoughtful House Center for Children in Austin, Texas, durchgeführt wurden. Das Forschungsteam spritzte jungen Rhesusaffen eine Reihe von Impfstoffen nach den 1990 erlassenen Impfempfehlungen. Es war eine Langzeitstudie, die modernste bildgebende Verfahren und andere Tests zum Einsatz brachte, um die Gehirne der geimpften Affen mit denen der nicht-geimpften akribisch vergleichen zu können. Die geimpften Affen zeigten Veränderungen in ihren Gehirnen, wie sie typischerweise mit Autismus assoziiert werden, während die der ungeimpften Affen unverändert blieben.

Was waren dies für? Geimpfte Affen zeigten ein vergrößertes Hirnvolumen, wie man es häufig bei Autismus findet. Außerdem zeigten sich Veränderungen an der Amygdala, einer Hirnregion, die im Zusammenhang mit autistischen Störungen besonders oft genannt wird.

Zuletzt noch eine Bemerkung über die Verbindung zwischen Impfempfehlungen und Impfstoffherstellern: Die Empfehlungen bekommen ausnahmslos Zuschüsse von Impfherstellern wie „Every Child By Two“, dem landesweiten Programm einer ehrenamtlichen Initiative, die teilweise von Merck, Lederle und Connaught finanziert wird.

Öffentliche Gesundheitsprogramme und -projekte zu bezuschussen, ist eine bewährte Methode, zu der große Pharmafirmen immer wieder greifen, um eine ahnungslose Öffentlichkeit dazu zu bekommen, ihre Produkte scheinbar ohne jeden Zwang zu kaufen und anzuwenden.

2. Worin besteht die Verbindung zwischen Impfstoff und Autismus?

Obgleich es noch immer vieles gibt, was wir über den menschlichen Körper und das Immunsystem nicht wissen, ist ein großer Teil der Fachleute davon überzeugt, dass Impfstoffe und Autismus eng miteinander verbunden sind.

Mitte der 1990er-Jahre waren die Autismusraten so sprunghaft angestiegen[24], dass Eltern von Kindern, die in den kritischen Jahren 1988 bis 1991 geimpft worden waren, damit an die Öffentlichkeit gingen. Die Alarmglocken begannen in den frühen 90er-Jahren so laut zu schrillen, dass der US-Kongress 1997 ein Gesetz zur Neufassung der FDA-Aufgaben erließ. Zu den gesetzlichen Neuregelungen gehörte, dass die FDA den Quecksilbergehalt verschiedener medizinischer Zubereitungen überwachem sollte.

Wie vorherzusehen, stellte die FDA fest, dass die übermäßige Menge an Quecksilber, die man Kleinkindern dank der Mehrfachdosen an Hepatitis B- und Hib-Impfstoffen injiziert hatte, über den zugelassenen Grenzwerten lag. Zusammen mit der DTaP-Impfung, die schon lange auf der Liste der Impfempfehlungen gestanden hatte, wurden Kleinkinder dadurch schweren Gesundheitsrisiken ausgesetzt.

Um wie viel Quecksilber ging es? Laut FDA bekamen Kleinkinder in den ersten sechs Monaten ihres Lebens 187,5 Mikrogramm – 40 Prozent mehr, als sie nach den Richtlinien der US-Umweltschutzbehörde hätten bekommen dürfen.

Die wegen des Thiomersals noch heftig unter Beschuss stehenden CDC beauftragten das Institute of Medicine, den Quecksilbergehalt der für Kinder vorgesehenen Impfungen zu ermitteln und eine mögliche Verbindung zu autistischen Erkrankungen zu prüfen. Bei der Präsentation der Ergebnisse im Jahr 2004 bestand das Institut kategorisch darauf, „keine kausale Verbindung" zwischen thiomersalhaltigen Impfstoffen und Autismus gefunden zu haben.

Manche meinen, das Institut sei angehalten worden, diese Ergebnisse zu erbringen. Obgleich Thiomersal damals schon aus Impfstoffen für Kinder verbannt war, nahmen die rechtlichen Streitigkeiten weiter zu und die CDC brauchten jemanden, der die öffentlich geäußerten Zweifel zerstreute.

Dennoch gehörten Autismus und Autismus-Spektrum-Störungen zu den „unerwünschten Ereignissen", die laut Institut mit DTaP- und MMR-Impfungen „kontinuierlich assoziiert" waren. Es gab noch eine weitere Kategorie, die „sekundären" Autismus als unerwünschtes Ereignis aufführte. (Haben Sie je

24 Die Häufigkeit von Autismus ist weltweit unterschiedlich jedoch steigen diese Zahlen stetig. In Deutschland ging man zunächst von einer Autismus Häufigkeit von 4–5 auf 10.000 Kinder oder Neugeborene aus. Inzwischen gibt es Meinungen darüber, dass die Häufigkeit von Autismus viel größer ist und vermutlich bei 15–40 Autisten auf 10.000 Kinder liegt.

von einer „sekundären" Krankheit gehört?) Darunter verstand das Institut von chronischen Hirnerkrankungen und mitochondrialen Störungen verursachte, autismus-ähnliche Symptome.

Das Institut erklärte auch, es sei „biologisch plausibel", dass Thiomersal bei manchen Kindern mit „neurologischen Entwicklungsstörungen" assoziiert sein könnte.

CDC, FDA und andere Gesundheitsbehörden fixierten sich jedoch auf die einmal getroffene Aussage, es gäbe „keine kausale Verbindung", und benutzten diese, um die leichtgläubige Öffentlichkeit zu beruhigen und davon zu überzeugen, dass es keinen Grund gäbe, sich wegen der zahlreichen, wiederholten thiomersalhaltigen Impfungen für Kinder Sorgen zu machen.

Schaut man jedoch hinter den künstlichen Nebel, bestätigen die Ergebnisse dieser Studie die Korrelation zwischen Thiomersal und Autismus. Ohne das Wort „kausal" zu verwenden (Oh, wie spitzfindig Behörden bei ihren Formulierungen doch sein können!), hatte das Institut die Korrelation zwischen Impfstoffen und autistischen Störungen bestätigt.

Darüber hinaus hatten die CDC das Institut gebeten, eine weitere Dimension der Impfdebatte zu prüfen, nämlich die Vermutung, dass Impfstoffe „Nervenentzündungen" und eine „Übererregung" des Immunsystems auslösen könnten.

Dies hatte man schon seit 1988 vermutet, als die Anzahl der Impfungen sprunghaft angestiegen war. Tatsache ist, dass Kleinkinder noch heute bis zum 18. Lebensmonat mindestens 38 Impfungen bekommen! (Siehe „CFS – die neue Polio" in Kapitel 5: „Impfkater"). Einfach gesagt: Das VICP fragte sich, ob Kleinkinder schlicht zu viele Impfungen bekamen.

Doch es geht nicht nur um eine allgemeine Übererregung des Immunsystems, deren Assoziation mit neurologischen Störungen man vermutet. Konkret sind es bestimmte „Kontaminanten" und andere Zutaten in Impfstoffen, die schon lange mit Nerven- und Gewebeschäden assoziiert werden.

Lassen Sie mich einige Ergebnisse über Lebendimpfstoffe vortragen. Dies sind Impfstoffe, die lebende, aber abgeschwächte Viren enthalten, vor denen der Impfstoff angeblich schützen soll.

Im Labor werden solche Viren gezüchtet und abgeschwächt, indem man ihr grundlegendes genetisches Material in einen Wirt (in der Regel ein Tier) injiziert. Ein solcher Impfstoff war der für die Polio-Schluckimpfung (OPV). Entsprechende Studien ergaben, dass Mutationen dazu neigen, sich mit jedem nachfolgenden Impfstoff weiter aufzubauen und unerwünschte Reaktionen auszulösen.

Außerdem hat sich das abgeschwächte Virus in der OPV gelegentlich neu mit den Enteroviren im menschlichen Körper kombiniert und dem Poliovirus so seine pathogene Potenz wiedergegeben. Mit anderen Worten, seine geschwächte Fähigkeit, Polio auszulösen, kann erneut aktiviert werden.

Eine weitere Quelle der Kontamination sind bereits im Wirt vorhandene Viren. Über die Kontamination mit SV40 haben wir ja schon ausführlich in Kapitel 2: „Historische Pannen" gesprochen. Doch es gibt viele andere Arten von mit bestimmten Impfstoffen verbundenem genetischem und viralem Material. Diese „zufällig vorhandenen" Viren stammen aus den Zellstämmen, die benutzt wurden, um das geschwächte Virus zu züchten, und vom tierischen Serum und anderen biologischen Substanzen, die in Zellkulturen benutzt werden.

Zum Beispiel wurden das Hühnerleukämie-Virus (ALV) und das Endogene Vogelvirus (AEV) in Impfstoffen gefunden, die in Fibroblasten von Hühnerembryos gezüchtet wurden. Impf-assoziierte ALV und AEV stammen wahrscheinlich von endogenen Retroviren des Hühner-Erregerstamms.

Nach einer von der American Society for Microbiology durchgeführten Studie, deren Ergebnisse 2010 herausgegeben wurden, fand man das Retrovirus K oder HERV-K in MMR- und Varivax-Impfstoffen. Die Studie kam zu dem Schluss, dass das HERV-K auf menschliche Zellstämme zurückging, die benutzt wurden, um diese Viren zu züchten. Dies scheint andere Studien zu stützen, die nahelegen, dass gewisse genetische Abweichungen bei autistischen Kindern mit der Präsenz von HERV-K zusammenhingen.

Manche Wissenschaftler stellten auch fest, dass der plötzliche Anstieg von Autismusfällen in den USA nicht nur mit dem vermehrten Einsatz von Thiomersal in Impfstoffen für Kinder, sondern auch mit dem Einsatz von Zellen von Feten korreliert.

Nach einer Studie der EPA hat Autismus seit den 1980er-Jahren dramatisch zugenommen, was mit der Zeit zusammenfällt, in der Pharmafirmen in großem Maßstab damit begannen, fetale Zellen aus abgebrochenen Schwangerschaften zu verwenden. Die Studie korrelierte Daten von jahrzehntelangen Studien in den USA, Dänemark und Japan.

Die fetalen Zellen wurden außerdem in so weitverbreiteten Impfstoffen wie dem MMR-Impfstoff verwendet. Daher ist es wohl kein Zufall, dass die Autismusraten 1981 einen Gipfel erreichten – nur zwei Jahre zuvor war der neue MMRII-Impfstoff mit fetalen Zellen zugelassen und in großem Maßstab Kleinkindern den USA gespritzt worden.

Einen zweiten Höhepunkt erlebten die Autismusraten 1995, als der Impfstoff gegen Windpocken modifiziert wurde. Die neue Version enthielt nun fetale Zellen. Und das ist noch nicht alles: Nicht weniger als 11 Impfstoffe, die in den USA routinemäßig verabreicht werden, enthalten fetale Zellen, darunter Impfstoffe gegen Polio und Tollwut.

3. Giftige Konservierungsstoffe

Wie bereits erwähnt, zeigen die Gehirne autistischer Kinder eine beeinträchtigte Fähigkeit, kognitive Informationen zu verarbeiten. Autismus ist außerdem mit einer gestörten emotionalen Entwicklung assoziiert. Zusätzlich sind Sprache und Kommunikation sowie soziale Kompetenzen unterentwickelt.

Die Unfähigkeit, umfassende Informationen mithilfe des Gehirns zu verarbeiten, zu integrieren und zu begreifen, deutet entweder auf eine mangelhafte Entwicklung des Gehirns oder die Schädigung bestimmter Areale des cerebralen Cortex hin, der für diese Funktionen zuständig ist.

Dieser Schaden betrifft das zentrale Nervensystem und ist daher vom Wesen her neurologisch. Wie verhält sich dies zu der Tatsache, dass es bei autistischen Kindern ein statistisch höheres Risiko von autoimmunen Dysfunktionen zu geben scheint – darunter verstärkte Autoimmunität und verminderte Immunfunktion?

Die Forschung zieht den Schluss, dass Impfmittel und ihre Inhaltsstoffe das Immunsystem beeinträchtigen. Impfstoffe agieren ja mittels des Immunsystems und verändern dabei dessen Funktion. In manchen Fällen kann dies zu einer Immundysfunktion einschließlich Autoimmunstörungen führen.

Kleinkinder, die quecksilberhaltige Impfstoffe bekommen – zumal in wiederholter Dosis, sodass sie in sehr zartem Alter diesem giftigen Schwermetall umso stärker ausgesetzt sind – sind daher Opfer eines Doppelschlags. Ist der Impfstoff an sich schon schädlich, ruft das Quecksilber in einigen von ihnen weitere Schäden hervor Dies gilt insbesondere für Kleinkinder, deren Gehirne, Nervensysteme, Immunsysteme und Körper als Ganze nicht nur anders funktionieren als die Erwachsener, sondern für die gefährlichen Wirkungen von Impfstoffen und ihren verschiedenen Inhaltsstoffen auch viel anfälliger sind.

Doch warum genau ist Quecksilber so verheerend für den menschlichen Körper? Quecksilber wird in drei Formen angefunden – organisch, anorganisch und elementar. Gerät es in den Blutkreislauf, schädigt das Schwermetall Herz, Gehirn, Nieren, Lungen und Immunsystem. Art und Ausmaß des Schadens hängen von Art und Menge ab, die in den Blutkreislauf gelangen, vom Alter der betreffenden Person und der Dauer des Kontakts.

Klassische Beispiele für Quellen von Quecksilbervergiftung sind Wasserverschmutzung und der Verzehr von Fischen, die in belastetem Wasser lebten, Quecksilber in Zahnfüllungen und das Verbrennen von Kohle und anderen Materialien. Außer Impfstoffen enthalten auch viele frei verkäufliche Medikamente Thiomersal als Konservierungsstoff.

Wie die Forschung herausfand, sind Männer und Jungen für Quecksilbervergiftungen – ähnlich wie für Autismus – anfälliger als Frauen. Der Grund, warum Kleinkinder am anfälligsten sind, besteht darin, dass ihre Blut-Gehirn-Schranke, die schädliche Substanzen vom Gehirn fernhalten soll, noch nicht so weit entwickelt ist wie bei Erwachsenen.

Ist diese Schranke noch in der Entwicklung begriffen, hält sie das Quecksilber fest, sodass es nicht ausgeschieden werden kann. In der Regel zeigt sich Autismus im Alter von 18 Monaten bis zwei Jahren. Der langsame Aufbau von Quecksilber und die Tatsache, dass die schädigenden Effekte der Chemikalie sich erst später zeigen, sind verantwortlich dafür, dass viele geimpfte Neugeborene erst mit einer Verzögerung von mehreren Monaten autistische Symptome zeigen.

Ein weiteres Problem bei der Quecksilbervergiftung ist, dass das Schwermetall selbst von Erwachsenen nur schwer ausgeschieden werden kann. Wie alle anderen Toxine wird es vom Blut zur Leber transportiert, um dort zerlegt und ausgeschieden zu werden. Anstatt es zu detoxifizieren, leitet die Leber das Quecksilber jedoch an die Galle weiter, die es dann in den Verdauungstrakt abgibt. So wird das Quecksilber vom Blutkreislauf reabsorbiert, zirkuliert erneut durch den Körper und richtet weiteren metabolischen und neurologischen Schaden an.

Nachdem wir uns nun mit der Verbindung zwischen Quecksilber, Autismus und Autoimmunität beschäftigt haben, lassen Sie uns jetzt die verschiedenen Kombinationen aus diesen drei Faktoren anschauen.

4. Autismus und Autoimmunität

Die Forschung zum Thema Autismus und Autoimmunität hat verschiedene Arten gefunden, wie neurologische Schäden zum Erscheinen autistischer Symptome führen können. Eine davon ist die Schädigung von Myelinscheiden der Nerven im Gehirn.

Jede Nervenzelle im Körper ist von einer Myelinschicht bedeckt, einer fettigen Deckschicht, die bei der Übertragung der Nervenimpulse hilft und die Nervenzellen schützt. Die Myelinschicht ist bei der Geburt im zarten Gehirn des Neugeborenen noch nicht vorhanden. Erst danach setzt das allmähliche Wachstum ein und dauert bis zum zehnten Lebensjahr.

Die Myelinscheiden entwickeln sich zuerst in den „niederen" Bereichen des Gehirns und reichen schließlich bis zu den Frontallappen oder „höheren" Zentren, die für unsere Fähigkeit zu denken, zu sprechen, zu kommunizieren und differenzierte Emotionen zu empfinden, zuständig sind. Alle diese Funktionen sind bei autistischen Kindern in unterschiedlichem Ausmaß beeinträchtigt.

Studien über die Verbindung von Autismus und Autoimmunität kamen zu dem Schluss, dass viele autistische Kinder in ihrem Blut Antikörper aufweisen, von denen man glaubt, dass sie zwei wichtige Proteine im Gehirn angreifen – das Myelin Basic Protein (MBP) und das Neuron-Axon Filament Protein.

Bitte beachten Sie: Ich persönlich stimme nicht mit der Ansicht überein, dass Antikörper die Zellen angreifen, sondern vertrete eher die Meinung, dass der Körper diese Antikörper produziert, um sich bei der Selbstheilung helfen zu lassen und Toxine loszuwerden, die infolge von Impfungen in Zellen und

Gewebe eingedrungen sind. Wie bereits erwähnt, sind Antikörper und weiße Blutkörperchen primär mit Heilung, nicht mit Kampf befasst. Die natürliche Immunreaktion nutzt Entzündungen im Gewebe, um Toxine loszuwerden, verletzte Zellen abzubauen, Narbengewebe zu produzieren und angesichts der Notsituation durch schwere Toxizität so viel Heilung wie möglich in Gang zu bringen. Ich zögere daher, das Wort „Autoimmunerkrankung" in Zusammenhang mit Autismus und anderen, ähnlich gelagerten Phänomenen zu verwenden, weil sich darin doch in Wirklichkeit die Weisheit des Körpers zum Zweck des Selbsterhalts und nicht der Selbstzerstörung zeigt. Dennoch werde auch ich nicht ohne die gängigen medizinischen Begriffe auskommen, um zu erklären, warum Impfstoffe für die entstehenden Hirnschäden verantwortlich sind.

Am Ende ist es aber auch nicht wirklich ausschlaggebend, wie wir die Situation sehen. Es bleibt die Tatsache, dass ein Cocktail aus Schwermetallen, Formaldehyd, Antibiotika, Antifrostmitteln, fremden Körpergeweben usw. direkt ins Blut und Gehirn eines sich noch entwickelnden Kindes gelangt, das gar keine Chance hat, die Toxine auszufiltern – ein Angriff im wahrsten Sinne des Wortes!

All dies bedeutet, dass die sich noch entwickelnde Myelinschicht der Nervenzellen im Gehirn durch die giftigen Impfstoffzutaten angegriffen oder davon abgehalten wird, sich richtig herauszubilden. Dies wiederum schädigt die Nerven und damit die Funktionen, für die sie zuständig sind. Es gibt viele Parallelen zu den Antikörpern gegen MBP, die man bei autistischen Kindern und anderen Personen mit Autoimmunerkrankungen wie systemischem Lupus erythematosus, Schilddrüsenerkrankungen, rheumatoider Arthritis, insulinabhängigem Diabetes und Multipler Sklerose gefunden hat.

Und es gibt viele Gründe dafür, warum diese Abweichung existiert, darunter genetische Faktoren, Angriffe von Mikroorganismen wie Röteln- und Speicheldrüsenviren (beide wurden schon mit Autismus in Verbindung gebracht), von der Mutter an den Fetus weitergegebene Antikörper sowie fehlerhafte Immunaktivierung.

Es ist der letzte Faktor, der uns in unserer Diskussion von Autismus und Autoimmunität besonders interessiert: Eine fehlerhafte Immunaktivierung aufgrund von Impfstoffen. An früherer Stelle (siehe Kapitel 5: „Der Impfkater"), haben wir bereits besprochen, wie Impfstoffe abnorme Immunreaktionen in Gang setzen können. Mehr noch, das in einigen Impfstoffen enthaltene Quecksilber gehört zu den vielen Inhaltsstoffen, die mit einer Autoimmunreaktion assoziiert sind.

Ausgelöst werden die mittels Antikörpern entstehenden Immunreaktionen durch Kontaminanten wie das Hilfsmittel Aluminium, diverse Konservierungsstoffe, Antibiotika (die allein Hunderte von aktiven Komponenten enthalten wie Penicillin, Bacitracin, Chloramphenicol, Gentamicinsulfat, Neomycinsulfat, Polymyxin B, Oxytetracyclin, Kanamycin, Streptomycin, Sulfametrol, Tosufloxacin, Cycloserin, Astromicin etc.) ebenso wie fremde Proteine menschlichen und/oder tierischen Ursprungs, wie sie in Impfstoffen so reichlich vorkommen.

Hier eine andere Sichtweise auf den gleichen Effekt. Vom Poliovirus glaubt man, dass er die Myelinscheide angreift, was in voll ausgebildeter Form Poliomyelitis ergibt. In vielen Fällen führt Polio zu Lähmungen, wiederum Folgen von Schädigungen des Gehirns und des Nervensystems.

Die Impfforschung hat Impfstoffe über die Jahre mit Hirnentzündungen assoziiert, die wiederum zur Schädigung der Nerven-Myelinscheiden führen. Die Schlussfolgerung ist eindeutig.

5. Die Thiomersal-Debatte

Thiomersal wird seit den 1930er-Jahren in den verschiedensten medizinischen Zubereitungen, darunter auch in Impfstoffen, verwendet. In den 1980ern wuchs in der Öffentlichkeit die Angst vor Impfstoffen und ihren schädlichen Folgen für Kinder. Dies führte zu einer Zunahme der Zivilprozesse gegen Impfstoffhersteller. Insbesondere eine mögliche Verbindung zwischen dem thiomersalhaltigen DTaP-Impfstoff und Autismus stand dabei immer im Raum.

Tatsächlich gab es zwischen 1979 und 1997 mehr als 1.000 Klagen allein gegen die Hersteller des DTaP-Impfstoffes. Die Spitze lag bei 255 im Jahr 1988.

In der Sorge, dass Eltern ihre Kindern nicht mehr gegen DTaP impfen lassen würden, und weil sie einen Rückschlag befürchtete, gründete die US-Regierung 1988 (dem Jahr mit den vielen Gerichtsprozessen zum Thema Impfstoffe) das National Vaccine Injury Compensation Program (VCIP).

Umgangssprachlich „Impfgericht" genannt, sollte dieses legale Forum eine unabhängige Plattform für Rechtsstreitigkeiten zum Thema Impfstoffe sein.

Die Hürden sind allerdings sehr hoch. Die Beweislast für eine „kausale Verbindung“ zwischen Impfstoff und negativer Auswirkung liegt bei den Klägern. Nur wenn sie diesen Beweis erbringen können, besteht Aussicht auf eine Entschädigung.

1997, also fast ein Jahrzehnt später, wurde wieder die rote Fahne geflaggt, diesmal von dem Demokraten Fran Pallone Jr. aus New Jersey, zu dessen Wahlkreis zahlreiche kleine Fischerorte gehörten, wo der Quecksilbergehalt von Fischen ernsthafte gesundheitliche Probleme aufwarf. Schließlich wurde 1997 von der Food and Drug Administration ein Gesetz erlassen, das eine Überprüfung des Quecksilbergehalts in verschiedenen Lebensmitteln und Medikamenten, also auch Impfstoffen, vorsah.

Der Bericht der FDA über die Quecksilbermengen, denen Kleinkinder durch das Impfprogramm ausgesetzt waren, wurde zwei Jahre später veröffentlicht. Der Inhalt dieses Berichts alarmierte Dr. Neal Halsey, den Leiter des Institute for Vaccine Safety an der Johns Hopkins School of Public Health.

Dr. Halsey, der bereits für das landesweite Impfprogramm und mehrere Gesundheitsbehörden gearbeitet hatte, studierte die ihm vorliegenden Daten und äußerte öffentlich seine Meinung. Seine Sorge sei, ließ er wissen, dass das Quecksilber in den Impfstoffen bei den geimpften Kindern „subtile neurologische Beeinträchtigungen und Lernschwierigkeiten“ verursacht haben könnten.

Dr. Halseys Aussage entfesselte einen Sturm der Empörung und die Pro-Impf-Seite, darunter viele seiner ärztlichen Kollegen, die FDA sowie andere Regierungsbehörden, die das Impfprogramm für Kinder unterstützten, waren wütend. Obgleich sie noch immer betonten, dass keine kausale Beziehung zwischen Thiomersal und Autismus hergestellt werden könne, gaben die American Academy of Pediatrics und der US Public Health Service 1999 die gemeinsame Empfehlung heraus, Thiomersal in allen Impfstoffen für Kindern zu reduzieren oder daraus ganz zu entfernen. In der Geschichte des Impfens war dies ein Wendepunkt.

Aber es gab noch mehr gute Nachrichten. Ob sie damit dem öffentlichen Druck nachgaben oder schlicht vermeiden wollten, weiter im Zielfeuer des öffentlichen Zorns zu stehen – FDA und CDC preschten 2001 vor und wiesen die Impfhersteller an, ihren Impfstoffen für Kinder grundsätzlich kein Thiomersal mehr beizugeben. Quecksilberhaltige Konservierungsstoffe fanden sich jetzt nur noch in einigen Grippeimpfungen für Kinder über 6 Monate.

Doch auch wenn die Verbindung zwischen Thiomersal und Autismus offenbar besonders eng ist – der toxische Konservierungsstoff ist nicht das einzige Neurotoxin, das zu der Krankheit beiträgt. Und die Quellen für Neurotoxine sind vielfältig: Haushaltsreiniger, Konsumgüter, verarbeitete Lebensmittel und medizinische Zubereitungen – es scheint eines zum anderen zu kommen.

Um klarzumachen, wie alarmierend die Situation ist: Im Dezember 2009 veröffentlichten die CDC einen Bericht mit der Aussage, zwischen 2002 und 2006 habe es einen 57-prozentigen Anstieg bei Autismus und Störungen des Autismus-Spektrums gegeben. Das entspricht einem von 110 Kindern (mehr als 1 Prozent aller Kinder), darunter 1 von 70 Jungen. Während ich dies schreibe, wird bei einem von 94 Kindern Autismus festgestellt. Mit anderen Worten: Der Trend geht unvermindert weiter.

Das kommt auch den Steuerzahler teuer zu stehen. Für 2007 wurden die öffentlichen Ausgaben für die Behandlung dieser Krankheit auf 35 Milliarden geschätzt.

6. Ausgefeilte Tarnung

Als FDA und CDC 1999 in einer gemeinsamen Stellungnahme die Impfstoffhersteller anwiesen, Thiomersal aus allen Impfstoffen für Kinder zu verbannen, setzte dies eine fast diabolische Kette von Ereignissen in Gang.

Ungeachtet der Tatsache, dass der gefährliche Konservierungsstoff nicht mehr in die Impfstoffe gemischt werden durfte, gab es offenbar den Plan, die Gesundheitsbehörden, die mit aller Macht ihre Impfpläne für Kinder durchgesetzt hatten, von allen Vorwürfen reinzuwaschen. Außerdem unternahmen die CDC vieles, um den Status quo so lange wie möglich unbemerkt beizubehalten.

Eine der Entwicklungen hinter dem janusköpfigen Gesetz war die Weigerung, SmithKline Beecham die Herstellung eines von Thiomersal freien DTaP-Impfstoffs zu erlauben. Nach der Anweisung der CDC an die Pharmafirmen hatte der Impfstoffhersteller den Regierungsbehörden im Juli 1999 mitgeteilt, er sei bereit, DTaP-Impfstoffe ohne Thiomersal herzustellen. Er könne sofort mit der Produktion des modifizierten Impfstoffs beginnen und Vorräte schaffen, die bis zur Mitte der 2000er-Jahre reichen würden.

Zu der Zeit bekamen Kleinkinder drei DTaP-Spritzen – eine mit 2, eine mit 4 sowie eine mit 6 Monaten -, und jede dieser Spritzen enthielt 25 mcg Thiomersal.

Erstaunlicherweise lehnten die CDC dieses Angebot nach 5 Monaten ab! Regierungsbeamte vermuteten im privaten Kreis vielschichtige Gründe für diese unerklärliche Entscheidung. Zum einen wollten die CDC wahrscheinlich ihr Impfprogramm nicht gefährden. Zum zweiten wollten sie angesichts des Beschusses, unter dem sie standen, wohl das Gesicht wahren. Zum dritten wollten sie ihre „Freunde und Verbündeten" in der Impfindustrie weder verschrecken noch ihnen die exorbitanten Kosten aufbürden, die mit der Herstellung und Massenvermarktung eines veränderten Impfstoffs verbunden gewesen wären.

Viertens – und das schien der wichtigste Grund gewesen zu sein – fürchtete die WHO, ein Verbot von Thiomersal in den USA könne ihre Impfprogramme in der dritten Welt gefährden. Schließlich mussten die CDC sich aber geschlagen geben. In einer Stellungnahme vom Juli 2000 blieb ihnen nichts anderes übrig als mitzuteilen, dass Impfstoffe für Kinder ab Anfang 2001 kein Thiomersal mehr enthalten dürften.

Einen Monat zuvor hatte die CDC jedoch noch einige geheime Absprachen arrangiert, die – als drei Jahre später Einzelheiten durchsickerten – die medizinische Welt einigermaßen erschütterten. Ort des Geschehens: Simpsonwood in Norcross, Georgia. Das Datum: Juni 2000. Die Veranstalter: die CDC. Die Mitspieler: hochstehende Regierungsbeamte, Wissenschaftler von CDC und FDA, Impfspezialisten der WHO, Fachleute mit den Spezialgebieten Autismus, Kinderheilkunde, Toxikologie, Epidemiologie und Impfkunde sowie Vertreter aller großer Impfhersteller, darunter GlaxoSmithKline, Merck, Wyeth und Aventis Pasteur.

Öffentliche Ankündigungen gab es keine und die Zusammenkunft war vor den Medien geheim gehalten worden. Teilnehmen konnte nur, wer ausdrücklich eingeladen worden war. 52 Teilnehmer kamen – und sie alle waren darauf eingeschworen worden, Treffen und Gespräche „streng vertraulich" zu behandeln.

Die geheime Versammlung unter dem Motto „Wissenschaftliche Erörterung von Datalink-Informationen zur Impfsicherheit" hatte nur einen Tagesordnungspunkt: Die Angst, die Thiomersal in der sowohl allgemeinen als auch fachmedizinischen Öffentlichkeit ausgelöst hatte – und wie sich der Feuersturm der Empörung löschen ließe, den eine Studie über die verheerenden Auswirkungen von Konservierungsmitteln in Impfstoffen und deren mögliche Assoziation mit Autismus entfacht hatte. Durchgeführt hatte diese Studie ausgerechnet Dr. Thomas Verstraeten, ein Epidemiologe der CDC!

Die Studie war 1997 angeordnet worden, als der US-Kongress der FDA per Resolution den Auftrag erteilte, den Einsatz von Thiomersal in allen Biologika einschließlich Impfstoffen zu prüfen. Verstraeten hatten den Datenbestand, darunter 100.000 Krankenakten von Kindern, analysiert und seine Ergebnisse bei dem Treffen in Simpsonwood zur Kenntnis gebracht. Seine Studie hatte eine starke Verbindung zwischen Thiomersal und neurologischen Störungen bei Kindern nahegelegt.

An den folgenden beiden Tagen gab es Diskussionen darüber, wie Verstraetens Ergebnisse von der Öffentlichkeit ferngehalten werden könnten. Dank des Freedom of Information Acts drangen mit einiger Verspätung dann aber doch noch Informationen über das Treffen an die Öffentlichkeit. Zahllose Amerikanerinnen und Amerikaner waren schockiert, dass angesehene Respektpersonen, die als Wächter der öffentlichen Gesundheit und Sicherheit gegolten hatten, versucht hatten, die Dinge zu vertuschen, anstatt Schritte zu unternehmen, um den bei Millionen von Kindern angerichteten Schaden wieder gut zu machen.

Verstraeten selbst sagte, die Daten hätten ihn fassungslos gemacht. Andere Wissenschaftler waren besorgt, dass diese Daten Zündstoff für zahllose Gerichtsverfahren liefern würden, sobald sie an die Öffentlichkeit drängen.

Nach dem Geheimtreffen setzten die CDC eine Reihe von Maßnahmen zur unmittelbaren Schadensbegrenzung in Gang. Erstens hielten sie Verstraetens Ergebnisse zurück und behaupteten öffentlich, die Originaldaten seien verloren gegangen. Zweitens gab die Behörde eine zweite Studie beim Institute of Medicine (von dem wir an früherer Stelle in diesem Kapitel schon gehört haben) in Auftrag, die Verstraetens Ergebnisse wiederlegen sollte. Drittens übergaben die CDC ihre riesige Datenbank einer privaten Einrichtung, um sie aus der gefährlichen Schusslinie des Freedom of Information Acts zu nehmen.

Und viertens brachten sie Verstraeten dazu, seine Ergebnisse zu „überarbeiten" und diese revidierten Ergebnisse 2003 auch zu veröffentlichen. Wie nicht anders zu erwarten, hieß es nun, es gebe nicht die geringste kausale Verbindung zwischen dem quecksilberhaltigen Konservierungsmittel und Autismus. Und zum Schluss gab es dann noch eine ganz andere Wendung: Als Verstraeten seine revidierten Ergebnisse veröffentlichte, hatte der früherer CDC-Epidemiologe die Seiten gewechselt und arbeitete nun für GlaxoSmithKline!

CDC und FDA wollten ihr „Gesicht wahren", aber sie wollten auch die – vor allem finanziellen – Interessen der Impfhersteller schützen. Als sie nicht mehr anders konnten als die Pharmafirmen anzuweisen, Thiomersal nicht mehr ihren Impfstoffen beizumischen, kauften sie die Vorräte der „schädlichen" Impfstoffe auf und „entsorgten" sie mittels der WHO und ihrer Impfprogramme durch Weitergabe an die Entwicklungsländer. Was bei den Impfherstellern verblieb, wurde auch weiterhin amerikanischen Kindern verabreicht, bis die Vorräte endlich alle aufgebraucht waren.

7. Mercks schmutziges Geheimnis

Fast ein Jahrzehnt vor dem Verbot von Thiomersal in Impfstoffen für Kinder war dem Merck-Pharmakonzern längst bewusst, dass seine Impfstoffe Kinder Quecksilber in Mengen aussetzten, die 87-fach höher lagen als die noch erlaubten Grenzwerte.

Die schockierende Wahrheit findet sich in einer innerbetrieblichen vertraulichen Mitteilung aus dem Jahr 1991 von Dr. Maurice Hilleman, einem der Schöpfer von Mercks Impfprogrammen und späterer Vizepräsident des Konzerns. Empfänger der Notizen war der damalige Chef der Impfabteilung, Dr. Gordon Douglas.

Dr. Hilleman äußerte Bedenken bezüglich der Impfstoffe des Konzerns, weil Schweden und einige andere skandinavische Länder den Einsatz von Thiomersal in Impfstoffen gerade untersagt hatten. Um auf dem skandinavischen Markt konkurrenzfähig zu sein, würde Merck deshalb Thiomersal-freie Impfstoffe produzieren müssen.

In seiner sieben Seiten langen Mitteilung hatte der leitende Impfwissenschaftler seine Analyse der Folgen von Quecksilber in Impfstoffen für Kinder dargelegt. Er schrieb: „Es wäre vernünftig, daraus den Schluss zu ziehen, es (Thiomersal) ganz aus Impfstoffen für Kinder herauszuhalten".

Ironischerweise schrieb er seine später bekannt gewordene Mitteilung genau zu der Zeit, als mehrere neue Impfstoffe für Kinder, von denen manche relativ große Mengen an Quecksilber enthielten, gerade in die offiziellen Impfempfehlungen aufgenommen worden waren.

Natürlich ignorierte Merck die Mitteilung, so wie der Konzern insgesamt die Augen vor den wachsenden Hinweisen auf die Korrelation zwischen Quecksilber und neurologischen Störungen verschloss und sich hinter der Behauptung versteckte, es habe ja keine unbestreitbar „kausale Verbindung" hergestellt werden können.

Auch als eine gegen Merck klagende texanische Familie den Konzern schließlich mit einer Kopie der Hillemanschen Mitteilung konfrontierte, zuckte dieser nur mit den Schultern. Ihr für den Fall zuständige Kopierservice habe schlicht „vergessen", das fragliche Papier zusammen mit den anderen Dokumenten zu kopieren!

Die Lösung wäre so einfach gewesen. Merck und die anderen Impfstoffhersteller hätten damals bloß zu Impfstoffen mit Einfachdosis überschwenken müssen, da nur für Kombistoffe Konservierungsmittel nötig sind.

Doch es gab ein Hindernis: Es hätte die Bilanzen negativ beeinflusst, weil es deutlich mehr kostet, kleinere Einfachdosen herzustellen. Und dies wiederum hätte die Verkäufe an Entwicklungsländer gedämpft, wo Pharmariesen wie Merck regelmäßig ihre überzähligen Ampullen entsorgten.

Die Pharmakonzerne in den USA stellten also auch weiterhin noch Mehrfachimpfstoffe her, als die Bundebehörden immer mehr Termine in die Impfempfehlungen aufgenommen hatten – bis 1999 schließlich der Schlussstrich kam und Thiomersal ganz aus Impfstoffen für Kinder verbannt wurde[25].

Doch Merck ist nicht die einzige Pharmafirma, der man vorwirft, schockierende Geheimnisse zu verbergen. Eli Lilly, ein weltweit agierender Pharmaher-

25 Obwohl man schon 2004 soweit war, Quecksilberfreie Impfstoffe herzustellen, enthielten die deutschen Schweinegrippen-Impfstoffe wieder 5 Mikrogramm Thiomersal und auch Squalen. In diesem Konservierungsstoff liegt der freie Quecksilberanteil bei bis zu 50 %.

steller, der Thiomersal in den 1920er-Jahren erstmals in die pharmazeutische Welt einführte und es in den 1940er-Jahren im großen Maßstab verkaufte, hütet ein ebenso dunkles Geheimnis.

Vertrauliche Mitteilungen lassen darauf schließen, dass der internationale Pharmariese von den ernsthaften Schäden wusste, die sein Konservierungsmittel anrichten konnte. Mehr als 20 Patienten, an denen Thiomersal in den 1930er-Jahren getestet wurde, starben bald darauf. Dennoch behauptete der Konzern, als er die Ergebnisse seiner klinischen Versuche veröffentlichte, die Substanz sei sicher. Als eine konkurrierende Pharmafirma fünf Jahre später darauf hinwies, dass Eli Lillys Studien nicht mit ihren übereinstimmten, ignorierte Eli Lilly die warnende Stimme.

Trotz internationaler Besorgnis wird das Konservierungsmittel in den USA noch immer in vielen frei verkäuflichen Medikamenten und Kosmetika verwendet. Laut einigen Forschern haben Länder, die Impfstoffe von den USA bekamen, darunter auch China, einen ähnlichen Anstieg bei den Autismusraten erlebt. Während die Krankheit 1999 in Asien, als die ersten US-amerikanischen Impfstoffe dort eintrafen, noch gar nicht vorkam, wird die Anzahl autistischer Kinder in China heute auf 2 Millionen geschätzt.

Andere Länder, die Impfstoffe aus den USA bezogen, erlitten Ähnliches. Betroffen waren Länder in Südamerika, Asien und Afrika.

Aber lassen wir uns nichts vormachen. Pharmakonzernen liegt nichts an der Gesundheit der Menschen. Sie haben systematisch und erfolgreich auf die menschliche Psyche eingewirkt, um den Mythos zu verbreiten, Impfungen für Kinder seien schlichtweg unerlässlich. Der vielleicht größte Hohn ist, dass die Gesundheitsbehörden der USA ebenso wie die WHO noch immer zu der abgedroschenen Phrase Zuflucht nehmen, „die Impfstoff-Autismus-Frage" sei „noch immer unbeantwortet".

8. Bahnbrechende Gerichtsverfahren

Nach dem öffentlichen Aufruhr aufgrund des Verdachts, der DTaP-Impfstoff könne den plötzlichen Kindstod begünstigen und andere negative Folgen haben, schuf das US-Gesundheitsministerium 1988 den „Vaccine Court". Das

Sondergericht sollte alle Fälle behandeln, in denen mit der Begründung, bestimmte Impfungen hätten zu Verletzung, Krankheit oder Tod geführt, geklagt wurde.

Obgleich die Beweislast für die kausale Verbindung zwischen Impfstoff und Symptomen allein bei den Klägern lag, wurden Hunderte von Fällen zu deren Gunsten entscheiden.

Kaum ein Impfstoff stand dabei stärker im Fokus als der MMR-Impfstoff mit dem quecksilberhaltigen Thiomersal. 2002 waren bei US-Gerichten tatsächlich noch um die 5.000 Prozesse mit Autismusbezug anhängig.

Das Jahr 2007 bildete jedoch einen Wendepunkt in der Geschichte der rechtlichen Auseinandersetzung um Thiomersal. In dem Jahr nämlich begann der Vaccine Court mit den Anhörungen in neun Fällen, die mit den drei Hypothesen im berühmten „Omnibus-Autismus-Verfahren" in Beziehung standen.

Die Fälle wurden auf der Basis der folgenden drei Hypothesen ausgewählt und kategorisiert: „1. Eine Kombination aus MMR-Impfstoff und Thiomersal kann zu Autismus führen. 2. Thiomersal allein kann Autismus verursachen. Und 3. Der MMR-Impfstoff allein kann Autismus hervorbringen." Seitdem sind viele Fälle verhandelt und zugunsten der Kläger abgeschlossen worden. Einer davon, nämlich der Fall um Hannah Poling aus dem Jahr 2008, erwies sich dabei als besonders bahnbrechend.

Hannah Poling hatte 2000 – im Alter von nur 19 Monaten! – an einem einzigen Tag fünf Impfungen gegen neun Krankheiten bekommen. Diese Krankheiten waren: Masern, Mumps, Röteln, Windpocken, Diphtherie, Keuchhusten, Tetanus, Polio sowie Haemophilus influenzae.

Wenige Tage später wurde das bis dahin normale, gesunde und lebhafte Kind lethargisch und reizbar, es fieberte und hörte auf zu sprechen. Schließlich folgten Anfälle und repetitive Verhaltensweisen, wie sie für Autismus typisch sind.

Mit anderen Worten: Fast über Nacht entwickelte Hannah Symptome einer Autismus-Spektrum-Störung. Einige Experten sprechen von „regressivem Autismus", weil die Symptome sich zeigten, nachdem das Kind schon begonnen hatte, sich ganz normal zu entwickeln.

Bei Hannah wurde eine „Enzephalopathie" diagnostiziert (der allgemeine medizinische Fachbegriff für „Hirnerkrankung"). Es wurde auch festgestellt, dass sie an einer mitochondrischen Störung litt, wie man sie bei autistischen Kindern nicht gerade häufig findet.

Dann verschwand 2008 der Fall plötzlich vom Terminplan des Gerichts, die US-Regierung beendete den Prozess und sprach der Familie eine Entschädigung zu. Dies war ein Meilenstein für alle Eltern, die ähnliche Klagen erhoben hatten, da die Polings selbst keine kausale Verbindung zwischen Autismus und den an Hannah verabreichten quecksilberhaltigen Impfstoffen nachweisen mussten.

Das Justizministerium entschied, dass die Polings eine Entschädigung bekommen sollten, weil „die Impfungen eine unterschwellige mitochondrische Störung signifikant verschlechtert und als regressive Enzephalopathie mit Merkmalen einer Autismus-Spektrum-Störung manifestiert hatten".

Nicht nur wurde der Beschluss trotz mangelnden Nachweises für die berühmte – und immer wieder hochgespielte – „kausale Verbindung" gefällt, er bestätigte auch eine von Teilen der Forschung jahrelang bestrittene Tatsache, nämlich dass Impfstoffe und das in vielen von ihnen enthaltene Thiomersal schwere Störungen wie Autismus bei Kindern herbeiführen können, die dafür eine Prädisposition besitzen, die Störung aber nicht bekommen hätten, wenn sie nicht geimpft worden wären.

Ein anderer bedeutender Fall des Vaccine Courts, der zugunsten der Kläger entschieden wurde, war der des 10-jährigen Bailey Banks. Der Klage wurde im Juni 2007 stattgegeben, da die Familie aus der Sicht des Gerichts tatsächlich zeigen konnte, dass der MMR-Impfstoff, den der kleine Bailey bekommen hatte, für seine Störung verantwortlich war.

Bei Bailey war eine tief greifende Entwicklungsstörung („Pervasive Developmental Disorder", PDD) diagnostiziert worden, eine der vielen Störungen des Autismus-Spektrums. Laut Gericht hatten die Kläger dargelegt, der MMR-Impfstoff habe zu einer entzündlichen Hirnerkrankung namens „Akute disseminierte Enzephalomyelitis" (ADEM) geführt und diese wiederum habe die PDD nach sich gezogen.

Drüber hinaus entschied das Gericht in vielen weiteren Fällen zugunsten verzweifelter Familien, deren Kinder Symptome einer Autismus-Spektrum-Störung zeigten, nachdem sie die laut den offiziellen Impfempfehlungen fälligen Spritzen bekommen hatten. Durch investigativen Journalismus wurde bekannt, dass seit der Gründung des Gerichts im Jahr 1988 mehr als 1.300

Familien Entschädigung in Höhe mehrerer Millionen Dollar für durch Impfstoffe verursachte Hirnschädigungen zugesprochen worden waren.

9. Impfen oder nicht impfen?

Keine Diskussion über die Verbindung von Impfstoffen und Autismus kommt ohne die Erwähnung von Dr. Andrew Wakefield aus, dessen Forschung den ersten Hinweis auf die mögliche Verbindung zwischen dem MMR-Impfstoff und negativen Folgen gab.

Der britische Arzt Dr. Wakefield arbeitete damals in London am Royal Free Hospital. 1988 veröffentlichte er in der medizinischen Fachzeitschrift *Lancet* einen Artikel mit der These, der MMR-Impfstoff löse Autismus aus. Dr. Wakefield, der inzwischen in den USA lebt, wurde 12 lange Jahre lange vom britischen medizinischen Establishment unter Druck gesetzt.

Seine Arbeit ist als unethisch diskreditiert worden, seine Methoden wurden verrissen, seine ärztliche Zulassung wurde widerrufen. Doch wenn er damals keinen Verdacht geäußert hätte, hätte das Potenzial des MMR-Impfstoffs, Störungen aus dem Autismus-Spektrum zu befördern, womöglich nicht die Aufmerksamkeit bekommen, die es verdiente.

Dr. Wakefield hatte auch behauptet, dass der MMR-Impfstoff niemals ausreichenden Sicherheitstests unterworfen worden sei und der ursprüngliche Sicherheitscheck nur vier Wochen gedauert hätte. Nach der Veröffentlichung seines Artikels im Jahr 1998 sanken die MMR-Impfraten und die Anzahl der Masernerkrankungen stieg stark an. Der Artikel des Arztes initiierte auch eine Reihe medizinischer Studien, deren Ergebnisse im darauffolgenden Jahrzehnt in verschiedenen medizinischen Zeitschriften veröffentlicht wurden und die Dr. Wakefields These zu unterstützen oder zu widerlegen versuchten.

Trotzdem ist die medizinische Zunft noch immer da, wo alles begann – keine „kausale Verbindung", aber überwältigende Hinweise auf eine Korrelation zwischen Autismus-Spektrum-Störungen und quecksilberhaltigen Impfstoffen.

Während die Debatte über Impfstoffe und ihre schädlichen Auswirkungen weitergeht, stellen in den USA immer mehr Eltern infrage, ob Impfungen – oder zumindest so viele davon – überhaupt notwendig sind.

Einer Analyse von Berichten und Interviews mit Eltern von fast 9.000 Kindern unter 3 Jahren im Rahmen der National Immunization Survey der CDC zufolge hatten 39 Prozent der Eltern eine Impfung ihrer Kinder verschoben oder ganz abgesagt. 2003 waren es 22 Prozent gewesen.

Die befragten Eltern hatten das Gefühl, dass die Empfehlungen der Regierung einfach zu viele Impfungen vorsahen. Als weiterer Grund für ihre Skepsis führten sie Nebenwirkungen wie Autismus an. Einige fragten sich sogar, ob Impfungen überhaupt wirksam seien.

Dagegen kamen die National Institutes of Mental Health zu dem Schluss, dass schwangere Frauen unbedingt genug Vitamin D haben müssten, damit sich das Gehirn ihres Babys gesund entwickeln könne. Ebenso wichtig für die angemessene Entwicklung des Gehirns eines Kindes sei, dass es nach der Geburt genug Vitamin D bekäme. Da der Säugling mit der Muttermilch kein Vitamin D erhalte, bestehe die einzige natürliche Quelle im Sonnenlicht – so, wie die Natur es vorgesehen hat.

Selbst mäßige Sonnenbestrahlung hilft, eine gesunde Hirnentwicklung sicherzustellen. Leider ist das Sonnenlicht in den letzten 20 Jahren immer stärker verteufelt worden; quasi wird nur noch vor den damit zusammenhängenden Gefahren gewarnt. Sehr viel weniger Eltern setzen ihre Babys dem Sonnenlicht aus, und wenn, dann nur mit hohem UV-Filter und sogar Sonnenbrillen! Kinderärzte gehen sogar so weit, die Eltern dazu zu ermahnen, ihre Kleinkinder in den ersten sechs Monaten ganz vom Sonnenlicht fernzuhalten.

Die Vitamin-D-Rezeptoren erscheinen schon zu einem sehr frühen Zeitpunkt in der Entwicklung eines Babys an verschiedenen Stellen im Hirngewebe und aktivierte Vitamin-D-Rezeptoren fördern das Wachstum von Nerven im Gehirn. Falls Sie ein autistisches Kind haben, sorgen Sie dafür, dass es mehrere Stunden am Tag draußen ist, und zwar, wenn das Wetter es zulässt, auch ohne Kleidung, damit die Haut das wertvolle Sonnenlicht aufnehmen kann.

Vitamin-D schafft es, die Immunreaktion auszugleichen, und sorgt dafür, dass das Immunsystem nicht überreagiert und am Ende in einen unaufhaltsamen Teufelskreis gerät. Außerdem verhindert es Infektionen und macht Impfungen überflüssig. Vitamin D dient so als ultimativer, natürlicher Impfstoff gegen alle Infektionskrankheiten und keine genetische Mutation von

Erregern kann das von diesem Steroidhormon installierte Schutzschild jemals austricksen.

Die Wahrheit über den erstaunlichen Nutzen von Vitamin D werden Sie allerdings von den Pharmafirmen, der FDA, den CDC und allen anderen, die ein eigennütziges Interesse daran haben, die Krankheitsindustrie aufrechtzuerhalten, nie erfahren. Die Warnungen der medizinischen Industrie vor den potenziell tödlichen Gefahren der Sonnenbestrahlung wurden bezeichnenderweise gerade dann immer dringlicher vorgetragen, wenn die sterbende Impfindustrie eine „Auffrischungsspritze" brauchte. Während so den Massen eingebläut wurde, wie gefährlich die Sonne sei, bekamen immer mehr Menschen einen Vitamin-D-Mangel und sahen sich dem Bedarf an (teuren) medizinischen Behandlungen für Dutzende von üblichen Krankheiten gegenüber.

Inzwischen leidet fast die gesamte Bevölkerung, einschließlich der Kinder, an einem Vitamin-D-Mangel und die Krankheitsindustrie und die Impfhersteller gedeihen wie nie zu vor. Autismus, Alzheimer und Krebs gehören zu den Krankheiten mit der besten Profitrate. Es wäre naiv zu glauben, dass die Medizinindustrie und ihre Wächter, FDA, CDC und WHO, die Wissenschaft dazu ermutigen oder ihr auch nur erlauben würde, ein Heilmittel für diese Krankheiten zu finden.

Wissenschaftliche Studien zeigen, dass Vitamin D 70 Prozent aller Krebsfälle verhindern kann, doch werden Sie nicht erleben, dass die Gesundheitsbehörden Ihnen empfehlen, längere Zeit ohne Sonnenschutzmittel draußen in der Sonne zu verbringen, um Ihre Vitamin-D-Speicher wieder aufzufüllen. Nach Verlautbarungen der FDA, die zu Hunderten der durch Peer Review geprüften Studien über Vitamin im Widerspruch stehen, hat dieses Hormon, von dem man weiß, dass es über 2.000 Gene steuert, „keine nutzbringenden biologischen Wirkungen im menschlichen Körper." (Lesen Sie mein Buch „Heile dich selbst mit Sonnenlicht", um zu erfahren, wie dieses wesentliche Element der Natur Ihre Gesundheit und Ihr Wohlbefinden – vielleicht mehr als jede andere Maßnahme – positiv beeinflussen kann.)

7 Schweinegrippe – Die Pandemie, die nie ausbrach

Der 22. Dezember 2009 war ein Festtag für alle Impfstoffhersteller. Was hätten sie sich besseres wünschen können? Auf allen Zeitungstitelseiten, Websites und Fernsehsendern war Präsident Barack Obama zu sehen, wie er seinen Ärmel hochkrempelte, um sich gegen die Schweinegrippe impfen zu lassen. Die Spritze an sich dauerte zwar nur wenige Sekunden, aber in diesen kurzen Augenblicken wurde der Präsident der Vereinigten Staaten zur Werbeikone der Impfstoffindustrie. Mehr Unterstützung hätten sich Großproduzenten wie GlaxoSmithKline, Novartis, Sanofi Pasteur, Baxter, CSL und Medimmune gar nicht wünschen können.

Seitdem die Schweinegrippe erstmals in Mexiko und kurz darauf in den USA aufgeflammt war, gab es den unterschwelligen Verdacht, dass das Virus in einem Labor hergestellt worden sei. Verschwörungstheorien gediehen seit dem Sommer 2009 reichlich, aber es gibt einen Aspekt dieser thriller-ähnlichen Verschwörung, den niemand leugnen kann – den „Baxter Mix-up".

Dieser kolossale „Fehler" kam ans Licht, als sich Anfang 2009 in der Tschechischen Republik Labor-Frettchen mit einer tödlichen Vogelgrippe ansteckten. Recherchen ergaben, dass die Frettchen kurze Zeit vorher gespritzt worden waren, und zwar mit dem H3N2-Impfstoff gegen die saisonale Influenza, der im Winter 2009 ausgegeben werden sollte. Der österreichische Zweig des US-Unternehmens „Baxter International" hatte ihn dem tschechischen Labor geschickt. Wie sich herausstellte, waren identische Lieferungen an Labore in Deutschland, Slowenien und 16 weitere Länder herausgegangen.

Als wäre all das noch nicht schlimm genug, war der Grippeimpfstoff von Baxter mit Erregern der tödlichen H5N1-Vogelgrippe kontaminiert. Eine Infektion mit diesem Erreger endet in 60 % der Fälle tödlich. War es zu der „Kontamination" einfach nur aus Versehen gekommen? Und waren auch die Lieferungen nur versehentlich an die Labore gegangen?

Aus diesem Schlamassel konnte Baxter sich nicht so einfach herauswinden. Wenn der Impfstoff nicht versehentlich kontaminiert worden war, stellt sich die Frage: Bereitete die Pharmafirma eine biologische Massenvernichtungswaffe vor? Und wenn die Lieferungen tatsächlich für die Labore bestimmt waren, was sollten die Empfänger dann mit diesem tödlichen biologischen Material anfangen? Wenn es tatsächlich eine fahrlässige Verwechslung war, warum kam „Baxter" dann ohne jede Strafe davon? Wie konnte ein so tödliches Material all den Kontrollen entgehen, die seit dem 11. September 2001 überall durchgeführt wurden?

Einige Kritiker fragten sich, ob Baxter Teil einer globalen Verschwörung sei, die willentlich eine Vogelgrippe-Pandemie auslösen wollte. Erinnern Sie sich, was für ein Schlag ins Wasser die Vogelgrippe 2003 war?

War also eine Verschwörung im Gange, die sicherstellen sollte, dass die Pandemie diesmal ins Schwarze traf (und dabei Millionen menschliche Opfer forderte)? War Baxter Teil eines globalen Komplotts mit dem Ziel der Entvölkerung des Planeten, etwas, das seit Jahrzehnten bei der „humanitären Arbeit" der Weltgesundheitsorganisation (WHO) eine zentrale Rolle spielt?

Ein Verdacht lautete, dass die Pharmafirma Baxter, die bereits einen Impfstoff gegen H5N1 hergestellt hatte, mutwillig eine Pandemie herbeizuführen versuchte, um die Verkaufszahlen des eigenen Impfstoffs gegen die tödliche Vogelgrippe nach oben zu treiben. Wenn dies für Sie nach einer allzu simplen Unterstellung klingt, denken Sie daran, dass kein Pharmakonzern allein handelt. Sie sind immer Teil eines viel größeren Ganzen, das dafür sorgt, dass die Profite verschiedenen Akteuren wie Politikern, hohen Beamten der öffentlichen Gesundheitsbehörden und weltweiten Gesundheitsorganisationen zugutekommen.

1. Impfstoffe als Vehikel

Gäbe es einen besseren Weg, eine Pandemie auszulösen, als den Erreger von einem Virus huckepack nehmen zu lassen, der für eine der ansteckendsten Krankheiten der Welt – die Influenza – verantwortlich ist? Wäre es Baxter gelungen, den tödlichen H5N1-Virus zusammen mit dem saisonalen Grippevirus zu verbreiten, wäre die Welt wohl tatsächlich ein einziges Labor geworden.

Millionen von Menschen wären zu lebenden Brutkästen für einen Prozess geworden, den man „Reassortment" oder „Reassortierung" nennt. Bei diesem Vorgang geht es um die Vermischung des genetischen Materials zweier (oder mehrerer) Virentypen. Mit Milliarden von Trägern und einer raschen Verbreitung hätte dieser Prozess mit Sicherheit zu einem mutierten Influenzavirus geführt, der Teile der tödlichen Vogelgrippe-Erreger enthalten hätte.

Aber das ist keine Überraschung. Impfstoffe wurden schon seit ihrer Erfindung immer wieder als Vehikel benutzt, um tödliche Krankheiten zu verbreiten. Zum ersten großen Skandal kam es, als die Kontamination des zwischen 1955 bis 1963 großflächig verbreiteten Totimpfstoffs gegen Polio mit dem SV40-Virus (Siehe Kapitel 2: „Historische Patzer") bekannt wurde. Der Impfstoff wird verdächtigt, beim Menschen Krebs in den Knochen, dem Gehirn und anderen Organen hervorgerufen zu haben – Auswirkungen, die noch immer viele Menschen, die während dieser Zeit geimpft wurden, zu erleiden haben.

Als Nächstes wurde der Hepatitis B-Impfstoff in den 1980er-Jahren als Vehikel benutzt, um nichtsahnende homosexuelle Männer in Manhattan mit dem HI-Virus zu infizieren. (Siehe Kapitel 3: „Gibt es eine Verschwörung?") Als dies entdeckt wurde, war es bereits zu spät.

Noch während der HI-Virus durch Hepatitis B-Impfungen Millionen von Menschen infizierte, baute eine andere Firma – in vollkommenem Wissen über die Konsequenzen – bereits an einer genetischen Zeitbombe. Der Name des Konzerns war Bayer. Zusammen mit zwei anderen Firmen, darunter Baxter (warum sind wir nicht überrascht?), nutzt Bayer das Blutplasma von Spendern mit erhöhtem Risiko, wie homosexuellen Männern und Strafgefangenen, zur Herstellung eines Konzentrats („Factor VIII"), mit dem man an Hämophilie („Bluterkrankheit") leidende Patienten behandeln wollte, um deren Blutgerinnung zu unterstützen. Um in der Eile genügend Blutplasma zusammenzubekommen, brach Bayer mehrere Bundesgesetze zum Ausschluss an Hepatitis erkrankter Plasmaspender. So wurde in den späten 1980er-Jahren also das Plasma von ungefähr 10.000 für ihre Dienste bezahlten Spendern mit erhöhtem Risiko unters Volk gebracht.

Da in den Risikogruppen, wie auch Bayer wusste, damals schon HIV zirkulierte, enthielt das Blutplasma auch den tödlichen HI-Virus. Infolgedessen wurde HIV durch das so kontaminierte Bayer-Medikament „Faktor VIII" auf über 10.000 Hämophilie-Patienten in den USA übertragen.

Als wäre dieser Skandal nicht schon schlimm genug, brachten weitere Untersuchungen die Tatsache ans Licht, dass Bayer von der Kontamination des Medikaments gewusst hatte, sich jedoch entschieden hatte, dies nicht bekannt zu machen. Als „Factor VIII" vom Markt genommen wurde, um einer neuen Version (hitzebehandelt, um den HI-Virus abzutöten) Platz zu machen, verkaufte Bayer das alte Mittel in andere Länder in Europa, Asien und Lateinamerika, wo sich Tausende von Kindern durch das „lebensrettende" Medikament mit HIV ansteckten.

Bayer besaß obendrein die Dreistigkeit, den Zwischenhändlern in diesen Ländern zu schreiben, AIDS habe „in vielen Ländern irrationale Reaktionen" ausgelöst und es gäbe keinen Grund, dem Medikament gegenüber misstrauisch zu sein!

Außerdem enthüllen interne Dokumente des Konzerns, dass Bayer mit der FDA illegale Absprachen getroffen hatte, um den Skandal zu vertuschen. Auch wenn kein Mitglied des Bayer-Managements angeklagt wurde, musste ein französischer Gesundheitsbeamter dafür ins Gefängnis, dass er den Verkauf und Vertrieb von Bayers zweifelhaftem Medikament genehmigt hatte.

Aber Pharmakonzerne und öffentliche Gesundheitsbehörden sind ja auch nicht gerade bekannt dafür, ein Gewissen zu haben. Deswegen war wohl auch kaum jemand überrascht, als klar wurde, dass Baxter im April 2009 der ehrenvollen Runde der Impfstoffhersteller angehörte, die damit beauftragt wurden, den stark nachgefragten Impfstoff gegen die Schweinegrippe herzustellen. Wenn schon das öffentliche Gedächtnis kurz ist, scheinen die US-Bundesbehörden unter akuter Amnesie zu leiden, denn diese Ankündigung kam kaum zwei Monate nach der Baxter-Vogelgrippen-Verschwörung.

Auch war es nicht das erste Mal, dass amerikanische Impfstoffproduzenten mithalfen, Epidemien und Pandemien vorzubeugen oder Terrorismus mit Biowaffen zu vereiteln (oder diese erst zu verursachen?).

Hier ist Baxters illustre Erfolgsbilanz auf diesem Gebiet:

- Pocken: Nach der Tragödie des 11. Septembers 2001 sorgte der Konzern in Zusammenarbeit mit der britischen Biotechnologie-Firma Acambis für Pockenimpfstoff-Lagerbestände.

- SARS: Nach dem Ausbruch des Schweren Akuten Respiratorischen Syndroms (SARS) im Jahre 2003 wurde Baxter von der US-Regierung beauftragt, einen Impfstoff gegen die Krankheit zu entwickeln.
- Nervengas: Im Jahr 2005 war Baxter eine von zwei Firmen, die an einem „plasmabasierten, therapeutischen Medikament für Personen arbeiteten, die Nervengas ausgesetzt waren".
- Grippeimpfung: 2006 (drei Jahre vor dem Ausbruch der Schweinegrippe) ließ die britische Regierung verlautbaren, sie wolle jede Bewohnerin und jeden Bewohner des Landes mit von Baxter hergestellten Impfstoffen versorgen, sollte es zu einer Grippepandemie kommen.

Der nächste Glücksfall des Pharmakonzerns war die Schweinegrippe-„Pandemie". Baxter scheint definitiv Freunde in hohen Regierungspositionen der großen Industrieländer zu haben, denn wie sonst hätte der Konzern diese prestigeträchtigen Forschungs- und Wirtschaftsprojekte einheimsen können?

Und das sind nur die großen Mandanten, über die Informationen öffentlich gemacht wurden. Baxter war ebenfalls Profiteur von massiven staatlichen Subventionen. Zum Beispiel, als im Jahr 2006 die Bush-Administration den Pharmakonzernen, darunter Baxter, 1 Milliarde US-Dollar schenkte, um die Produktion von Impfstoffen zu beschleunigen. Baxter erhielt darüber hinaus noch einen Fünf-Jahres-Vertrag, um Saison- und Pandemie-Impfstoffe zu entwickeln.

2. Wer trägt die Schuld?

Die Vogelgrippeepidemie war nicht das einzige kunstvoll und umsichtig geplante Impfstoff-Komplott, das anders ausging als gedacht. Die Schweinegrippe-„Pandemie" von 2009 ist ein weiteres Beispiel.

Obwohl Millionen von Todesopfern vorausgesagt worden waren, gab es nur 14.000 Tote weltweit, die im Zusammenhang mit dem Ausbruch der Schweinegrippe im Jahr 2009 standen. Ursprünglich wurde angenommen, 12.000 dieser Todesfälle allein in den USA verzeichnen zu müssen, in Wirklichkeit war es jedoch nur ein Bruchteil dieser Zahl. Die Anzahl der Todesfälle durch Schweinegrippe belief sich in Deutschland bis zum 20. April 2010 auf 253.

Um wie viel hat das Virus also das Ziel verfehlt?

Laut Website der WHO ist die saisonale Grippe jedes Jahr für zwischen 250.000 und 500.000 Todesopfer weltweit (davon 36.000 in den USA) verantwortlich. Da der H1N1-Virus nur ungefähr 14.000 Opfer weltweit forderte, starben an der Schweinegrippe weit weniger als 50 % der jährlichen Todesopfer durch die saisonale Grippe in den USA. Wie peinlich für die Impfstoffproduzenten und deren politische Verbündete!

Sobald also WHO und US-amerikanische Gesundheitsbehörden (die immer als Tandem arbeiten) erkannten, dass sich die „Pandemie" als Reinfall erwiesen hatte, mussten sie handeln – und das schnell! Die einfachste Lösung, um das Gesicht zu wahren und die Öffentlichkeit zu verwirren, bestand für sie darin, um die Bedeutung von Worten zu feilschen. Die WHO, die unbestrittene Hohepriesterin für jeden Aspekt der globalen Gesundheit, änderte einfach ihre Definition des Wortes „Pandemie".

Früher hatte es auf ihrer offiziellen Website geheißen: *„Eine Influenza-Pandemie tritt auf, wenn ein neuer Influenzavirus erscheint, gegen den die menschliche Bevölkerung keinerlei Immunität besitzt, was weltweit zu mehreren, gleichzeitig sich entwickelnden* Epidemien *führt, die mit* **enormen Todes- und Krankheitszahlen** *verbunden sind. Zunehmende globale Transport- und Kommunikationsmöglichkeiten, Urbanisierung und Überbevölkerung machen es wahrscheinlich, dass neue Influenzaviren sich schnell rund um den Globus ausbreiten."*

Und hier ist die neu formulierte Definition einer „Influenza-Pandemie". *Eine Krankheits-Pandemie tritt auf, wenn es mehr Fälle einer bestimmten Krankheit gibt als normalerweise. Eine Pandemie ist eine weltweite Epidemie einer Krankheit. Eine Influenza-Pandemie kann auftreten, wenn ein neuer Influenzavirus erscheint, gegen den die menschliche Bevölkerung keinerlei Immunität besitzt. Mit zunehmenden globalen Transporten, voranschreitender Urbanisierung und in einigen Bereichen stark wachsender Überbevölkerung ist es wahrscheinlich, dass sich Influenzaepidemien schnell rund um den Globus ausbreiten und daher schneller als früher in eine Pandemie verwandeln können. Um ein weltweit gültiges Rahmenwerk anbieten zu können, das Ländern bei der Vorbereitung und Planung helfen kann, hat die WHO hat die verschiedenen Phasen einer Pandemie definiert.* **Hinsichtlich der Krankheiten und Todesfälle, die sie mit sich bringen, können Pandemien**

mild oder schwer ausfallen und der Schweregrad einer Pandemie kann auch in ihrem Verlauf noch schwanken."

Beachten Sie die beiden wichtigen Veränderungen: Zum einen erwähnt die zweite Definition keine „enormen Todeszahlen" mehr und zum zweiten schob sie die Formulierung ein, Pandemien könnten „mild oder schwer ausfallen".

Es ist kein Zufall, dass die Definition verändert wurde, *nachdem* die WHO das Ausbruchsmuster beim Ausbruch beobachtet hatte. Und um zu erklären, warum die sogenannte Pandemie (zum Glück) gar nicht so katastrophal ausfiel, wie die Behörde es gehofft hatte, fügte sie in ihrer Definition noch die Relativierung an, „der Schweregrad einer Pandemie kann auch in ihrem Verlauf noch schwanken".

Der einzige Faktor, auf den die WHO ihre Definition nun stützte, war die Übertragbarkeit des Virus (nicht größer oder geringer als beim saisonalen Grippevirus), nicht seine Gefährlichkeit oder potenzielle Tödlichkeit.

3. Herausgeworfene Milliarden

Nach all der Angst und den Millionen von Menschen, die sich freiwillig impfen ließen oder von Regierungen, Behörden oder Arbeitgebern dazu gedrängt wurden, hier ein paar ernsthafte Zahlenspiele.

Im April 2010 vorgelegte Daten lassen darauf schließen, dass nur sechs Monate nach dem großen Hype wegen der vor Schweinegrippe rettenden Wundermittel der Pharmaindustrie nur etwas über die Hälfte der eilig in großen Mengen produzierten und aufgekauften Impfstoffe tatsächlich verabreicht und die andere Hälfte nun in Gefahr war, das Haltbarkeitsdatum zu überschreiten. Von den ursprünglich 229 Millionen Dosen H1N1-Impfstoff, die von der US-Regierung angekauft worden waren, wurden der ahnungslosen Bevölkerung bis Februar 2010 nur 91 Millionen gespritzt. Sage und schreibe 71 Millionen Dosen mussten vernichtet werden, da sie ihr Ablaufdatum erreicht hatten, weitere Millionen ungenutzter Dosen wurden in Entwicklungsländer verbracht[26].

26 Nach Fehleinschätzung der benötigten Menge an Impfstoff einigten sich die Länder mit dem Pharmaunternehmen darauf, dass sie nur 34 Millionen Dosen Pandemrix abnehmen mussten. Statt 416,5 Millionen mussten sie nun noch 303,2 Millionen Euro dafür zahlen. Da sich aber nicht einmal jeder zehnte Deutsche impfen ließ, sind noch bis zu 30 Millionen Impfdosen übrig. Es wird also demnächst Sondermüll im Wert von insgesamt rund 250 Millionen Euro vernichtet.

Um möglichst viele übrig gebliebene Impfstoffe doch noch nutzen zu können, beschlossen die US-Behörden, sie mit dem aktuellen Grippeimpfstoff zu mischen und den Amerikanerinnen und Amerikanern so einen „doppelten Schutz" anzubieten, falls die Schweinegrippe ein Comeback erleben sollte.

Das ganze Fiasko kam die Steuerzahler natürlich teuer zu stehen, denn die US-Regierung hatte 2009 vier Impfstoffherstellern 1,6 Milliarden bezahlt, damit H1N1-Impfstoffe produzierten. Allein in Frankreich hatte die Regierung 94 Millionen Dosen für 734 Millionen Dollar gekauft, doch nur 10 Prozent der Bevölkerung wollte sich impfen lassen.

Natürlich machen Regierungen und Behörden wie die WHO keine so großen mathematischen „Fehler". Wenn solche Zahlen sich nicht rechnen, gibt es in der Regel eine vollkommen logische Erklärung und manchmal gelingt es jemandem, die wahren Zusammenhänge aufzuzeigen.

Im Januar 2010 nahm der deutsche Politiker und Vorsitzende des Europäischen Gesundheitsausschusses, Wolfgang Wodarg, kein Blatt vor den Mund, als er öffentlich durchblicken ließ, globale Gesundheitsbehörden hätten absichtlich Angst vor einer weltweiten Pandemie geschürt, und zwar auf Geheiß der Impfhersteller und aus nur einem einzigen Grund: dem zu erwartenden finanziellen Gewinn. Der für die Menschenrechte kämpfende Europarat knöpfte sich dann in einem im Juni 2010 veröffentlichten Bericht die WHO vor.

Wodarg, selbst Arzt, warf den Pharmakonzernen vor, die Gesundheitsbehörden hinters Licht geführt zu haben, damit sie auf den Panikknopf drückten und einen falschen Pandemie-Alarm auslösten. Mit Blick auf Mexiko, das Epizentrum der Schweinegrippeepidemie im Jahr 2009, ließ er durchblicken, dass einhundert Grippefälle als „neue Pandemie" erklärt worden seien, obwohl es dafür keinerlei wissenschaftliche Beweise gab.

Mit solch harscher Kritik konfrontiert, schaltete die WHO in den Schadenbegrenzungsmodus und verkündete im April 2010, dass sie in der Angelegenheit eine Untersuchung anleiern würde, die erforschen sollte, ob man die Pandemie falsch gehandhabt habe, indem man die Öffentlichkeit nicht über die noch bestehenden Unsicherheiten informierte.

Keiji Fukuda, der Top-Experte der WHO für Grippeerkrankungen, musste einräumen, dass der H1N1-Virus doch nicht so tödlich sei, wie ursprünglich angenommen. Die Schuld für die Verwirrung schob er auf zwei Faktoren: erstens die verwirrenden Parameter bei der Definition einer Pandemie und zweitens den H5N1-Vogelgrippevirus! Ob Sie es glauben oder nicht, in einer öffentlichen Stellungnahme sagte Fukuda, der H5N1-Vogelgrippevirus habe mehr als die Hälfte der seit 2003 infizierten Menschen getötet und dies habe „im Hinblick auf die nächste Pandemie viel Angst geschürt".

Er sagte auch, dass angesichts der Plötzlichkeit des Ausbruchs sowie der Neuheit des fraglichen H1N1-Stamms die Gesundheitsbehörden und Experten anfangs nicht sicher gewesen seien, ob eine Einzeldosis des Impfstoffs wirken würde. Das Impfprogramm sei deshalb mit zwei Dosen pro Kopf konzipiert worden, was (sehr zur Freude der Impfstoffhersteller!) für die große Anzahl der georderten Dosen verantwortlich gewesen sei.

Selbst als die WHO hochmütig behauptete, den Schweregrad der Epidemie erst noch feststellen lassen zu müssen – wir alle wissen, wie stark solche Untersuchungen darauf ausgelegt sind, schmutzige Westen reinzuwaschen! -, wurden schon Millionen von ungenutzten Impfstoffdosen an Entwicklungsländer verschickt. 95 Nationen gehörten zu den „Nutznießern". Dabei wissen wir alle, dass Großzügigkeit nicht gerade zu den Haupttugenden der US-Regierung gehört. (Siehe Kapitel 3: „Gibt es eine Verschwörung?")

Doch was geschieht, wenn die Rechnungen nicht aufgehen? Als der Schaden durch den von der WHO, einzelnen Regierungen, Gesundheitsbehörden und allzu willigen Medien angestachelten Hype erst einmal entstanden war, mussten die Verursacher natürlich erst einmal ihre Spuren verwischen. Und das bedeutete: Es durften keine nachteiligen Daten mehr gesammelt und bekannt gegeben werden.

Das ist auch der Grund dafür, warum die CDC im Juli 2009 – nur vier Monate nach dem Ausbruch der „tödlichen Pandemie" und einen Monat nach deren Aufstufung zur „Pandemie der Stufe 6" – eine unerklärliche Kehrtwende vollzogen.

In einer Mitteilung an einzelne Bundesstaaten vom 24. Juli 2009 wiesen sie die Staaten und alle öffentlichen Gesundheitsbehörden an, mit dem Zählen der H1N1-Fälle aufzuhören und keine Daten über die Schweinegrippe mehr weiterzuleiten – und das auf dem Höhepunkt der Pandemie-Panik!

In der fraglichen Mitteilung hieß es: „Anbei die Fragen und Antworten, die morgen auf der CDC-Website erscheinen werden, um zu erklären, warum die

CDC keine Fallzahlen für die neue H1N1-Grippe mehr dokumentiert. Wir hätten diese Information gern direkt an Sie weitergegeben, doch leider gab es dafür nicht mehr genug Zeit."

Die CDC ließ die Bundesstaaten also in dem Glauben, dass es keinen Zweck mehr habe, Schweinegrippefälle zu zählen, da bereits mehr als erwiesen sei, dass dort draußen rund um die Welt eine Pandemie wütete. Die Wahrheit ist jedoch, dass die meisten Grippefälle „dort draußen" niemals positiv auf Schweinegrippe – oder überhaupt auf Grippe – getestet worden waren!

Wie kann das sein? Nun, die meisten von denen, die dachten, sie hätten die Grippe, zeigten tatsächlich grippeähnliche Symptome, bestenfalls gingen diese jedoch auf eine Infektion der oberen Atemwege oder Ähnliches zurück. Der Übeltäter war also nicht der vielfach verteufelte H1N1-Virus, sondern ein ganz anderes Pathogen!

Tatsache ist, dass viele Pathogene in jahreszeitlichen Zyklen virulent werden und viele davon Symptome auslösen, die der Grippe ähneln. Experten zufolge gibt es immerhin 150 bis 200 infektiöse Pathogene wie Parainfluenza, Adenovirus und Rhinovirus, Coronavirus und Pneumonia, die zu grippeähnlichen Symptomen führen. Andere umfassen weniger bekannte Mikroben wie den Bocavirus, der Bronchitis und Lungenentzündung bei Kindern auslöst, sowie den Metapneumovirus, der für etwa 5 Prozent aller grippeverwandten Krankheiten verantwortlich ist.

Woher wissen wir nun, dass die meisten der gefürchteten Schweinegrippefälle in Wirklichkeit gar keine Schweinegrippefälle waren? Die massive Vertuschung seitens der CDC wurde von Sharyl Attkisson, investigative Reporterin für den US-Fernsehsender CBS, aufgedeckt. Die Tatsachen, auf die sie sich bei ihren Schlussfolgerungen stützte, stammten aus unter dem Freedom of Information Act gewonnenen Statistiken. Diese wiederum basierten auf von Ärztinnen und Ärzten eingesandten Abstrichen von mutmaßlichen Grippefällen, die in ihre Praxen gekommen waren. Hier Attkissons schockierende Ergebnisse:

- In Florida testeten 83 Prozent aller mutmaßlichen Proben unter Schweinegrippeverdacht für alle Arten von Grippe negativ.
- In Kalifornien erwiesen sich 86 Prozent aller mutmaßlichen H1N1-Proben weder als Schweine- noch sonst irgendeine Grippe. Nur bei 2 Prozent konnte eine Schweinegrippe nachgewiesen werden.

- In Alaska testeten 93 Prozent der mutmaßlichen Schweinegrippeproben für alle Arten von Grippe negativ. Nur 1 Prozent der Tests ergab ein „Positiv".

Dies waren verheerende Schlussfolgerungen für CDC, FDA und die US-Regierung, die alle Register gezogen hatten, um die Schweinegrippe-„Pandemie" herbeizureden, und zu vermarkten. Hier ein weiteres Beispiel dafür, wie der Ausbruch über alle Maßen aufgebauscht wurde.

Nach all dem Hype und Tamtam stellte sich heraus, dass sich der von den Medien behauptete Blutzoll durch die Schweinegrippe häufig allein auf Einzelereignissen wie dem an der Georgetown University in Washington, DC, basierte. Die Medien berichteten im September 2009, das Schweinegrippevirus habe 250 Studierende der Universität infiziert. Wäre dies wahr gewesen, hätte es tatsächlich auf eine ernste Situation schließen lassen. Wie sich herausstellte, beruhte diese Zahl jedoch auf der Anzahl panischer Studenten, die in die Gesundheitssprechstunde der Universität gekommen waren oder den diensthabenden Arzt gerufen hatten, um über grippeähnliche Symptome zu berichten.

4. Geld regiert die Viruswelt

An früherer Stelle in diesem Kapitel haben wir die von Wolfgang Wodarg erhobenen Vorwürfe erörtert. Was Sie nun lesen werden, bestätigt die Vermutungen des deutschen Arztes und Politikers. Es geht um einen Artikel aus einer wissenschaftlichen Zeitschrift, der die WHO bloßstellt.

Im *British Medical Journal (BMJ)* am 4. Juni 2010 erschienen, enthüllt der Artikel, dass drei der 22 Wissenschaftler in der für den Entwurf der WHO-Richtlinien für Grippepandemien zuständigen Kommission auf den Gehaltslisten wichtiger Impfstoffherstellern standen.

Schlimmer noch (und warum erstaunt uns das nicht?), die WHO legte diesen Interessenkonflikt nicht offen und akzeptierte auch weiterhin die Empfehlungen der Experten, die dazu führten, dass genau die fraglichen Firmen Milliarden von Dollar einnahmen, indem sie Regierungen dazu rieten, große Vorräte von antiviralen Medikamenten aufzukaufen, um auf eventuell aufkommende Pandemien adäquat vorbereitet zu sein.

Durch die herausragende investigative Arbeit der Autoren des *BMJ* (zu denen das in London angesiedelte Bureau of Investigative Journalism, eine Non-Profit-Organisation, gehörte) wurden die folgenden Beweise gegen die drei Hauptakteure gefunden:

Professor Fred Hayden: Seine Beratungstätigkeit und Vorträge wurden vom schweizerischen Impfstoffhersteller Hoffman-La Roche (Hersteller von Tamiflu) und GlaxoSmithKline (Hersteller von Relenza) gesponsert – und das zu einer Zeit, als Professor Hayden seine inzwischen berühmt gewordenen Richtlinien über antivirale Medikamente für die WHO schrieb.

Doch es wird noch undurchsichtiger: Wie sich herausstellt, war Professor Hayden auch einer der führenden Forscher einer von Roche finanzierten Studie. Wenig überraschend behauptete er in den von ihm formulierten Richtlinien, dass Tamiflu die Krankenhauseinweisungen aufgrund von Grippeerkrankungen um mehr als 60 Prozent senken könne. Die Firma erzielte Millionen aus dem Verkauf seines Medikaments. Doch das ist jetzt Geschichte.

Dr. Arnold Monto: Er schrieb den WHO-Annex zum Einsatz von Impfstoffen bei Pandemien. Während dieser Zeit hatte Dr. Monto sowohl von Roche als von GlaxoSmithKline für seine Beratertätigkeit Geld angenommen.

Professor Karl Nicholson: Er fungierte als wichtiger Berater für die WHO zum Thema Grippepandemien. Wie Hayden und Monto war auch er in der Vergangenheit sowohl von Roche als auch von GlaxoSmithKline bezahlt worden.

Vier Tage, nachdem das *BMJ* den belastenden Artikel veröffentlicht hatte, gab die WHO eine schwache Erwiderung heraus, in der sie betonte, die Berufung der Experten für die Kommission und die dafür geltenden Richtlinien einem externen Review unterworfen zu haben.

Laut WHO-Generaldirektor Margaret Chan seien die Entscheidungen der Organisation „nicht eine Sekunde lang" von kommerziellen Interessen oder Verbindungen zwischen Wissenschaftlern und Pharmaindustrie beeinflusst worden. Wie in den meisten offiziellen Dementis wurden die Vorwürfe zwar abgestritten, aber keinesfalls das Gegenteil bewiesen.

Lassen Sie mich jetzt zeigen, wie glatt sich eine „Empfehlung" direkt in Profite für eine Pharmafirma übersetzen lässt. In den WHO-Richtlinien von 2004 zum Thema Grippepandemie heißt es ganz klar: **„Länder, die als Teil ihrer**

Reaktion den Einsatz von antiviralen Medikamenten planen, werden im Voraus Vorräte anlegen müssen."

Eine unverblümtere Aufforderung können Impfstoffhersteller und Regierungen in symbiotischem Kuschelmodus wohl kaum bekommen. Unter dem Anschein der Fürsorge für die Bevölkerung und dem Wunsch nach angemessener Vorbereitung auf alle Eventualitäten begannen Gesundheitsbehörden auf der ganzen Welt damit, in großen Mengen Tamiflu und andere antivirale Medikamente anzukaufen – und das fünf Jahre vor der Schweine-grippe-„Pandemie".

Wie sonst ließe sich erklären, dass einige der größten Impfstoffhersteller der Welt schon *vor* dem Ausbruch im April 2009 Patentanträge für Impfstoffe gegen die Schweinegrippe stellten? Impfstoffkritiker gruben die folgenden Fakten aus:

Baxter hatte den Impfstoff-Patentantrag US 2009/0060950 A1 schon im Augst 2008 gestellt, dies aber erst im März 2009 veröffentlicht. Novartis hatte sein Patent US 20090047353 A1 am 4. November 2005 beantragt. Gewährt wurde es vom US-Patentamt am 19. Februar 2009.

Interessanterweise hatte Novartis vier Jahre vor der „Pandemie" im Jahre 2009 einen „Split-Influenza"-Impfstoff" angemeldet, der mehrere Virusstämme miteinander kombinierte. (Vom Schweinegrippevirus 2009 hieß es, er enthalte vier Virenstämme.)

Einigen Experten zufolge nahmen die Pharmafirmen mehr als 7 Milliarden Dollar durch den Verkauf von Impfstoffvorräten ein. Großbritannien, das 65.000 Todesfälle durch eine Grippepandemie befürchtete (am Ende waren es 400 Todesfälle), bestellte 2005 14,6 Millionen Dosen Tamiflu. (Eine Untersuchung über die enormen Ausgaben des National Health Service in dieser Zeit ist inzwischen angeordnet. Man möchte wissen, wie viel die Panikkäufe die Steuerzahler kosteten.)

Apropos Transparenz: Die Autorinnen und Autoren des *BMJ* wiesen auf eine andere „geheime" Gruppe hin, die angeblich die Schweinegrippe-„Pandemie" gesteuert habe. Es habe sich dabei um eine 16-köpfige Gruppe gehandelt, die von der WHO eingesetzt worden sei, um in allen Aspekten der sogenannten Pandemie zu beraten, einschließlich der Frage, welche Warnstufe ausgerufen und wann sie für beendet erklärt werden solle.

Die internationale Organisation hat die Identitäten dieser 16 Mitglieder niemals preisgegeben, angeblich um sie vor dem Versuch der Einflussnahme durch die Industrie zu schützen. In Wahrheit waren sie jedoch gerade *wegen* ihrer Verbindungen zur Industrie in diese Kommission berufen worden und es wäre keine Überraschung, wenn sich auch Vertreter der in die Schweinegrippe-Pandemie involvierten großen Impfstoffhersteller in dieser Gruppe befunden hätten.

5. Sie hatten eine Vorahnung

Wie kam es, dass Hype und Panik in Verbindung mit der Schweinegrippe bereits Jahre vor dem Auftauchen des Virus um sich griffen? Woher wusste die WHO schon ein halbes Jahrzehnt im Voraus, dass es eine Grippe-„Pandemie" geben würde? Ohne eine Manipulation des Geschehens wäre dies wohl kaum denkbar.

Die Wurzeln der Panik gehen zurück zum Ausbruch der Vogelgrippe im Jahr 2003. Sie betraf tatsächlich vor allem Vögel und weniger Menschen in vielen asiatischen Ländern, wo infiziertes Geflügel massenweise an dem H5N1-Stamm des Typ-A-Grippevirus starb. Millionen von Tieren mussten getötet werden, um eine weitere Verbreitung und Übertragung auf den Menschen zu verhindern. Der ganze Vorfall hatte nur einen Haken: Es gab nur 40 mutmaßliche menschliche Todesopfer der Vogelgrippe in dem Jahr. Das Virus wollte einfach nicht mitspielen!

Was sollten die Impfstoffhersteller und die Regierungen in den Entwicklungsländern mit all den antiviralen Medikamenten machen, die sie während der Vogelgrippeepidemie angeschafft und gehortet hatten? Für die oberen Chargen war die Antwort klar: eine Pandemie herbeireden.

Ein Jahr, nachdem Länder wie Vietnam, Südkorea und Thailand ihr Geflügel massenweise getötet hatten, verkündete die WHO ihre Richtlinien für eine Grippepandemie. Praktischerweise empfahl die WHO den Regierungen rund um den Globus, sich mit Tamiflu und Relenza zu bevorraten, und das noch vor Mitte 2009, als die Schweinegrippe ihren Auftritt hatte.

War es wirklich bloßer Zufall, dass die Pharmakonzerne wie GlaxoSmithKline schon 2008 darauf vorbereitet waren, Impfstoffe gegen das 2009 auftretenden

H1N1-Virus herzustellen? In einer Presseerklärung vom 15. Mai 2009 sagte die Firma, sie sei bereit, in Produktion so gehen, sobald sie die behördliche Genehmigung bekommen würde. Es lägen auch bereits Vorbestellungen von verschiedenen Regierungen vor, die beabsichtigten, sich im Voraus Vorräte anzulegen. Wie konnten die Pharmariesen schon ein Jahr im Voraus so unglaublich gut vorbereitet sein?

Großbritannien hatte ursprünglich 60 Millionen, Frankreich 60 Millionen, Belgien 12, 6 und Finnland 5,3 Millionen Dosen des H1N1-Antigens bestellt. Teilweise sollte es zusammen mit den bereits existierenden Adjuvans-Vorräten von GlaxoSmithKlines verwendet werden.

Am Ende kaufte Großbritannien sage und schreibe 110 Millionen Dosen Impfstoff, um 80 Prozent der Bevölkerung mit zwei Dosen pro Person zu impfen! Am Ende kamen jedoch nur 6 Millionen Dosen zur Anwendung – 5 Prozent dessen, was bestellt worden war.

Es überrascht nicht, dass die reichsten Nationen der Welt jetzt versuchten, ihre Vorräte abzustoßen und gar Bestellungen zu stornieren. Die Niederlande zum Beispiel boten 19 Millionen Dosen zum Kauf durch andere Länder an, während Deutschland, das 50 Millionen Dosen geordert hatte, hektisch versuchte, sich mit den Impfherstellern auf eine Halbierung der Bestellung zu einigen.

6. Großes Geld trägt Maske

Während jedoch über die Pandemie, die keine war, alle noch rätselten, lachten sich mehrere Politiker ins Fäustchen, unter ihnen der frühere Verteidigungsminister Donald Rumsfeld.

Als gerissener Geschäftsmann und erklärter Freund der Pharmaindustrie machte er 2005 an der Börse einen Riesengewinn, als der Aktienpreis von Tamiflu nach der Bekanntgabe der WHO-Richtlinien in die Höhe schnellte. Rumsfeld, der von 1997 bis 2001 Vorsitzender des Aufsichtsrates von Gilead Sciences war (Gilead hatte Tamiflu entwickelt und Roche 1996 die Lizenz verkauft). Sein Aktienanteil an der Firma zu der Zeit, als der Wert pro Aktie im April 2005 von 35 auf 47 Dollar sprang, wird auf mindestens fünf Millionen Dollar geschätzt – entsprechend hoch muss sein Gewinn gewesen sein.

Noch ein weiterer US-Politiker machte damals ein Bombengeschäft: der frühere Außenminister George Shultz, der zu der Zeit im Gilead-Aufsichtsrat saß. Shultz verkaufte nach dem Kurssprung 2005 Aktien der Firma im Wert von 7 Millionen Dollar.

Aber das war noch nicht das Ende des Flirts zwischen Tamiflu und Börse. Im Namen der Besorgnis um die Gesundheit der Bevölkerung – aber eigentlich, um den Aktienpreis noch weiter hochzutreiben – provozierte Roche ein ziemlich gewagtes Kräftemessen. Die Firma verkündete im Oktober 2005, dass sie kein weiteres Tamiflu mehr herstellen würde, wenn die US-Regierung nicht bereit wäre, mehr zu kaufen. Den Rest erledigten die zu erwartenden Panikkäufe. Als die Regierung mehr Tamiflu kaufte, gab Roche großzügig nach und bekam am Ende, was es wollte.

Übrigens, die Liebesgeschichte zwischen Rumsfeld und den Pharmariesen geht noch tiefer. Es war Rumsfeld, der – als Vorsitzender von G. D. Searle – die FDA überredet hatte, dem hoch umstrittenen künstlichen Süßstoff Aspartam grünes Licht zu geben. Im großen Maße in verarbeiteten Lebensmitteln und als „Süßungsmittel für Diabetiker" im Einsatz, ist Aspartam karzinogen; in extremen Fällen kann es sogar zu Erblinden und Todesfällen führen.

Tödliche Nebenwirkungen können politische Entscheidungsträger jedoch nicht beeindrucken. Eine im August 2009 durchgeführte und im *BMJ* veröffentlichte Studie von Forschern aus Oxford erhob die Frage, ob es klug sei, Kinder mit Tamiflu zu impfen. Die im Rahmen der Studie erhobenen Daten sprachen eher dagegen als dafür. Im Zentrum der Argumentation standen Komplikationen bei Kindern, die den Impfstoff bekommen hatten.

Einmal noch musste die US-Regierung – mit heimlicher Mitwisserschaft der FDA – die Nachfrage nach Tamiflu in die Höhe treiben, nachdem die Panikkäufe nachgelassen hatten. Die Schweinegrippe diente als willkommene Ausrede. Der Grund: 2006 hatte die US-Regierung 20 Millionen Dollar für 2 Milliarden Dosen Tamiflu bezahlt und der Vorrat ging dem Verfalldatum entgegen. Um sich selbst zu schützen, veränderte die Regierung nun die Warnaufdrucke auf der Tamiflu-Packung.

2006 hatte die FDA noch gewarnt: „Sollte die Nutzung dieses Medikaments in den USA zunehmen, befürchten wir mehr Fälle mit schädlichen Nebenwirkungen." Dieser Warnung folgten mehrere Berichte über Delirium und Suizid bei Kindern unter 17 Jahren, die Tamiflu nahmen. Die innerhalb von ein oder zwei Tagen eintretenden Nebenwirkungen umfassen Panikattacken, Wahnvorstellungen, Krämpfe, Delirium, Bewusstseinsverlust, Depression – und in einigen Fällen Suizid.

Nach der Schweinegrippe wurde die Warnung folgendermaßen verwässert: „An Grippe erkrankte Menschen, insbesondere Kinder, können kurz nach der Einnahme von Tamiflu einem erhöhten Risiko der Selbstverletzung und Verwirrtheit unterliegen und sollten engmaschig auf Anzeichen ungewöhnlichen Verhaltens überwacht werden." Eine wundersame Veränderung, oder?

7. Big Pharma's Lieblings-Frontmänner

Dass die Medien nach der Pfeife der Pharmariesen tanzen, habe ich bereits mehrfach erwähnt. Das ist auch nichts Neues. Hochrangigen Beamten in Regierungsbehörden ebenso wie Politikern gelingt oft der nahtlose Übergang in die Aufsichtsräte von Pharmakonzernen und Impfstoffherstellern. Erst wenn solche Verbindungen offengelegt werden, versteht man, warum die Regierung bestimmte Entscheidungen trifft, wie sich zum Beispiel eine Ankündigung der Politik bis zu den Impfstoffherstellern zurückverfolgen lässt und wie sich dies letztlich für alle Beteiligten in barer Münze auszahlt.

Doch warum nur den guten Namen von Politikern beschmutzen? Das gleiche gewissenlose Handeln finden wir auch bei den Medienmogulen. Hier einige erstaunliche Beispiele dafür, wie die Pharma-Medien-Impfstoff-Dollar-Connection funktioniert.

Erinnern Sie sich an die plötzliche „Knappheit" von Grippeimpfstoffen, von der im Oktober 2009 zahlreiche Medien berichteten? Diese „Knappheit" kann bis zum Treffen eines Elitezirkels mächtiger und einflussreicher Personen zurückverfolgt werden, die globale soziale, wirtschaftliche und finanzielle Entscheidungen steuern – und zwar anonym.

In diesem Fall beziehe ich mich auf eine Non-Profit- (pure Ironie!) Organisation namens „Rat für auswärtige Beziehungen" (Council on Foreign Relations, CFR), zu der mediale Strippenzieher wie Rupert Murdoch (News Corp, Fox News, Associated Press, Twentieth Century Fox, Time Warner), Thomas Glocer (Reuters News Service) und die Journalistin und Pulitzer-Preis-Gewinnerin Laurie Garrett gehören.

Am 16. Oktober 2009 traf sich die „H1N1-Pandemie-Arbeitsgruppe" in New York. Eingeladen dazu hatte Garrett, deren Arbeit mit dem petrochemisch-pharmazeutischen Kartell eng verbunden ist. Einberufen wurde das Treffen, nachdem Teile der Öffentlichkeit – die der „Pandemie"-Lüge nicht aufgesessen oder einfach nur skeptisch waren – damit begonnen hatten, die nicht ausgebrochene „Pandemie" zu hinterfragen. Viele bezweifelten die Notwendigkeit, sich gegen die Schweinegrippe impfen zu lassen, und verweigerten die Spritzen.

Als die kritischen Stimmen in der Öffentlichkeit – und im Internet – immer lauter wurden, wuchs bei den Impfstoffherstellern die Besorgnis. Es musste etwas getan werden. Die Medien, die bekanntlich auf die öffentliche Meinung großen Einfluss nehmen, mussten aktiv in den Plan einbezogen werden. Es ist kein Zufall, dass wenige Wochen nach dem Treffen der Arbeitsgruppe die „Nachricht" von einer massiven Knappheit von Grippeimpfstoffen zu kursieren begann. Die Idee bestand darin, eine Knappheit vorzuspiegeln und gleichzeitig öffentlich zu fordern, mehr Impfstoff anzukaufen. Erkläre die Situation zu einem nationalen Notfall und niemand stört sich mehr an dem rücksichtslosen Durchpeitschen von Zulassungen, die so freizügig an GlaxoSmithKline, Novartis, CSL, Baxter, Sanofi Pasteur und andere für ihre Impfstoffe gegen die Schweinegrippe erteilt wurden.

Doch ist es wirklich so, dass man Medienbarone im Wortsinn kaufen muss? Oder stehen Murdoch, Glocer und ihresgleichen vielleicht sogar noch viel direkter mit den Grippeimpfstoffen in Verbindung? Dazu hier ein interessantes Detail: Murdoch kontrolliert das Murdoch Children's Research Institute (MCRI) in Australien, das die ersten H1N1-Schweinegrippetests mit Kindern zwischen 6 Monaten und 8 Jahren durchführte.

Und eine weitere Überraschung: Murdochs Sohn James beaufsichtigt den Firmenvorstand von GlaxoSmithKline. Die Verbindung zur Familie Murdoch ist damit aber noch nicht am Ende. Rupert Murdochs Mutter Elizabeth ist Mäzenin des Royal Victoria Women's Hospital in Melbourne, Australien. Das Krankenhauspersonal arbeitete mit CSL-Pharma bei der Entwicklung eines Impfstoffs gegen die Schweinegrippe zusammen.

Dem zu Merck & Co. gehörenden Pharmaunternehmen CSL wird vorgeworfen, experimentellen Schweinegrippeimpfstoff an schwangeren Frauen getestet zu haben. Ihren Sicherheitstests mangelte es an Placebo-Kontrollgruppen, außerdem entzogen sie sich langfristiger Überwachung und Datensammlung.

Und wie ist es mit Thomas Glocer, dem Vorstandsvorsitzenden von Reuters? Glocer ist gleichzeitig im Firmenvorstand von Merck & Co. und Mitglied der Partnership für New York City (PFNYC). Wie der CFR ist auch die PFNYC ein weiteres privates Gremium von mächtigen Einzelpersonen, deren Ziel es ist, auf öffentliche Entscheidungen Einfluss zu nehmen. Primärer Nutznießer ihrer Aktivitäten ist die Pharmaindustrie, der sie zuarbeiten, indem sie Biotechnologie und mittels Gentechnik hergestellte „Pharmazeutika" weltweit auf der Agenda nach vorne schieben.

Raten Sie, wer die PFNYC gründete? Kein Geringerer als David Rockefeller, dessen Agenda zur Bevölkerungspolitik den Leserinnen und Lesern dieses Buches schon vertraut ist (siehe Kapitel 3: „Gibt es eine Verschwörung?").

8. Sturm in der Petrischale

Immer wieder wird behauptet, dass das Schweinegrippevirus im Labor erzeugt wurde und die CDC daran beteiligt war. Doch ehe wir uns fragen, warum eine staatliche Gesundheitsbehörde so etwas tun würde, gibt es zwei Schlüsselfaktoren zu bedenken: Zum einen weiß die Wissenschaft noch nicht genug darüber, wie Viren sich neu bilden und verbreiten, und zum zweiten sind Zufälle im Zusammenspiel von Pharmariesen und öffentlichen Gesundheitsbehörden in der Regel alles andere als Zufälle.

In einer Presseerklärung vom 24. November 2009 hatte die WHO eine seltsame, aber scheinbar doch logische Frage erhoben: Was, wenn das tödliche H5N1-Vogelgrippevirus von 2003 sich mit dem hochansteckenden H1N1-Virus verbinden würde, das 2009 auf allen Kontinenten wütete?

Die WHO behauptete, die neuen Vogelgrippefälle in Ägypten, Indonesien und Vietnam seien erst 2009 aufgetreten. Daher gäbe es keinen Grund zu der Sorge, dass die beiden Viren einen Hybriden produzieren könnten, der tödlicher sein könnte als H5N1 und ansteckender als N1N1.

Viren sind bekannt dafür, sich zu „reassortieren", ein Prozess, durch den das genetische Material von mehr als einem Virus sich in Wirtszellen mischt, um einen neuen Stamm mit Merkmalen der Ausgangsstämme zu bilden. Es war nicht das erste Mal, dass die WHO sich wegen einer solchen Reassortierung Sorgen machte. Die Behörde hatte sich 2004 im Nachgang der Vogelgrippe schon einmal ähnlich geäußert. Reiner Zufall?

Seltsam ist das schon: Genau zwei Monate, ehe die WHO im November 2009 von der möglichen Entstehung eines tödlichen Hybriden sprach, experimentierten die CDC mit einem solchen Hybriden! Auch dies reiner Zufall?

Hier sind die Fakten: CDC-Wissenschaftler begannen zu experimentieren, indem sie in den Labors der Behörde Frettchen sowohl den H1N1-Virus als auch den tödlichen H5N1-Vogelgrippevirus spritzten, um zu sehen, ob es zu einer „Reassortierung" kam. Bestätigt wurde das von Michael Shaw, dem Vizedirektor für Laborversuche in der Influenza-Abteilung der Behörde.

Vom Vogelgrippevirus nahm man anfangs an, es könne nur Geflügel infizieren, bis man 2003 erleben musste, dass es auch Menschen befiel. (Damals erkrankten etwa 500 Menschen, mehr als 250 starben daran – eine Todesrate von 60 Prozent!) Viren, von denen man geglaubt hatte, sie seien auf eine Spezies beschränkt, können also in Wirklichkeit die Artengrenze überspringen.

Als Nächstes stellte sich heraus, dass das H1N1-Virus, über das man bis heute so wenig weiß, Truthähne in Chile infiziert hatte – Unterstützung für die These, dass dieser spezielle Stamm vom Menschen auf Vögel übertragen werden kann.

Daraus folgt die nächste Frage: Wurde das Schweinegrippevirus im Labor von Menschen gemacht? Die Frage hat zu zahlreichen Verschwörungstheorien geführt und die Wahrheit ist: Bisher gibt es dafür noch keine schlüssigen Beweise.

Aber es gibt einige Faktoren, die dieser Vermutung Glaubwürdigkeit verleihen. Zum einen haben Pharmafirmen (erinnern Sie sich an den Baxter „Mix-up"?) und selbst die CDC, wie oben erwähnt, in ihren Laboren mit tödlichen Viren gespielt – und dies sind nur zwei Fälle, die bekannt geworden sind.

Es gibt noch einen weiteren Grund, warum es nicht unglaubwürdig erscheint, dass absichtlich ein tödliches Virus verbreitet wurde. Es gibt einflussreiche Kreise (erinnern Sie sich an Henry Kissinger?), die die Bevölkerung der Erde erklärtermaßen um 80 Prozent reduzieren wollen. Und so extrem das auch klingen mag, Tatsache ist, dass mit großer Macht verbündete Interessen immer darauf aus sind, schwächere Nationen ökonomisch zu kontrollieren, um sich – unter anderem – Zugang zu ihren natürlichen Ressourcen zu verschaffen.

Verbrechen gegen die Menschlichkeit sind uns ja leider nur allzu bekannt. Experimentierten nicht auch die Nazis schon mit Eugenik? Haben die USA und Israel nicht schon Biowaffen eingesetzt? Haben globale Gesundheitsbehörden Impfstoffe und Massenimpfungen nicht als Vehikel benutzt, um Viren nach Afrika und in andere Entwicklungsländer zu schleusen – mit verheerenden Folgen?

Einen weiteren Grund, misstrauisch zu sein, gibt uns der Hybridcharakter des 2009 aufgetauchten Stamms des H1N1-Virus, von dem Wissenschaftler sagen, es enthalte genetisches Material von Stämmen der nordamerikanischen Vogelgrippe, der europäischen Schweinegrippe, der asiatischen Schweinegrippe sowie jahreszeitlicher Influenzaviren.

Es ist zwar nicht unmöglich, dass sich ein solcher Hybride auf natürlichem Wege entwickelt, es ist aber auch ebenso wahrscheinlich, dass er mittels Gentechnik geschaffen wurde. Regierungen im Zusammenspiel mit großen Pharmafirmen haben dafür sowohl die Mittel als auch die Motivation.

Genauso scheint es gewesen zu sein. Der 11. Juni 2009 war ein besonderer Tag – der Tag, an dem die WHO den Ausbruch der Schweinegrippe auf Stufe 6 erhob, die Stufe einer „Pandemie". Natürlich hatte die WHO für diesen bedeutsamen Schritt weder handfeste Beweise noch einen sachlichen Grund – außer dem Wunsch, die weltweite Panik zum ökonomischen Nutzen der Impfstoffhersteller und ihrer politischen Günstlinge noch weiter anzustacheln.

Wie kam es zu dieser wichtigen Entscheidung? Als die Schweinegrippewelle im Mai 2009 wieder abzuebben schien, trafen sich wichtige Vertreter der großen Impfstoffhersteller mit WHO-Generaldirektorin Margaret Chan und UN-Generalsekretär Ban Ki Moon im Genfer WHO-Hauptquartier.

Der vorgebliche Grund war eine Beratung über den Transport von Impfstoffen in Entwicklungsländer. Auf der geheimen Agenda stand die Rechtfertigung der Hochstufung des Schweinegrippeausbruchs auf Stufe 6 („Pandemie"). War der Schalter erst einmal auf Stufe 6 gestellt, würden die Impfstoffhersteller ein Vermögen verdienen!

Als der Ausbruch nachzulassen begann, gerieten diese aber erst einmal in Panik. Viele von ihnen hatten bereits Verträge mit einigen Industrieländern geschlossen und darin zugesichert, im Fall einer Pandemie der Stufe 6 „Pandemie-Impfstoff" zu liefern. Deutschland zum Beispiel hatte seit 2007 einen solchen Vertrag mit GlaxoSmithKline.

Ähnlich übereifrig zeigte sich die Regierung in Großbritannien, deren wissenschaftlicher Berater, Professor Roy Anderson, übrigens bei GlaxoSmithKline auf der Gehaltsliste steht. Der Impfstoffhersteller soll ihm monatlich 177.000 Dollar zahlen.

GlaxoSmithKline hatte auch schon bei der deutschen Regierung vorgesprochen. Im Juni, einen Monat vor der Heraufstufung auf Stufe 6, bat die Firma die deutsche Regierung um eine Bestätigung, dass sie sich an den Vertrag halten und den Pandemie-Impfstoff kaufen werde. Wenn Pharmariesen „bitten", ist das niemals nur reine Höflichkeit!

Dank einiger grundlegender investigativer Recherchen sowie der Entschlossenheit einiger mutiger Menschen, die Wahrheit und nichts als die Wahrheit über den Ausbruch der Schweinegrippe herauszufinden, kommen noch immer vernichtende Tatsachen über eine unheilige Verbindung zwischen WHO, UN, Industrieländern und Impfstoffherstellern zum Vorschein. Wie es aussieht, zogen sie alle an einem Strang, um die Schweinegrippe-„Pandemie" eindrucksvoll zu orchestrieren.

9. Pandemischer Fallout

Eine weitere Frage, die sich angesichts der Fülle von Impfstoffen, die rund um den Globus auf die Völker losgelassen werden, geradezu aufdrängt, lautet: Sind diese Impfstoffe sicher? Ist die Antwort nicht eindeutig, kann dies nur heißen: Die Antwort ist ein schallendes „Nein"!

Es gibt viele Gründe, warum diese Stoffe niemals in den menschlichen Körper gelangen sollten. Bestenfalls gibt es keinen Beweis dafür, dass sie wirklich wie beabsichtigt wirken. Schlimmstenfalls sind die synthetischen Chemiecocktails für einige der Todesfälle während des Ausbruchs 2009 verantwortlich.

Ehe wir diese Frage erörtern, hier noch eine weitere belastende Tatsache: Alle Anträge von Impfstoffherstellern auf Zulassung eines H1N1-Impfstoffs wurden im Schnellverfahren bearbeitet. Kurz gesagt: Die US-amerikanische FDA und ihr europäisches Pendant, die Europäische Arzneimittel-Agentur

(„European Medicines Agency", EMA), gab der Pharmaindustrie in aller Eile grünes Licht für die Herstellung von Impfstoffen, die nicht ausreichend klinisch getestet waren.

Unter Ausnutzung der Panik, die die Gesundheitsbehörden so erfolgreich zur Tarnung geschürt hatten, erlaubten die Behörden Impfstoffherstellern – GlaxoSmithKline, Novartis, Sanofi Pasteur, CSL, Medimmune und Baxter – Millionen von Dosen zu produzieren, die seitdem Menschen auf der ganzen Welt gespritzt wurden, ohne dass irgendjemand sich der Konsequenzen sicher sein kann.

Es gab keine randomisierten, placebokontrollierten Doppelblindstudien zu diesen Impfstoffen und trotzdem ließen die Regierungen Massenimpfungen durchführen. Doch kaum war die Startflagge hochgezogen, gab es schon die ersten Klagen.

Novartis' neuer Schweinegrippeimpfstoff Celtura, speziell für Frauen und Kinder gedacht, wurde von der schweizerischen Regierung aufgrund von Sicherheitsbedenken abgelehnt. Es gab den Verdacht, dass der Impfstoffhersteller einen Impfstoff aus dem Jahr 2008, der während eines illegalen Arzneimittelversuchs in Polen bereits Dutzende von Wohnungslosen getötet hatte, neu verpackt und als Impfstoff gegen die neue Schweinegrippe deklariert hatte!

Eine weitere Panne war der Rückruf von Millionen Dosen durch drei Impfstoffhersteller kurz nach der Auslieferung ihrer Medikamente. Medimmune rief im Dezember 2009 knapp 5 Millionen Dosen seines Nasenspray-Impfstoffs LAIV (Live Attenuated Influenza Vaccine) zurück, als die Firma merkte, dass die Wirkkraft nachgelassen hatte. Die US-Regierung hatte zu dem Zeitpunkt bereit 40 Millionen Dosen bestellt.

Aus einem ähnlichen Grund hatte erst eine Woche vorher Sanofi Pasteur 800.000 vorgefüllte Spritzen seines Schweinegrippeimpfstoffs zurückrufen müssen, weil sich herausgestellt hatte, dass der Impfstoff seine Wirkkraft eingebüßt hatte.

Nur einen Monat davor hatte GlaxoSmithKline eine im Oktober hergestellte Charge des Schweinegrippeimpfstoffs Pandemrix in Kanada zurückgerufen, nachdem es Berichte über anaphylaktische Reaktionen bei einem von 20.000 Geimpften gegeben hatte. Anaphylaktische Reaktionen, die ausgelöst werden, wenn der Körper beim Kontakt mit fremden Substanzen in einen Schockzustand gerät, können tödlich verlaufen.

Die Daten von Gesundheitsbehörden sind der öffentlichen Prüfung nicht so ohne Weiteres zugänglich, doch gibt es Dokumente der EMEA mit dem Hinweis, dass bei klinischen Versuchen von GlaxoSmithKline zu Pandemrix Störungen des Nervensystems bei den Geimpften „sehr häufig" waren. Ebenfalls „sehr häufig" waren Störungen beim Halte- und Stützapparat sowie beim Bindegewebe, während Störungen beim Blut und lymphatischem System nur „häufig" auftraten.

Kanada war nicht das einzige Land, in dem Pandemrix auf strikte Ablehnung stieß. Das Land weigerte sich, den Impfstoff zu kaufen, weil er mit so schweren Risiken behaftet war.

Wie können unsere Gesundheitsbehörden, vorgeblich Hüter der öffentlichen Gesundheit, unzureichend geprüfte Substanzen wie Pandemrix genehmigen? Hier ein Beispiel dafür, wie dies geschehen kann. So wie Novartis davor und auch Baxter später, reichte GlaxoSmithKline unter der Nummer WO2006100109A1 am 21. März 2006 einen Patentantrag für seinen „Pandemie-Grippeimpfstoff" ein. Dann bat die Firma bei der EMA um die Erlaubnis, das Medikament im Februar 2007 auf den Markt bringen zu dürfen.

Der Antrag war ein ziemlich gerissener Schwindel, autorisiert von der EMEA, die, wenn tatsächlich eine Pandemie ausbricht, Impfstoffe auch mal im Schnellverfahren zulassen kann. Die Pharmafirma sprach deshalb von einem „Prototyp-Impfstoff" und bekam das erwünschte Okay im Mai 2008, genau ein Jahr vor dem Ausbruch der Schweinegrippe-„Pandemie". Wie praktisch!

Doch noch viel praktischer als das Verfahren ist für die Hersteller so ein Prototyp-Impfstoff selbst. Der Website der EMEA zufolge wird der Begriff wie folgt definiert: *„Ein Prototyp-Pandemie-Impfstoff ist ein Stoff, der dem zukünftigen Impfstoff in Zusammensetzung und Herstellungsmethode nachempfunden ist. Weil der Virusstamm, der die Pandemie auslöst, noch nicht bekannt ist, enthält er stattdessen einen anderen Grippestamm, der nicht bei Menschen zirkuliert und dem Menschen in der Vergangenheit auch noch nicht ausgesetzt waren. Dies befähigt die Firma, den Impfstoff in Vorbereitung auf eine beliebige Grippepandemie zu testen, indem sie Studien mit dem Prototyp-Impfstoff durchführt, die*

Auskunft darüber geben können, wie Menschen darauf reagieren werden, wenn der die Pandemie auslösende Stamm enthalten ist."

Kommt es dann zur Pandemie, tauschen die Impfstoffhersteller einfach den im Versuchs-Impfstoff benutzten Virenstamm gegen den die Pandemie auslösenden aus – und siehe da! Ein neuer Impfstoff ist geboren, zugelassen und in kürzester Zeit bereits millionenfach angewandt!

In seinem Antrag listete der Hersteller GlaxoSmithKline die folgenden Fakten über Pandemrix auf, die eigentlich hätten ausreichen müssen, um den Impfstoff zu verbieten. Stattdessen bekam die Firma grünes Licht.

„Pharmakologisches Sicherheitsprogramm: Mit Pandemrix wurden keine pharmakologischen Studien zur Sicherheit durchgeführt."

„Wechselwirkungen mit anderen Medikamenten: Es liegen keine Studien vor."

„Karzinogenität: Zur Karzinogenität wurden keine Studien durchgeführt."

Pandemrix war das Rezept für eine medizinische Katastrophe.

Wie es scheint, gingen die Sicherheitsbedenken wegen des Stoffs sogar noch tiefer. Laut einem Exposé der britischen Zeitung *Daily Mail* hatte die britische Regierung Bedenken, Pandemrix könne das Guillain-Barré-Syndrom (GBS), eine zuweilen tödliche Nervenkrankheit, auslösen.

Das GBS, das durch die Degeneration der schützenden Myelinschicht der Nerven zu Atemnot und Lähmungen führt, war bereits als Nebenwirkung des am Schweinegrippe-Debakel von 1976 in den USA beteiligten Impfstoffs ins Gespräch gekommen (siehe Kapitel 4: „Kritische Masse").

Am 29. Juli 2009 schrieb Professorin Elizabeth Miller, Leiterin der Impfabteilung der britischen Health Protection Agency, einen vertraulichen Brief an 600 führende Neurologinnen und Neurologen mit der Bitte, auf ein möglicherweise vermehrtes Auftreten von GBS bei mit Pandemrix geimpften Personen zu achten. Der Brief bezog sich explizit auf das Fiasko von 1976, als eine Person an Schweinegrippe starb, 25 durch GBS ihr Leben verloren und mindestens weitere 300 von GBS betroffen waren.

Professorin Miller schrieb in ihrem Brief: „Es macht mich misstrauisch, dass die Regierung diesen Impfstoff auf den Markt bringt, ohne eine klare – oder überhaupt irgendeine – Vorstellung von dem GBS-Risiko zu haben. Das ist etwas, das ich niemandem wünsche. Ich habe Angst, mich gegen die Schweinegrippe impfen zu lassen, wenn es wieder so ausgehen könnte. GBS ist eine beängstigende Krankheit und ich glaube, hinsichtlich der Wirkung des Impfstoffs müsste noch viel mehr geforscht werden."

Seltsamerweise ging der vertrauliche Brief an 600 Neurologinnen und Neurologen in Großbritannien, nicht aber an all die Hausärztinnen und Hausärzte, die großzügig Tausenden von Bürgern Pandemrix spritzten. Ebenso seltsam ist, dass die Gesundheitsbehörde zwar Bedenken hatte, aber keine Untersuchung zu dem Impfstoff anordnete.

Es gibt keinen Zweifel daran, dass es sich bei den weltweit verkauften Impfstoffen gegen die Schweinegrippe um gefährliche, sogar tödliche Cocktails ungetesteter Chemikalien mit viralem genetischem Material handelte. Und doch stellte die US-Regierung auf dem Höhepunkt der „Pandemie" fest, dass Kinder und schwangere Frauen bevorzugt mit diesen Substanzen gespritzt werden sollten.

Schulen bilden ein beliebtes, unfreiwilliges Testfeld für Pharmakonzerne. (Wo sonst bekommt man so viele unschuldige und willige Opfer auf einmal her?) Und die Schweinegrippe von 2009 war keine Ausnahme. Die Kinder, die in den Schulen Schlange standen, hatten keinerlei Vorstellung davon, welches Schicksal sie erwartete und stellten ihre Körper skrupellosen Impfstoffherstellern zur Verfügung, die öffentliche Schulen in Testzentren verwandelten.

Wenig überraschend begannen gegen die Schweinegrippe geimpfte Frauen von Fehlgeburten kurz nach der Impfung zu berichten.

Haben die CDC gelogen, was die Sicherheit von Impfstoffen betrifft? Und tun sie dies noch heute? Im September 2010 präsentierte die National Coalition of Organized Women (NCOW) Daten aus zwei verschiedenen Quellen, die zeigten, dass die H1N1-Impfungen von 2009/10 zu mindestens 3.587 Fehl- oder Todgeburten beigetragen hatten. Die CDC kannten die Daten, versicherten schwangeren Frauen (einer besonderen Zielgruppe der Impfkampagnen) ebenso wie den Bereitstellern von Impfstoffen aber unverdrossen, dass sie für schwangere Frauen kein Risiko darstellten.

Zu den beiden Quellen gehörten NCOWs eigene Umfrage unter schwangeren Frauen im Alter von 17 bis 45 Jahren und das Vaccine Adverse Event Reporting System (VAERS). Bei einem Treffen am 3. September 2010 informierte Eileen Dannemann, Direktorin von NCOW, Dr. Marie McCormick, Vorsitzende der Impfrisiko-Arbeitsgruppe bei den CDC, zum zweiten Mal über ihre schockierenden Ergebnisse. Mit voller Kenntnis der NCOW-Daten, die zu diesem Zeitpunkt auch schon öffentlich zugänglich waren, sagte Dr. McCormick, es gäbe absolut keine nachteiligen Ereignisse im Zusammenhang mit Impfungen von schwangeren Frauen in den Jahren 2009/2010.

Basierend auf der grundlosen und fehlerhaften Ankündigung, die Impfstoffe seien für schwangere Frauen vollkommen sicher, gab das Impfempfehlungskommitee der CDC (ACIP) die Empfehlung heraus, den Grippeimpfstoff 2010/11 grundsätzlich allen Personen zu geben – und damit auch allen schwangeren Frauen. In ihrer Stellungnahme wies Eileen Dannemann darauf hin, dass der zu erwartende Impfstoff 2010/11 die gleichen Elemente enthalten würde, die für den Tod der Föten beim Durchgang davor verantwortlich gemacht worden waren: die H1N1-Viralkomponente und das Neurotoxin Quecksilber (Thiomersal) plus zwei weitere Virenstämme.

Bei einem Treffen des National Vaccine Advisory Committee (NVAC) am 14. September 2010 reichte Dannemann die Daten während der öffentlichen Diskussionsphase ein drittes Mal ein und fragte: „Warum hat Dr. McCormick sich die Datenbank von VAERS nicht angeschaut?"

Im Bericht der NCOW heißt es: „Es muss darauf hingewiesen werden, dass die CDC grob fahrlässig handelten, als sie die blind den ‚standard of care' Empfehlungen der CDC folgten, 2009/10 jede Schwangere zu impfen und die relevanten Stellen nicht über die vorgelegten VAERS-Daten informierten. Angesichts dieser Daten, die von Marie McCormick und ihrer Arbeitsgruppe zum Thema Impfrisiken absichtlich zurückgehalten wurden, muss die unbeirrte Empfehlung der CDC, den Impfstoff 2010/11 auch weiterhin schwangeren Frauen zu geben, nicht nur als grobe Fahrlässigkeit, sondern als vorsätzliches Fehlverhalten gewertet werden.

Trotz der verheerenden Datenlage darüber, welche nicht mehr wiedergutzumachenden Schäden durch das Impfen schwangerer Frauen entstanden sind, gibt es bis heute keinen Hinweis darauf, dass die CDC und ihre Arbeitsgruppe erwägen, ihre Position zu revidieren.

Der NCOW bleibt nun nichts anderes mehr übrig, als an alle Beteiligten zu appellieren, sich wenigstens an die Warnung von FDA und Herstellern auf dem Beipackzettel zu halten und die Impfung bei schwangeren Frauen nur vorzunehmen, wenn es unbedingt notwendig ist. Die NCOW forderte die CDC öffentlich auf, „alle Fachleute und die Öffentlichkeit noch in diesem Jahr über die aus dem Vorjahr stammenden VAERS-Berichte über mit H1N1-Impfungen zusammenhängenden Totgeburten zu informieren." Dass die CDC der Aufforderung der NCOW folgt, ist jedoch eher unwahrscheinlich, schließlich würde sie damit ihre betrügerische Grundhaltung offenbaren.

Kinder und Schwangere, zwei extrem verletzbare Gruppen der Bevölkerung, wurden auch dann noch zu Zielgruppen der Impfkampagnen ernannt, als die Impfstoffhersteller schon zugeben mussten, keinerlei Daten über die Sicherheit ihrer Produkte vorweisen zu können. Und mehr noch: Auch die Regierungen vieler Industrienationen warnten ihre Bürger nicht vor den Gefahren. Wieso? Lesen Sie weiter.

10. Im Schnellverfahren

Was passiert, wenn Impfstoffe und andere Medikamente im Schnellverfahren zugelassen werden? Über Prototyp-Impfstoffe und den völligen Mangel an klinischen Tests haben wir schon gesprochen. In den späten 1990er- und frühen 2000er-Jahren wurden etwa zwei Dutzend Krebsmedikamente von der FDA im Schnellverfahren zugelassen. Tausende von Krebspatienten – vor allem im fortgeschrittenen Zustand der Krankheit – bekamen diese experimentellen Medikamente.

Wie kann man die Wirksamkeit von Substanzen testen, wenn man nur eine kleine Anzahl von Versuchspersonen hat und unter einem enormen Druck steht, schnellstens Verbesserungen zu erzielen? Auch die Toxizität eines Medikaments – ein wichtiger Aspekt im Zulassungsprozess – lässt sich erst bewerten, wenn eine gewisse Zeitspanne verstrichen ist. Bei der Zulassung von Medikamenten im Schnellverfahren können mögliche langfristige Nebenwirkungen gar nicht berücksichtigt werden.

In einer Studie der Northwestern University Medical School stellte sich heraus, dass das Krebsmedikament Velcade vor der Zulassung mit nur 188, Mylotarg mit nur 142, Campath mit nur 93 und Clolar sogar mit nur 49 Versuchspersonen getestet wurde!

Todkranken Menschen experimentelle Medikamente zu geben und dies damit zu rechtfertigen, dass der Nutzen die Nachteile nur übersteigen kann, ist gleichbedeutend damit, diese Patienten als menschliche Versuchskaninchen zu missbrauchen.

In den Worten von Patricia Keegan, Leiterin der FDA-Abteilung für Therapeutic Biological Oncology Products, müssen Krebsmedikamente in hohen Dosen verabreicht werden, um wirksam zu sein. „Ein vollkommen sicheres Medikament zu finden, ist wahrscheinlich gar nicht möglich. Es ist immer eine Frage des Abwägens", sagte sie.

Wenn Medikamente im Schnellverfahren zugelassen werden, sollte man meinen, dass die FDA auf langfristigen Follow-up-Studien besteht, um die Sicherheit der Medikamente zu prüfen. Dies wird zwar auf dem Papier gefordert, in Wirklichkeit in der Regel aber nicht verfolgt. Es gibt keinen einzigen Fall von einem im Schnellverfahren zugelassenen Medikament, das wegen fehlender Follow-up-Studien zurückgerufen wurde.

Das Vioxx-Debakel (siehe Kapitel 5: „Der Impfkater") ist ein in besonders krasses Beispiel dafür, was passieren kann, wenn die FDA beim Fehlen strenger Tests beide Augen zudrückt. Das für Arthritiskranke empfohlene Schmerzmittel verursachte 38.000 schwere Fälle von Herzstillstand und Tod, 2004 rief man es schließlich zurück.

Nachdem eine Gruppe von 32 FDA-Experten dafür gestimmt hatte, erschien das Merck-Produkt ein Jahr später wieder auf dem Markt. Später kam heraus, dass 10 der 32 Experten, die auch für die umstrittenen Medikamente Celebrex und Bextra gestimmt hatten, starke finanzielle Verbindungen zu den Herstellern dieser Medikamente – in diesen Fällen Pfizer und Novartis – hatten.

Es ist gelinde gesagt frustrierend, dass Pharmakonzerne Menschenleben zerstören und dennoch vollständige Immunität genießen können, und dass FDA und CDC den Impfstoffherstellern so schamlos freie Bahn geben, ihre Untaten fortzusetzen. Es ist daher im Interesse Ihrer Gesundheit, dass Sie ernsthaft innehalten und sich fragen, ob es nicht eine bessere Möglichkeit gibt, Ihre Gesundheit zu stärken, als sich zur Beute der trügerischen Versprechen solcher Pharmafirmen zu machen.

Apropos fehlende Tests: Auch der H1N1-Impfstoff ist nicht getestet worden und kein Hersteller kann behaupten, seine Sicherheit sei klinisch erwiesen.

Deshalb war wohl auch kaum jemand überrascht, als der Impfstoff eingeführt und schon bald darauf aus den verschiedensten Ländern von einer wahren Lawine negativer Nebenwirkungen berichtet wurde.

Zum Beispiel verdoppelten sich in der kanadischen Provinz British Columbia schwere allergische Reaktionen und Fälle von anaphylaktischem Schock. Die Menschen dort hatten das trotz mangelnder klinischer Überprüfung zugelassene Arepanrix bekommen. Manche Ärztinnen und Ärzte glauben, die ungewöhnlich hohe Anzahl von Fällen mit schweren Nebenwirkungen sei darauf zurückzuführen, dass einige Menschen den Schweinegrippeimpfstoff zusammen mit dem jährlichen Grippeimpfstoff bekommen hätten und sich das Risiko einer Impfreaktion dadurch eben verdoppelt hätte.

In Manitoba, einer anderen kanadischen Provinz, wurde GlaxoSmithKlines Arepanrix vom Markt genommen, nachdem Ärztinnen und Ärzte sich über die Anzahl „lebensbedrohlicher" Reaktionen nach der Impfung alarmiert gezeigt hatten.

Der Impfstoff löste so viele anaphylaktische Reaktionen aus, dass mehr als 170.000 Dosen der Charge aus dem Verkehr gezogen werden mussten. Obgleich die Behörden versuchten, den Vorfall zu verharmlosen, bleibt die Tatsache von 36 schweren dokumentierten Zwischenfällen. Dazu gehörten starke allergische Reaktionen innerhalb von Minuten nach der H1N1-Spritze. Gut versteckt in der Statistik erscheint auch ein Todesfall.

Schauen Sie sich die schockierenden Angaben auf dem Beipackzettel von Arepanrix an und Sie werden nicht überrascht sein. Der Hersteller räumt darin ein, „dass es mit diesem Impfstoff bei älteren Menschen, Kindern oder Jugendlichen keine Erfahrungen gibt". Die einzige Personengruppe, zu der gesicherte Daten vorliegen, sind gesunde Erwachsene von 18 bis 60!

Daraus ergibt sich ein eklatanter Widerspruch: Die Firma gibt zu, dass sie keine Daten über schwangere oder stillende Frauen hat, dennoch haben Regierungen rund um den Globus Kinder und schwangere Frauen überredet und unter Umständen gar genötigt, sich mit Arepanrix impfen zu lassen.

Laut Impfstoffhersteller finden die klinischen Tests und das Sammeln von Daten über Arepanrix statt, „während die Injektionen gegeben werden". Da braucht man nicht viel zwischen den Zeilen lesen. Die zum Impfen rekrutierten Massen waren genau die Versuchspersonen, die die Firma für ihre Arzneimitteltests brauchte. Die Regierung gewährte ihr Zugang zu Millionen ahnungslosen menschlichen Versuchskaninchen!

Tatsächlich hat die Pharmaindustrie sogar einen Namen für diesen geradezu unglaublichen Vorgang: „Postmarketing-Untersuchung". Hersteller dürften Daten über die Sicherheit und Wirksamkeit eines Medikaments gewinnen, während es als experimentelles Medikament verabreicht wird.

Kanada war nicht das einzige Land, das bemerkte, dass der Impfstoff bei Geimpften zu anaphylaktischen Reaktionen führen kann. Im November 2009 gab die Türkei ein Memorandum an seine Impfzentren heraus, in dem sie die Mitarbeiterinnen und Mitarbeiter bat, auf „beunruhigende Nebenwirkungen" zu achten. Das Memorandum war offenbar verschickt worden, als ein Arzt nach seiner H1N1-Spritze direkt ins Koma gefallen war.

In der Zwischenzeit hat es in Schweden fünf dokumentierte Todesfälle[27] und 350 Fälle mit unerwünschten Nebenwirkungen direkt nach der Impfung mit dem hoch umstrittenen Pandemrix gegeben. Unabhängig voneinander meldeten sich 130 Schüler einer schwedischen Schule nach einer Impfaktion am Vortag krank. Aus manchen Ländern wurden Todesfälle innerhalb von Stunden nach Impfungen gegen die Schweinegrippe gemeldet.

Anfälle, anhaltende Übelkeit und Erbrechen waren die geringsten Beschwerden, von denen berichtet wurde. Viele meldeten GBS-ähnliche Symptome und Lähmungen.

Erinnern Sie sich an Jordan McFarland, dem 14-Jährigen aus dem USA-Bundesstaat Virginia, dessen Bild durch die Medien ging? Es zeigte, wie er im Rollstuhl aus dem Krankenhaus geschoben wurde, nachdem er eine H1N1-Spritze erhalten hatte. Der Teenager hatte nachweislich innerhalb von Stunden nach der Impfung GBS-ähnliche Symptome gezeigt.

Berichte von Todesfällen gab es in Schweden, Japan und China. Einige der Betroffenen waren nur Stunden nach Erhalt einer Impfung gegen die Schweinegrippe gestorben. Unter den Verstorbenen war auch ein chinesischer Lehrer. Die Regierung rangierte sofort die Charge aus, der die verdächtige Dose angehörte.

Unter der Flut von Berichten über nachteilige Folgen in China war ein chinesischer Zeitungsbericht über 1.200 Fälle mit Nebenwirkungen – von schmerzen-

27 Dem PEI sind insgesamt bis zum 19.11.2009 insgesamt 10 Todesfälle bei Patienten im Alter von 21 Monate bis 92 Jahre im zeitlichen Zusammenhang mit Pandemrix gemeldet worden.

den Armen, Ausschlägen und Kopfschmerzen bis zu anaphylaktischen Schocks und plötzlichem Absinken des Blutdrucks.

11. Das S-Wort

Und dann gibt es ja noch das S-Wort: Squalen. In natürlicher Form kommt es im Gehirn und im Nervensystem vor. Wegen seiner antioxidativen Eigenschaften ist es unter diesen Umständen sogar gesund. Die ölige Substanz ist auch in Oliven- und Färberdistelöl enthalten. Studien haben sie mit einem verminderten Krebsrisiko in Verbindung gebracht.

So weit, so gut. Als die Impfstoffhersteller Novartis und GlaxoSmithKline beschlossen, Squalen in ihre H1N1-Impfstoffe zu mischen, löste dies in der medizinischen Welt einen Aufruhr aus. Als Bestandteil eines Impfstoffs fällt Squalen in die Kategorie der Wirkverstärker. Deren einziger Zweck besteht darin, den Impfstoff zu tunen.

Das bedeutet, Squalen steigert oder übertreibt die Immunreaktion auf den Impfstoff und macht diesen so „effektiver". Der andere Grund für die Zugabe von Squalen liegt auf der Hand: Mit Squalen reicht die gleiche Menge Grundsubstanz (aus dem aufbereiteten, abgeschwächten Virus) für mehr Impfdosen, denn von einem potenteren Impfstoff werden logischerweise geringere Mengen gebraucht. Auf die Weise können mehr Dosen verkauft werden und damit landet mehr Geld auf den Konten der Pharmakonzerne.

Aber warum sollte etwas, das das Krebsrisiko senken kann, schädlich sein, eventuell sogar tödlich, wenn es Teil eines Impfstoffs wird? Die Antwort liegt in der Art und Weise, wie es in den Körper gelangt. Wird es injiziert (anstatt zum Beispiel gegessen und so auf natürliche Weise vom Körper aufgenommen), nimmt der Körper Squalen als Feind wahr und versucht es anzugreifen. Das Problem ist, dass der Körper damit beginnt, jegliche Form von Squalen als Feind anzusehen, ungeachtet seiner Herkunft und Aufbereitung.

Das Immunsystem greift die Substanz nun ständig an, wo immer sie diese im Körper findet, was letztlich einer Autoimmunreaktion gleichkommt. Das ist der Grund, warum Squalen und einige andere in Impfstoffen vorhandene Substanzen mit Autoimmunstörungen wie GBS assoziiert sind.

Inzwischen wurde Squalen auch eindeutig als Auslöser der verheerenden Autoimmunstörungen dingfest gemacht, unter denen Tausende von Golfkriegsveteranen der Operationen Desert Shield und Desert Storm im Persischen Golf leiden. Die US-Soldaten erhielten Anthrax-Impfungen mit Squalen als Wirkverstärker.

Novartis (M59) und GlaxoSmithKline (ASO3) sind zwei Pharmafirmen, die Squalen in ihren Impfstoffen gegen die Schweinegrippe verwendeten. Obgleich für den Einsatz in Europa zugelassen, bekam das Hilfsmittel dank einer wachsamen Öffentlichkeit in den USA kein grünes Licht. Doch auch für US-Bürger gibt es Grund zur Sorge: Die US-Regierung kaufte Squalen im Wert von mehr als einer Milliarde Dollar auf Vorrat, falls sie einen Notstand (Emergency Use Authorization, EUA) ausrufen muss. Mit anderen Worten: Die US-Regierung sitzt auf einer tödlichen Bio-Zeitbombe.

Selbst wenn man glaubt, dass Squalen bisher noch nie in Impfstoffen in den USA genutzt wurde, bleibt die Tatsache, dass in Europa Millionen von Menschen diese gefährliche Substanz gespritzt wurde. Nach den fast schon fließbandartigen Impfkampagnen während der Schweinegrippe-„Pandemie" kann niemand sagen, wie viele Hunderte und Tausende von Kindern und jungen Erwachsenen jetzt dem Risiko unterliegen, Autoimmunstörungen zu entwickeln.

Falls Sie der Meinung sind, dass die Schweinegrippe jetzt Geschichte ist und wir alle nach vorn schauen sollten, denken Sie lieber noch einmal nach – vor allem, wenn Sie im Begriff sind, sich gegen die jahreszeitliche Grippe impfen zu lassen. Obgleich es keinerlei Anzeichen dafür gibt, dass wir in nächster Zeit wieder eine Schweinegrippeepidemie bekommen werden, wird die ungeprüfte H1N1-Schweinegrippeimpfung in diesem Winter (2010–2011) wieder Teil der aktuellen Impfspritze sein.

Da die enormen Vorräte, die zu ordern die Regierung sich letztes Jahr hat verlocken lassen, wieder abgebaut werden müssen, macht das natürlich auch Sinn. Die Hauptzielgruppen der jährlichen Impfungen sind allerdings auch diejenigen, die für die zu erwartenden Nebenwirkungen am anfälligsten sind, nämlich ältere Menschen, Kinder und alle, die an Herz- oder Atemwegserkrankungen oder an Diabetes leiden.

Natürlich kümmert es die Entscheidungsträger im Gesundheitsbereich wenig, dass eine neue, im *Journal of the American Medical Association* veröffentlichte Studie Beweise dafür liefert, dass das H1N1-Virus von 2009 ein signifikant geringeres Komplikationsrisiko hatte als die Erreger anderer Influenzaausbrüche. Laut der Studie von Edward A. Belongia, M. D. und seinem Team führte die H1N1-Grippe von 2009 nicht zu mehr Krankenhausaufenthalten oder Fällen von Lungenentzündung.

Anstatt die Öffentlichkeit anzuweisen, wie sie der Grippe durch gut belegte und langfristig bewährte Maßnahmen zur Stärkung des Immunsystems vorbeugen kann, rufen die Gesundheitsbehörden einfach flächendeckend dazu auf, sich die jährliche, mit Giftstoffen gefüllte Impfspritze abzuholen. Natürliche Stärkung erfährt das Immunsystem zum Beispiel durch das Auffüllen erschöpfter Vitamin-D-Reserven mittels regelmäßiger Aufenthalte in der Sonne ohne Sonnenschutz, die Einnahme von Oleanderextrakt, Echinacea, Pau D'arco, Sumawurzel, Astragalus (Tragantwurzel), Heilpilze, Beta-Glucan, Aloe vera, kolloidalem Silber, Olivenblätterextrakt, Öl von wildem Bergoregano, Kurkuma, Schwarzkümmelöl (Migella sativa), Master Mineral Supplement (MMS) oder Grapefruitkernextrakt. (In Kapitel 9: „Die ganze Wahrheit" gehe ich darauf genauer ein.)

8 Ein Ha-tschi! aus Lügen

Ehe wir auf die jahreszeitliche Grippe als solche zu sprechen kommen, lassen Sie uns noch einmal zu der Prämisse zurückkehren, dass „Erreger Krankheiten auslösen". Seitdem Louis Pasteur im 19. Jahrhundert die Erregertheorie formulierte und in die westliche Medizin einführte, hat man uns glauben lassen, dass Pathogene – also alle Arten von Mikroben, darunter Bakterien und Viren – nur darauf warteten, uns anzugreifen und krank zu machen.

Folglich geht man davon aus, die Gegenwart eines Virus im menschlichen Körper bedeute, die Person habe sich eine für dieses Virus spezifische Krankheit zugezogen. Das Bild vom „tödlichen Virus" ist jedoch rein mittelalterliches Denken. Es ist falsch anzunehmen, ein bei einer verstorbenen Person gefundenes Virus (oder vielmehr ein gefundener Antikörper zu einem vermuteten Virus) würde bedeuten, dass dieses Virus die Person getötet hat.

Oft geht es ja noch nicht einmal um das Virus selbst, wenn auf eine Infektion geschlossen wird. Für viele ist dies ein echter Augenöffner: Wussten Sie, dass HIV-Tests Blutproben nicht auf den HI-Virus selbst testen, sondern nur auf Antikörper gegen den Virus? Antikörper sind da, um eine Krankheit abzuwehren und den Körper zu heilen. Ihr bloßes Vorhandensein im Körper bedeutet nicht, dass jemand sich die fragliche Krankheit tatsächlich zugezogen hat. Dennoch heißt es, wenn ein HIV-Test das Vorhandensein von Antikörpern nachgewiesen hat, die betroffene Person sei mit dem HI-Virus infiziert. In Wirklichkeit handelt es sich jedoch um das, was die Medizin ein „falsch positives Ergebnis" nennt (es scheint HIV zu sein, ist es aber nicht).

In meinem Buch, *Ending the AIDS myth*, zitiere ich Forschungsarbeiten, die zeigen, dass beinahe 95 Prozent aller HIV-Diagnosen falsch positiv sind und so oft unnötigerweise das Leben der falsch diagnostizierten Personen völlig auf den Kopf stellen.

Hinzu kommt, dass alle gegen HIV geimpften Personen bei einem HIV-Test unweigerlich positive Ergebnisse zeigen, da Impfstoffe den Körper ja gerade dazu bringen sollen, Antikörper gegen das Virus zu produzieren. Alles in allem ein cleverer Trick diagnostischer Einrichtungen und Pharmafirmen, die in großem Umfang davon profitieren, da HIV-Patienten in der Regel lebenslang teure Medikamente bekommen. Klug ausgedacht, oder?

Wird das Virus bei einer Leiche gefunden, wird daraus voreilig geschlossen, die Person sei an AIDS gestorben. Inzwischen gibt es jedoch Dutzende von AIDS-Erkrankungen, die im Grunde Kombinationen aus mehreren Krankheiten wie Lungenentzündung oder zehrende Krankheit und spezifischen Antikörpern zu einem vermuteten Virus darstellen.

Von jemandem, der an Lungenentzündung stirbt und positiv auf HIV getestet wird, nimmt man automatisch an, er sei an AIDS gestorben, obwohl nie bewiesen wurde, dass HIV wirklich zu AIDS führt. Und um es zu wiederholen, selbst Dr. Luc Antoine Montagnier, der Hauptentdecker des HI-Virus, sagte, dass HIV allein kein AIDS verursachen könne. HIV sei harmlos und müsse nicht behandelt werden, der Fokus solle vielmehr auf Hygiene, sauberem Wasser und gesunder Ernährung liegen.

Mir geht es darum zu zeigen, dass Viren sich nicht ohne Grund in unserem Körper befinden. Zu jedem beliebigen Zeitpunkt gibt es unzählige von ihnen – selbst einige von den „tödlichen“ –, ohne dass wir es wissen oder je erfahren werden. Die inaktiven Proteinfragmente sind da, um spezifische Funktionen zu erfüllen, und helfen dem Körper, sich selbst zu heilen, genau wie Bakterien und Pilze dem Körper helfen, geschädigte oder tote Zellen zu zerlegen und aufzulösen.

Ist der Körper geschädigt und schwach, werden die Erreger aktiv und unterstützen den Körper auf viele verschiedene Arten und Weisen beim Heilungsprozess. Sie beginnen, sich von toten Zellen und Abbauprodukten zu ernähren, helfen bei der Herstellung von Chemikalien, um defizitäre Prozesse zu kompensieren, oder lassen – wie im Fall von Krebs – zusätzliche Zellen wachsen, um geschädigtes Gewebe „auszugleichen“.

Viren agieren oft als Lösemittel, die schädliche Chemikalien und sogar toxische Schwermetalle und andere Schadstoffe auflösen. Je mehr Toxine wir im Körper haben, desto wahrscheinlicher wird der Körper die Produktion solcher

Proteine fördern. Krankheit ist daher als Zeichen dafür zu sehen, dass es toxische Prozesse gibt, die die Fähigkeit des Körpers, mit ihnen fertigzuwerden, übersteigen.

Als inaktive Proteinpartikel haben Viren auch keine reproduktiven Fähigkeiten. Sie brauchen einen Wirt, um sich fortzupflanzen. Der Wirt ist ein Mensch oder ein Tier. Der menschliche Körper ist hochintelligent und hat kein biologisches Suizid-Programm. Wenn er solche Proteinfragmente („Viren") produziert, tut er dies aus einem konstruktiven Grund. Sie „tödliche Viren" zu nennen, ist – gelinde gesagt – ziemlich abwegig.

Wenn jemand krank wird, ist es also nicht das Virus, was sie oder ihn krank gemacht hat. Die Ursachen der Krankheit liegen anderswo. Viren und Bakterien versuchen nur zu helfen. Die Symptome, die aus ihrer Aktivität resultieren, sind nichts weiter als ein Signal dafür, dass der Körper versucht, sich selbst zu heilen.

Dazu eine Analogie: Würde, wenn ein Apfel vom Baum fällt und dadurch eine braune Stelle bekommt, irgendein intelligenter Mensch behaupten, der Apfel sei von einem tödlichen Bakterium infiziert und getötet worden? Die Antwort lautet nein, weil es jedem offensichtlich ist, dass Bakterien auf natürliche Weise die beschädigten Teile eines Apfels zersetzen, weil sie keinem Zweck mehr dienlich sind.

Ähnlich ist es, wenn im Körper eine Anzahl von Zellen durch innere Verstopfung, schlechte Sauerstoffversorgung, Vitamin-D-Mangel, unregelmäßigen Schlaf oder den Verzehr von ungesundem Essen beschädigt werden. In solchen Fällen ist es vollkommen natürlich, dass zellspezifische Erreger in den Körper eindringen und die bereits geschädigten, schwachen Zellen zersetzen, weil sie nicht mehr nützlich sind.

Erliegt jemand dem immer größer werdenden Zustrom von Giften (durch Essen, Luft, Wasser, Medikamente etc.), können wir erwarten, bei einer Autopsie besonders viele dieser Proteinfragmente zu finden, die man fälschlicherweise Viren nennt. Wenn ein Haustier stirbt und sein Besitzer hat Multiple Sklerose oder Chronisches Erschöpfungssyndrom, sollten wir dann nicht zuerst fragen, welchen Arten von Toxinen sie beide ausgesetzt waren, damit ihre Körper zu solch extremen Verteidigungsmaßnahmen wie der Massenproduktion von Proteinfragmenten zu greifen, die man braucht, um diese Toxine zu bekämpfen? Atmeten beide die gleiche schadstoffbelastete Luft? Vielleicht von starkem Verkehr auf einer vorbeiführenden Straße? Oder einer in der Nähe liegenden Chemiefabrik?

Eine Autopsie wird natürlich große Mengen spezifischer Antikörper gegen solche spezifischen Toxine im Blut des toten Tieres und seines Besitzers finden. Einen inaktiven, leblosen Virus zu beschuldigen, beide getötet zu haben, wäre unwissenschaftlich, irreführend und unverantwortlich und das Verbreiten von Angst vor einer tödlichen viralen Epidemie sollte denen überlassen werden, die ihren Lebensunterhalt damit verdienen, die Massen zu täuschen.

Angst unterdrückt das Immunsystem. Das ist eine Tatsache. Ich stelle die Intentionen von jedem in Frage, der absichtlich solche Fehlinformationen verbreitet – natürlich immer unter dem Vorwand, uns schützen zu wollen, obwohl doch Panik niemandem guttut.

1. Das kalte, dunkle Geheimnis des Winters

Nach dieser kleinen Abschweifung wollen wir uns nun auf die jahreszeitliche Grippe und all die Mythen konzentrieren, die Millionen von Menschen – vor allem in den kälteren Klimazonen – Angst machen, wenn der Winter näher kommt. Für Menschen, die in diesen Ländern leben, beruht die Entscheidung für die jährliche Grippeimpfung oft genug auf Angst und wird als Notwehr gegen eine bedrohliche, potenziell sogar tödliche Krankheit empfunden. Natürliche Vorgänge so verzerrt darzustellen, dass es zu ihren eigenen Zwecken passt, ist eine schlaue Methode der Impfstoffhersteller, um ihre Profite weiter auszubauen.

Aber lassen Sie uns erst einmal darüber sprechen, warum Menschen überhaupt Grippe bekommen. Der Schlüssel für die Antwort auf diese Frage liegt in der Jahreszeit, in der die Grippe ausbricht, also dem Winter. Im Gegensatz zur allgemeinen Überzeugung ist es nicht der Rückgang der Temperaturen, sondern der Mangel an ausreichender Sonnenbestrahlung, was uns der Grippe gegenüber in diesen trüben Monaten so anfällig werden lässt.

Das jahreszeitliche Grippevirus verbreitet sich im Körper, weil das Immunsystem schwach ist, nicht, weil es draußen kälter wird. Der Körper wiederum ist in dieser Zeit besonders schwach, weil er so wenig Vitamin D hat, und das liegt am mangelnden Sonnenlicht – und natürlich auch daran, dass die Menschen sich im Herbst und Winter mit Vorliebe drinnen aufhalten.

Denken Sie einmal darüber nach: Die Grippe kommt nicht im Sommer, wenn die Vitamin-D-Produktion (im Zuge einer gesunden Reaktion auf mehr Sonnenbestrahlung) in vollem Gange ist. Ein schwaches Immunsystem kann den Körper nicht gesund erhalten und eine bakterielle oder virale Infektion wird notwendig, um ihn zu reinigen. Diese natürliche Reaktion auf eine unnatürliche Situation ist keine Krankheit und sollte unterstützt, nicht unterdrückt werden.

Ausreichend Vitamin D ist eine wichtige Voraussetzung dafür, gesund zu bleiben. Obgleich meist mit Kalziumaufnahme und Knochengesundheit in Verbindung gebracht, spielt Vitamin D bei zwei weiteren wichtigen Körperprozessen eine entscheidende Rolle – der Immunität sowie der Gentranskription und -expression.

In einer an der Jikei University School of Medicine Minato-ku in Tokio durchgeführten Studie stellte sich heraus, dass Vitamin D bei der Prävention von Grippe bei Kindern mit entsprechender Supplementierung im Vergleich zu denen, die keine Vitamin-D-Nahrungsergänzung bekamen, achtmal effektiver war. Im Vergleich zu geimpften Kindern war die Supplementierung dagegen allerdings sogar zu 800 Prozent effektiver!

Diese Studie ist eine von vielen, die zugunsten vermehrter Sonnenbestrahlung für eine bessere Immunität sprechen. Doch zuerst muss Vitamin D im Körper gebildet werden, und am besten geschieht dies, wie gesagt, durch Sonnenlicht. Das heißt, indem Sie Ihre Haut dem heilenden, ultravioletten Anteil des Sonnenlichts aussetzen.

Trifft UV-Licht auf die Haut, setzt es einen Prozess in Gang, bei dem das Vitamin D in der Leber und den Nieren seine aktive Form erhält.

Aktuelle Forschungsarbeiten an der University of Iowa, veröffentlicht im *Journal of Immunology*, haben ergeben, dass Vitamin D auch in den Zellen der Lunge aktiviert werden kann, besonders in den Atemwegen.

Die Forschung ergab einen Zusammenhang zwischen dem in den Atemwegen der Lungen aktivierten Vitamin D und der Aktivierung von zwei Genen, die bei der Abwehr von Infektionen helfen können. Während das eine ein Protein namens Cathelicidin hervorbringt, das Bakterien töten kann, produziert das zweite ein Protein, das Zellen hilft, andere Arten von Pathogenen zu erkennen.

Weitere Organe, von denen man festgestellt hat, dass sie Enzyme freisetzen, die Vitamin D in seine aktive Form umwandeln können, sind Darm, Brüste und Prostata. Ein interessantes Ergebnis ist auch die Beobachtung, dass ein Teil des Vitamin D lokal wirksam wird. Während aktives, von den Nieren produziertes Vitamin D im Blutkreislauf zirkuliert, tut dies das von den anderen Organen umgewandelte nicht, sondern schützt diese Organe vor Infektionen.

Die Studie unterstreicht auch die Rolle von Vitamin D bei der Prävention von Entzündungen, die, wenn sie sich hinziehen, zu Autoimmunerkrankungen wie Multipler Sklerose und Typ-1-Diabetes ebenso wie zu manchen Krebsarten beitragen können.

Zahlreiche Forschungsarbeiten haben gezeigt, dass ausreichende Mengen an Vitamin D gegen Influenza und andere Erkrankungen der oberen Atemwege schützen und mit der Produktion eines antibakteriellen Peptids namens Cathelicidin verbunden sind. Doch dieses Peptid kann mehr als das. Cathelicidin ist ein signalgebendes Molekül im Immunsystem und spielt eine signifikante Rolle bei der Stärkung der allgemeinen Abwehrkraft.

Einige Studien über Vitamin D ergaben, dass das Vitamin D den Effekt von TNFa, einem an entzündlichen Prozessen beteiligten Zytokin, dämpft. Diese Zytokine sind wichtig, wenn der Körper versucht, eine Infektion abzuwehren. Sind die TNFa-Spiegel schon durchgehend hoch (wie bei Adipositas, Asthma, Arthritis und Autoimmunstörungen), kann Vitamin D sie senken. Besteht Bedarf an einer Erhöhung, wie im Fall einer Virusinfektion, wird der Körper auf natürliche Weise dafür sorgen.

Der Nutzen von Vitamin-D kann nicht genug betont werden. Japanische Wissenschaftler, die ihre Ergebnisse im *American Journal of Clinical Nutrition* publizierten, stellten fest, dass die antiviralen Medikamente Zanamivir und Oseltamivir das Gripperisiko bei Kindern um 8 Prozent, die Versorgung mit Vitamin D dieses Risiko aber um 50 Prozent senken kann.

Ausreichende Mengen an Vitamin D durch Sonnenbestrahlung und Ergänzungsmittel zu bekommen, bedeutet stärkere Knochen und Zähne, ein gut eingestelltes Immunsystem und ein vermindertes Risiko für Herzerkrankungen, Autoimmunstörungen und Krebs. Mehr noch, von Sonnenlicht erzeugtes Vitamin D hat keine Nebenwirkungen – etwas, das man, wie wir gesehen haben, von Impfstoffen nicht behaupten kann.

2. Grippe wird nicht weitergegeben

Am meisten erstaunt mich immer wieder die scheinbar unerschütterliche Vorstellung, dass Grippe von einer Person zur nächsten weitergegeben werden kann, obwohl doch Studien klar belegen, dass es längst nicht bei jeder Person, die mit dem gleichen Virus Kontakt hat, zur Infektion kommt. Nur 10 Prozent oder weniger der Versuchspersonen, die einem Virus ausgesetzt waren, entwickeln typischerweise auch Symptome. Bei diesen 10 Prozent nutzt der Körper das Virus, um über die Zeit angesammelte, schädliche Substanzen aus dem Körper zu „putzen". Bei den übrigen gelingt dies dem Körper offenbar auch ohne die Hilfe eines solchen „Putzmittels".

Viele Menschen leben in vollständiger Isolation und bekommen trotzdem die jahreszeitliche Grippe, weil ihr Körper ein für die Selbstreinigung von Toxinen besonders förderlichen Virus selbst herstellt. Das ist auch der Grund dafür, warum das Grippevirus von einem Jahr zum anderen immer wieder mutiert. Für das Überleben des menschlichen Körpers ist dies wesentlich. Gäbe es nur eine Art von Grippevirus, würde der Körper dagegen Immunität entwickeln und nie die Gelegenheit bekommen, sich schädlicher Toxine zu entledigen, wenn dies notwendig wird.

Nach Angaben der CDC sterben jährlich 36.000 Amerikanerinnen und Amerikaner an der Grippe. Diese „Statistik" wird dazu genutzt, den Menschen Angst zu machen, damit sie auch ja zur jährlichen Grippeimpfung gehen[28]. Haben Sie sich je gefragt, warum sich diese Zahl seit Jahren nie – nicht einmal um eine einzige Ziffer – ändert?

In Wahrheit wurde die Zahl, wie die CDC auf ihrer eigenen Website offen zugeben, aus einer 2003 im *Journal of the American Medication Association* veröffentlichten Studie herausgegriffen. In dieser Studie hatte man die Daten

28 Mitteilung des RKI vom 21.09.2017:
Die Zahl der geschätzten Todesfälle kann bei den einzelnen Grippewellen stark schwanken. Die meisten Todesfälle in den letzten Jahren gab es mit geschätzten 21.300 in der Grippesaison 2014/15 – das ist der höchste Wert seit 1996 – und geschätzten 20.700 im Winter 2012/13. Aber auch in Grippesaisons wie 2010/11, in denen keine Exzess-Mortalität geschätzt werden konnte, wurden laborbestätigte Influenzatodesfälle gemäß Infektionsschutzgesetz an das RKI übermittelt (Saison 2010/11: 160 Todesfälle). Für die Schätzung einer Exzessmortalität war dann aber die Differenz zu der für diesen Zeitraum erwarteten Gesamtmortalität ohne Influenzaviruszirkulation zu klein.

sämtlicher Grippewellen in den 1990er-Jahren analysiert. Die Forscher hatten sich Todesscheine auf die Todesursache „Atemwegs- oder Kreislauferkrankung“ hin angesehen, eine „statistische Modellierung“ vorgenommen und waren so bei 36.000 Grippetoten angekommen!

Die Zahl ist jedoch reine Spekulation und das ist schon seltsam, wenn man bedenkt, dass Regierungsbehörden, wenn sie eine Krankheit herunterspielen wollen, auf laborbestätigten Ergebnissen beharren. Warum tun sie dies nicht bei einer Zahl, die öffentlich auf ihrer Website steht? Mehr noch, die CDC haben seit fast einem Jahrzehnt keinen Versuch unternommen, die Berechnung zu erneuern und damit die Zahl zu aktualisieren! Könnte dies etwas mit der Tatsache zu tun haben, dass „Influenza“ selten als Todesursache auf Todesscheinen steht?

Ebenso selten berücksichtigen öffentliche Stellen die Tatsache, dass bei vielen älteren Menschen (bei ihnen und bei Kindern sind die Erkrankungsraten höher als bei anderen Altersgruppen), die zum Zeitpunkt des Todes mehrere Krankheiten hatten, die Influenza in der Regel eine sekundäre Komplikation darstellt. Nur weil sie auch eine Grippe hatten, kann man das Virus nicht für ihren Tod verantwortlich machen.

Doch die CDC sind sehr geschickt darin, die amerikanische Öffentlichkeit mit alarmierenden Zahlen zu bombardieren. Das Problem ist, dass sie dabei oft danebentrifft. Dr. Tom Jefferson, Leiter der Impfforschung an der angesehenen internationalen Cochrane Collaboration, weist auf einige interessante Irrtümer bei den CDC-Vorhersagen über die Entwicklung von Influenzastämmen hin!

Nach einer eigenen statistischen Analyse stellt er fest, dass für den Winter 1992–1993 die CDC um 84 Prozent danebenlagen, im Winter 1994–1995 um 43 Prozent, was den primären und 87 bzw. 76 Prozent, was zwei weitere Stämme betrifft, im Winter 1997–1998 wieder um 84 Prozent.

Was wir wissen, ist jedoch dies: 61.777 Menschen sterben in den USA jedes Jahr an Lungenentzündung (Todesfälle 2001: letzte Daten für 2001, NCHS, CDC). Das Statistische Bundesamt gibt für 2015 folgende Zahlen an: 19 368 Todesfälle durch Pneumonie (2,1 % der Todesfälle). Eine Lungenentzündung wird durch eine schwere Atemwegsverstopfung verursacht, die der Intervention von Bakterien bedarf. (Trotzdem wird den Bakterien die Schuld an der Krankheit gegeben.) Zudem neigen Gesundheitsbehörden dazu, Lungenentzündungen mit Grippe zu verwechseln, was die ganze Debatte um die Grippe noch verworrener macht.

In den meisten Fällen wird eine Lungenentzündung mit Antibiotika behandelt, die eine Entgiftung der Lunge verhindern. Antibiotika unterdrücken die natürlichen Abwehrkräfte des Körpers und halten ihn so davon ab, schädliche Stoffe und Chemikalien (auch aus den Medikamenten) zu entfernen. Kommt es zu einer Grippeinfektion und der Patient stirbt trotzdem an Atemversagen, könnte der Arzt versucht sein, die Grippe als Todesursache anzusehen. In Wirklichkeit starb der Patient jedoch an innerer Verstopfung und einem schwachen Immunsystem.

Kleine Kinder, deren Immunsysteme durch Impfstoffe stark beeinträchtigt wurden, und ältere Menschen, die mindestens zwei oder drei verschreibungspflichtige (das Immunsystem unterdrückende) Medikamente einnehmen und regelmäßig Grippeimpfungen bekamen, sind am anfälligsten dafür, Grippesymptome zu entwickeln.

Das Immunsystem stark und den Körper durch regelmäßige Leber-, Darm- und Nierenreinigungen rein zu halten, (Einzelheiten finden Sie in meinem Buch „Die wundersame Leber- und Gallenblasenreinigung"), ist das Beste, was wir tun können, um durch diese schwierigen Zeiten der erhöhten Kontamination zu kommen. Vermeiden Sie außerdem Arztbesuche, Krankenhausaufenthalte, Operationen, Medikamente und Impfstoffe, schlafen Sie ausreichend (acht bis neun Stunden pro Nacht), essen Sie frische, nährstoffreiche Lebensmittel, vermeiden Sie verarbeitete Lebensmittel und tierisches Eiweiß und lassen Sie sich ausreichend von der Sonne bescheinen, um Ihre Vitamin-D-Werte hochzuhalten.

3. Grippeimpfungen wirken nicht

Von Impfstoffen wurde noch nie belegt, dass sie effektiver sind, als gar nichts zu tun. Im Gegenteil, sie haben zu zahlreichen Krankheitsausbrüchen geführt, die ich in meinem Buch „Timeless Secrets of Health and Rejuvenation" ausführlich besprochen habe.

In den Jahren 1918–19 zum Beispiel, während des Ausbruchs der spanischen Vogelgrippe, erkrankten und starben nur Soldaten und andere Menschen, die gegen die Grippe geimpft waren, und zwar oft recht bald nach dem Erhalt der Spritze. Millionen von Menschen starben an den tödlichen Impfstoffen, denen der Körper keine natürlichen Abwehrkräfte entgegenzusetzen hatte. Wer sich der Impfung verweigerte, blieb gesund, auch wenn er bei der Pflege der Kranken und beim Wegtragen der Toten half.

Aber die Impfindustrie besteht darauf, dass ihre Grippeimpfstoffe der Schlüssel zu einem gesunden Winter sind. Deshalb gibt es in vielen Ländern mit strengen Wintern ein regelrechtes Gedränge um die jährliche Impfspritze.

Die Influenza beginnt immer im Fernen Osten und weitet sich dann im frühen Winter nach Westen hin aus, bis sie im Februar und März ihren Höhepunkt erreicht. Es gibt drei Typen: A, B und C. In den letzten Jahren war Typ A der dominante, aktive Virenstamm. Ein Grund für die Erfolglosigkeit der Impfung ist die Tatsache, dass das Grippevirus sehr schnell mutiert und sich daher in jedem Jahr praktisch neu erfindet. Außerdem dauert der sogenannte Schutz durch die Impfung nur sechs Monate an. Jeden Herbst braucht man also eine neue Impfung für ein anderes Virus. Das Problem ist, dass die Pharmakonzerne im Sommer noch nicht wissen können, welcher neue Stamm im Winter in der westlichen Hemisphäre eintreffen wird. Millionen von Menschen werden daher gegen einen alten, längst nicht mehr aktuellen Grippestamm geimpft und gewinnen dadurch gar nichts – außer einem geschwächten Immunsystem und diversen Nebenwirkungen vielleicht, zu denen durchaus auch Grippesymptome gehören können.

Obgleich es seit fast 40 Jahren keine ernsthafte Grippeepidemie mehr gegeben hat, werden jährlich Millionen von Menschen zur Impfung genötigt. Sie könnten sich fragen, warum bis dahin gesunden Menschen ein unter normalen Umständen völlig harmloser Erreger injiziert wird, der sich ohnehin von Jahr zu Jahr verändert. Grippeimpfungen können nie präzise sein. Trotzdem ermutigen Arbeitgeber Millionen ihrer Arbeitnehmer, sich jedes Jahr eine Spritze geben zu lassen, weil sie sich davon geringere Verluste durch Krankentage versprechen.

Studien über die sogenannte Wirksamkeit der jahreszeitlichen Grippeimpfung haben gezeigt, dass die Impfung wenig Einfluss auf die Häufigkeit der Krankheit hat. Doch nichts hat die Debatte so angeheizt wie die Ergebnisse einer neuen Studie kanadischer Forscher, die ergab, dass das Impfen von Pflegekräften in Altenheimen nicht den geringsten Einfluss auf die Häufigkeit der Grippe in diesen Heimen hatte.

Die Schlussfolgerungen basierten auf fünf zwischen 1997 und 2009 durchgeführten Studien. Nach Dr. Roger Thomas von der University of Calgary, Hauptautor des in der Cochrane Library veröffentlichten Artikels, und Dr. Tom

Jefferson, Koautor des Papiers und Impfexperte bei der Cochrane Database Collaboration, zeigte die Studie, dass die Immunisierung von Mitarbeitern im Gesundheitsbereich auf die laborbestätigte Influenza-Häufigkeit keinen Effekt hatte. Weder die Grippe-Erkrankungsrate noch die Todesrate durch Lungenentzündungen sanken bei der Zielgruppe.

Was das Impfen älterer Menschen angeht, deuten im *American Journal of Respiratory and Critical Care Medicine* veröffentlichte Studienergebnisse darauf hin, dass die Todesrate durch Influenza und Lungenentzündungen bei Älteren selbst nach einer Steigerung der Impfrate von 15 Prozent im Jahr 1980 auf heute 65 Prozent unverändert blieb[29].

Nachdem die Forschung auch in Japan bewiesen hatte, dass Grippeimpfungen eine Verschwendung öffentlicher Gelder sind, erwiesen sich die dortigen Behörden als die ehrlichsten. Japan hatte in den 1980er-Jahren verpflichtende Grippeimpfungen für Schulkinder eingeführt. Nach zwei großen Studien mit Kindern aus vier Städten mit verschiedenen Impfraten war klar, dass die Spritzen keine Auswirkungen auf die jahreszeitliche Grippe hatten. 1987 wurden aufgrund dessen die verpflichtenden Impfungen abgeschafft. Zwei Jahre später stellte sich heraus, dass nur 20 Prozent der allgemeinen Bevölkerung sich für eine freiwillige Grippeimpfung entschieden.

Bei der Impfstoffherstellung werden die Ausgangsviren meist in Hühnereiern vermehrt. Wird der Impfstoff in den Körper injiziert, kann es zu Nebenwirkungen wie Rötungen und Wundheit an der Injektionsstelle und zu leichten Grippesymptomen kommen. Ernsthafte Komplikationen gibt es bei Menschen, die immunsuppressive Medikamente nehmen oder an einer Herzerkrankung leiden. Auch alle Menschen, die gegen Eier allergisch sind, können durch eine Grippeimpfung in Gefahr geraten. Wenn aber jemand mit vorbestehender Herz- oder Lungenerkrankung stirbt, nachdem er eine Grippeimpfung bekommen hat, wird in aller Regel die Erkrankung und nicht der Impfstoff für seinen Tod verantwortlich gemacht.

Für eine gesunde, durchschnittliche Person ist eine Grippeerkrankung nichts Bedrohliches. Im Gegenteil, sie kann die natürliche Immunität für künftige Begegnungen selbst mit neuen Stämmen des Grippevirus stärken. Der Grund dafür, dass die Natur jedes Jahr diese neuen Virusformen hervorbringt und mit präzisem

29 In Deutschland gingen die Impfraten der saisonalen Influenza bis zur Saison 2012/2013 kontinuierlich zurück und erreichten zuletzt bundesweit nur noch 37 %.

Timing verbreitet, liegt in der Sicherstellung des ökologischen Gleichgewichts und einer starken Immunität bei Pflanzen, Tieren und Menschen gleichermaßen. Dennoch ist eine Grippeinfektion bei jemandem mit optimalen Vitamin-D-Werten und regelmäßiger Reinigung von Leber und Gallenblase äußerst selten.

Alle, die zu wiederholten Infektionen neigen, haben wahrscheinlich eine toxische Leber mit vielen Hundert Steinen, die sich in der Leber und Gallenblase angesammelt haben. Gallensteine, die viele Arten von infektiösen Bakterien und Viren beherbergen, sind eine ständige Quelle der Immununterdrückung. Leber und Gallenblase von allen Steinen zu reinigen (einschließlich intrahepatischen Gallensteinen in der Leber und kalzifizierten Gallensteinen in der Gallenblase) bietet den besten Schutz gegen jede Art von Infektion. Menschen mit gereinigter Leber geben häufig an, gar keine Erkältungen und Grippeerkrankungen mehr zu bekommen.

Die bis 2002 verwendeten Grippeimpfstoffe enthielten „lebende" Viren und produzierten so viele schwere Nebenwirkungen, dass neue Impfstoffe entwickelt werden mussten. Das Schlagwort für diese neuen Stoffe lautet „subvirion", was bedeutet, dass das Ausgangsvirus so lange „vermischt, gesplittet und aufgeweicht" wird, bis nur noch kleine Fragmente übrig sind. Dies macht den Virus allerdings in keiner Weise weniger gefährlich. Ja, die Antigene oder fremden Proteine im Impfstoff, gegen die Antikörper zu produzieren der Körper gezwungen wird, sind immer noch so giftig und schädlich wie die lebenden Viren selbst.

Hinzu kommen viele andere Substanzen, die dem Grippeimpfstoff hinzugefügt werden und von denen man viele sicherlich nie bewusst zu sich nehmen würde. Dazu gehören:

- Hämagglutinin-Antigene, die zum Verkleben der roten Blutkörperchen und damit potenziell auch zu Herz-Kreislauf-Erkrankungen führen.
- Das Enzym Neuraminidase, das Neuraminsäure von der Zellmembran abspaltet und so Billionen von Zellmembranen im Körper schwächt.
- Eine weiße, kristalline Substanz namens Allantoin, ein toxisches, tierisches Abfallprodukt. Wegen seines hohen Stickstoffgehalts wird Allantoin als Dünger eingesetzt. Bei Menschen führt es zu Nieren- und Blasensteinen.

- Gentamicin, ein Breitbandantibiotikum, das bei der Impfstoffherstellung jedem befruchteten Hühnerei zugesetzt wird, um das Bakterienwachstum zu unterdrücken (Impfstoffe werden in befruchteten Hühnereiern gezogen).
- Formaldehyd (karzinogen) als Konservierungsmittel und zur Inaktivierung des Virus.
- Die toxischen Chemikalien Tributylphosphat und Polysorbat 80.
- Resine zur Elimination „beträchtlicher Anteile" von Tributylphosphat und Polysorbat 80.
- Thiomersal, ein Quecksilberderivat, zur Konservierung des Impfcocktails.
- Polyethylenglycol, ein Verwandter des Ethylenglycols (Frostschutzmittel); oft eingesetzt, um Hunde und andere Raubtiere auf Schafweiden zu vergiften.
- Isooctylphenyl ether, ein Bestandteil von Ether; hat anästhetische Eigenschaften; ein Teratogen, das abnormale pränatale Entwicklungen verursacht und dafür bekannt ist, bei Tieren testikuläre Atrophie auszulösen.

Impfstoffhersteller können niemandem garantieren, dass ihr Impfstoff ihn gegen die Grippe schützen wird. Also formulieren sie vorsichtig, die Impfung würde „die Wahrscheinlichkeit einer Infektion reduzieren" oder „den Verlauf einer Infektion abmildern". Manche fassen die Unsicherheit gegenüber dem eigenen Produkt so in Worte: „Dass ein Grippeimpfstoff wie der jetzt entwickelte nicht gegen alle möglichen Stämme des Influenzavirus wirkt, ist allgemein bekannt." Vielleicht die beste Lektion daraus stammt aus Japan, wo die verpflichtende Grippeimpfung (1967–1987) nicht nur keinen Nutzen, sondern tatsächlich nur noch mehr Todesfälle durch Grippeerkrankungen und Impfkomplikationen brachte.

Warum sollten Sie Ihre Gesundheit einem Cocktail giftiger Chemikalien anvertrauen, wenn selbst ein etwas geschwächtes Immunsystem eine viel bessere Chance hat, Sie vor einem Schaden durch eine Grippewelle zu schützen? Unser ausgefeiltes Immunsystem, das sich über Millionen von Jahren entwickelt hat, kann die Aufgabe sicherlich besser erledigen als etwas von Menschen künstlich Gemachtes.

Alles, was es dazu braucht, ist ein wenig achtsame Fürsorge Ihrerseits. Mit jeder neuen Impfspritze dagegen wird Ihr Immunsystem schwächer und die

Nebenwirkungen werden stärker und schwerer. Und Sie können immer noch Grippe bekommen. Die folgende Liste umfasst die möglichen Konsequenzen einer Pro-Impfentscheidung:

Die häufigsten Nebenwirkungen von Impfungen:

- Irritationen an der Einstichstelle
- Schmerz oder Empfindlichkeit
- Erythema
- Entzündung
- Hautverfärbung
- Induration
- Knotenbildung
- Überempfindliche Reaktionen bei Puritus und Urtikaria
- Fieber
- Abgeschlagenheit
- Myalgie
- Arthralgie
- Asthenie
- Schüttelfrost
- Benommenheit
- Kopfschmerz
- Lymphadenopathie
- Ausschlag
- Übelkeit
- Erbrechen
- Durchfall
- Pharyngitis
- Angiopathie
- Vaskulitis
- Anaphylaxis bei Asthmatikern (mit möglicher Todesfolge)
- Anaphylaktischer Schock (mit möglicher Todesfolge)

4. Grippeimpfstoff-Verschwörung?

Eine Impfung schafft mit Sicherheit keine Immunität. Man kann nicht immun werden, indem man Gifte schluckt, die das Immunsystem schädigen. Studien von italienischen Wissenschaftlern zeigen, dass der Grippeimpfstoff das Auftreten von klinischen Influenza-Episoden nur bei 6 Prozent der Erwachsenen reduziert, wobei die Wirksamkeit tendenziell mit dem Alter abnimmt. Sie zogen den Schluss, dass eine universelle Immunisierung nicht garantiert sei.

Einfach gesagt: Hände waschen und andere hygienische Maßnahmen sowie eine gesundheitsfördernde Ernährung sind der Grippeimpfung weit überlegen. Wenn Sie auf gute Hygiene achten, nährstoffreiche Lebensmittel essen und Ihren Darm und Ihre Leber rein halten, wird die Grippe für Sie nie zu einer tödlichen Erkrankung werden. Sich gegen Grippe impfen zu lassen dagegen, ist eine sichere Methode, um den Samen für neue Krankheiten zu legen. Alle Impfstoffe sind giftig und wirken wie Zeitbomben, die zu ihrer Zeit explodieren werden.

Noch etwas anderes wird Sie aufhorchen lassen: Es geht um den Codenamen: „US Patent Nr. 5911998 – Methode zur Produktion eines Virus-Impfstoffs mit Nierenzellen grüner Meerkatzen." Viele wissen bereits, dass Viren mithilfe von tierischer Zellen gezogen werden, was an sich schon gefährlich genug ist (siehe Kapitel 2: „Historische Pannen und der SV40-Virus"). Viel spannender aber ist, wem dieses Patent gehört.

Der Besitzer ist Dyncorp, ein privates Sicherheits- und Militärunternehmen, das eng mit der US-Regierung zusammenarbeitet. Dyncorp wirbt für sich mit dem Slogan: „Wir machen die Welt zu einem sichereren Ort." Die bei der New Yorker Börse gelistete Firma beschreibt sich selbst als „globaler Dienstleister für die Regierung zur Unterstützung der nationalen Sicherheit und ihrer außenpolitischen Ziele …"

Dyncorp behauptet, die Welt sicherer zu machen. Doch werden der Firma in Bosnien, Ecuador und Kolumbien Menschenrechtsverletzungen und Genozid vorgeworfen. Ihre Dienste wurden von der US-Regierung auch zur Sicherung der Grenze nach Mexiko in Anspruch genommen, als 2009 erstmals die Schweinegrippe ausbrach.

Ist es reiner Zufall, dass der Firma zusammen mit den staatlichen National Institutes of Health (NIH) auch Patente gehören, bei denen es um Methoden zur Gewinnung von Lebendimpfstoffen geht? Warum macht die US-Regierung Geschäfte mit einem privaten Militärunternehmen, dem Genozid vorgeworfen wird? Oder wirkt Dyncorp gemeinsam mit der US-Regierung an einer größeren, geheimen Verschwörung mit?

Hier ein weiterer „Zufall“: Einer der Impfstoffhersteller, der den Auftrag bekam, den mit viel Aufhebens erwarteten Schweinegrippeimpfstoff herzustellen, ist Baxter. Er benutzte dafür Zellen von grünen Meerkatzen und genau die Methode, die in den Dyncorp/NIH-Patenten beschrieben wird!

5. Impfungen lösen Grippe aus

Grippeimpfungen schwächen die natürliche Immunität, indem sie fremde und toxische Substanzen direkt in den Blutkreislauf katapultieren. Kein anderes Tier auf der Welt wählt solche unnatürlichen, grobschlächtigen Mittel, um sich gegen eindringende Viren zu schützen. Der normale Kontaktweg für virale Teilchen führt über die Lunge.

Die große Mehrheit der Bevölkerung hat ein normales, gesundes Immunsystem und ist bestens in der Lage, mit Eindringlingen fertigzuwerden, ohne zu erkranken. Doch wenn die Infektionsbekämpfer des Körpers sich vorübergehend „im Streik“ befinden (aus Gründen, die nicht im Fehlen einer Impfung bestehen), kann das Grippevirus unbeschränkten Zugang zum Körper bekommen und eine Infektion auslösen, und genau das sollte es auch tun, um einen Heilungsprozess einzuleiten.

Regelmäßiges Impfen (jeglicher Art) ist einer der Hauptgründe für eine geschwächte Immunität. Die jährlich verabreichten Impfspritzen belasten das Immunsystem und die Zellen des Körpers wiederholt mit fremdem, toxischem Material, ohne ihnen die Chance zu geben, sie mit ihren gewohnten Mitteln auch wieder loszuwerden. Die toxischen Virusteilchen können in Zellen und Gallensteinen gut 20 Jahre lang überdauern. Wenn sie dann wieder auftauchen, können sie schwere Zellschäden anrichten.

Mit jeder neuen Impfung wird das Immunsystem in seinem Bemühen, den lebenden Virus zu neutralisieren, der da so plötzlich im Blut auftaucht, immer weiter eingeschränkt. Es könnte Antikörper gegen den Virus bilden (obgleich es in vielen Fällen nicht einmal mehr das schafft) und es so unschädlich machen. Trotzdem hinterlässt die Begegnung das Immunsystem unnötigerweise müde und schwach.

In diesem Kontext sehen Forscher die von kanadischen Forschern 2009 aufgedeckten Zusammenhänge. Die Kanadier stellten fest, dass Menschen, die die aktuelle jährliche Grippeimpfung bekommen hatten, einem größeren Risiko unterlagen, an Schweinegrippe zu erkranken.

Insgesamt wurden vier Studien vorgenommen. Untersucht wurden 2.700 Menschen mit und ohne pandemische Grippe oder H1N1. Die Versuchspersonen in der ersten Gruppe, die die jährliche Grippeimpfung bekommen hatten, unterlagen einem um 68 Prozent gesteigerten Risiko, die pandemische Grippe zu bekommen (im Vergleich zu denen, die ungeimpft geblieben waren). In den drei anderen Studien war das Risiko zwischen 1,4- und 1,5-fach größer. Die Forschung muss noch herausfinden, warum dies so ist, vermutet jedoch, dass die Versuchspersonen mit dem höheren Risiko ihr Immunsystem geschwächt hatten, als sie sich vor dem Ausbruch der Schweinegrippe impfen ließen.

Abgesehen von der Schädigung des Immunsystems produzieren Impfstoffe alle möglichen Veränderungen im genetischen Material und verursachen dadurch eine ganze Reihe von Fehlfunktionen im Körper, darunter Krebstumore. Impfungen könnten sogar die Ursache für die steigende Häufigkeit bösartiger Krankheiten bei Kindern sein.

Massen-Impfprogramme führen zu so schwachen Immunsystemen, dass Kinder sogar für solche an sich harmlosen Erreger wie das Grippe-Virus anfällig werden. Möglicherweise sind wir so weit gegangen, Mumps und Masern durch Krebs, Leukämie und Chronisches Erschöpfungssyndrom zu ersetzen.

6. Die Schwächsten als Zielgruppe

Zur typischen Zielgruppe von Grippeimpfungen gehören hauptsächlich die ältere Generation und kleine Kinder. In Großbritannien sterben 10.000 Menschen, die meisten von ihnen im fortgeschrittenen Alter, an grippeverwandten Erkrankungen. Es könnte daher durchaus vernünftig erscheinen, ältere

Menschen zu impfen, um sie gegen das Grippevirus zu schützen. Doch gibt es selbst für die Geimpften keinen vollkommenen Schutz.

Etwa 20 Prozent oder mehr der geimpften Senioren bekommen eine aggressivere, viele andere eine leichtere Form der Grippe. Das Gleiche gilt für ältere Menschen ohne Impfung. Die Schwachen und die Alten sterben also mit größerer Wahrscheinlichkeit an der Grippe, ungeachtet der Tatsache, ob sie geimpft wurden oder nicht.

Das Fazit lautet, dass es keinen wirklichen Vorteil bringt, sich gegen Grippe impfen zu lassen. Und angesichts der Gebrechlichkeit vieler älterer Mitglieder der Gesellschaft gibt es auch keine verlässliche Methode festzustellen, ob die Grippe oder etwas anderes bei ihnen zum Tod geführt hat. Die Todesrate in und außerhalb der Grippesaison ist in etwa gleich. Doch wie wir bereits beim Thema AIDS gesehen haben, lassen sich Statistiken leicht so manipulieren, dass sie Theorien unterstützen, die nur ein Ziel haben, nämlich das medizinische Geschäft am Laufen zu halten. Wenn zum Beispiel jemand, der sowieso sterben wird, sich eine Grippe zuzieht, wird er als Grippeopfer registriert.

Anstatt älteren Menschen – in der fehlgeleiteten Überzeugung, ihnen damit helfen zu können – Impfstoffe zu verpassen, könnten wir sie viel besser unterstützen, indem wir ihre allgemeine Widerstandskraft durch gute Ernährung, soziale Integration und körperliche Übungsprogramme fördern. Viele ältere Menschen ernähren sich nicht angemessen und leiden an Depressionen; beide Faktoren wirken negativ auf das Immunsystem. Die meisten von ihnen trauen sich nicht in die Sonne, weil ihnen gesagt wird, davon würden sie Hautkrebs bekommen, erst recht in ihrem Alter. Folglich sind ihre Vitamin-D-Werte die niedrigsten aller Altersgruppen und ihr Immunsystem ist erschöpft. Andere haben keine warme Wohnung oder leben vereinsamt und allein.

Die Forschung hat gezeigt, dass hier die wichtigsten Faktoren für Krankheit und Tod in der älteren Generation zu suchen sind. Schon eine Reihe von Leberreinigungen kann die natürliche Immunität stärken, die Verdauung verbessern, den Alterungsprozess verlangsamen, die Gesundheit wiederherstellen und die mentale Leistung verbessern.

In Entwicklungsländern, wo die Alten viel Respekt genießen und in der Gesellschaft eine wichtige Rolle spielen, ist die allgemeine Krankheitsrate niedrig – vorausgesetzt, es leidet niemand Hunger. In solchen Ländern ist es wahrscheinlicher, dass alte Menschen an Mangelernährung sterben als an einer Viruserkrankung.

Trotzdem bilden ältere Menschen die Kernzielgruppe aller Grippe-Impfprogramme. Jedes Jahr bekommen wir aufs Neue zu hören, alte Menschen seien für die Grippe besonders anfällig. Fast schon mit Händen greifbar scheint die Angst vor einer verheerenden Grippepandemie. Und von den jährlich 36.000 mit Grippe zusammenhängenden Todesfällen in den USA sollen die meisten ältere Menschen betreffen.

Die Wirklichkeit sieht jedoch ganz anders aus. Was schätzen Sie, wie viele Menschen 2009 an Grippe starben? Weniger als 175, sagt Dr. Sherri J. Tenpenny, eine international führende Impfforscherin!

Hier noch einige schlechte Nachrichten für Senioren: In einem verheerenden Eingeständnis teilte Michael Osterholm (Direktor des University of Minnesotas's Center for Infectious Disease Research and Policy sowie außerplanmäßiger Professor an der University of Minnesota Medical School) auf einer Tagung von Impfforschern im April 2010 mit, dass es Zeit sei, für den Schutz älterer Menschen vor der Grippe nach alternativen Lösungen zu suchen.

Hier seine eigenen Worte: „Weil unser Immunsystem im Alter nachlässt, ruft die gleiche Grippeimpfung, die unsere Körper dazu bringt, eine starke Immunreaktion aufzubauen, wenn wir 20 sind, nur noch eine schwache Reaktion hervor, wenn wir die 60 überschritten haben. Diese schwächere Reaktion kann ausreichen, um einem gesunden, älteren Menschen den nötigen Schutz zu geben. Unsere Daten legen jedoch nahe, dass sie zu schwach ist, um den Todesfällen bei den gebrechlichsten, älteren Menschen, die jedes Jahr an grippeverwandten Ursachen sterben, effektiv entgegenzuwirken."

Erinnern Sie sich noch an die Schweinegrippehysterie, als die CDC Senioren aus der ersten Runde der Impfkampagnen ausschlossen? Sie begründeten dies damit, dass das Erkrankungsrisiko bei älteren Menschen geringer sei. Seitdem wurde das H1N1-Schweinegrippe-Antigen mit in den trivalenten jahreszeitlichen Grippeimpfstoff aufgenommen und die CDC empfahl, in der Grippesaison 2010–2011 jeden über sechs Monaten zu impfen.

Die CDC haben also nicht nur bei der H1N1-Impfung für Senioren eine komplette Kehrtwende vollzogen, sondern die Potenz der jahreszeitlichen Grippekomponente auch noch um ein Vierfaches verstärkt! In den Worten der CDC: „Eine höhere Dosis-Rezeptierung eines inaktivierten jahreszeitlichen Grippeimpfstoffs für Menschen über 65 Jahre wird in der Grippesaison 2010–2011 zur Verfügung stehen." Die CDC gaben auch zu, dass der neue Impfstoff nicht getestet worden sei und die Versuchsergebnisse erst nach der Grippesaison 2010–2011 vorliegen würden.

Und was ist mit der anderen Hochrisikogruppe – den kleinen Kindern? Japanische Forscher haben gezeigt, dass Kinder unter einem Jahr nicht einmal eine gute Antikörperreaktion auf die Impfung erzeugen können. In den USA verkündeten Forscher der International Conference of the American Thoracic Society ihre Ergebnisse am 19. Mai 2009. Demnach mussten Kinder, die den trivalenten, inaktivierten Influenza-Impfstoff (mit drei Stämmen des Grippevirus) bekamen, mit dreifach höherer Wahrscheinlichkeit wegen einer Grippeerkrankung im Krankenhaus behandelt werden als diejenigen, die keine Grippeimpfung bekommen hatten.

Die Forscher hatten von 1996 bis 2006 263 Kinder im Alter zwischen sechs und 18 Monaten begleitet. Die Kinder wurden regelmäßig in der Mayo-Klinik untersucht und im Labor auf Influenza getestet.

Die Forscher stellten fest, dass die Grippeimpfung nicht nur versagte, als es darum ging, die Kinder vor Grippeerkrankungen zu schützen, die geimpften Kinder wurden auch noch kränker als die, die nicht geimpft worden waren. Während Krankenversicherungen und Eltern für Impfstoffe ohne jede Wirkung bezahlen mussten, verdienten die Pharmakonzerne das ganz große Geld!

Und hier noch eine erschreckende Nachricht, die Einblick in die Abteilung für schmutzige Tricks bei der FDA gewährt.

In einem Bericht vom Juli 2010 schilderte sie, dass Impfstoffhersteller wegen der großen Angst vor der Schweinegrippe damit begonnen hätten, ihre Impfstoffe früher als sonst auf den Markt zu bringen. In einer Stellungnahme der FDA hieß es: „Der Beipackzettel für einen Impfstoff der (australischen) CSL Limited Afluria wurde in diesem Jahr verändert, um alle Fachleute darüber zu informieren, dass nach Verabreichung des 2010 speziell für die südliche Hemisphäre entwickelten Grippeimpfstoffs mit einem erhöhten Vorkommen von Fieber, Erbrechen und Fieberkrämpfen zu rechnen ist, vor allem bei jüngeren Kindern unter fünf Jahren."

In *WA Today* hieß es: „Bea Flint, zweifache Mutter aus Perth, sagte, ihr 11-Monate alter Sohn Avery habe nach der ersten Dosis der zweiteiligen Grippeimpfung am Samstag einen Fieberkrampf bekommen. Mrs. Flint sagte, Avery sei um 9 Uhr morgens geimpft worden und gegen 14 Uhr habe sie bei Avery eine leicht erhöhte Temperatur bemerkt. Um 19 Uhr 45 habe Avery angefangen zu wimmern und zu jammern. Als sie zu seinem Bettchen kam, hatte er erbrochen, lag auf der Seite und hatte einen Krampf. ‚Er konnte gar nicht weinen – sein Kopf hing nach unten und er konnte sich nicht bewegen. Ich war zu Tode erschrocken – es war eine der schlimmsten Erfahrungen meines Lebens'."

Die Geschichte geht weiter: „Der Arzt, der Avery behandelte, sagte Mrs. Flint, ihr Sohn sei an dem Tag schon das fünfte Kind gewesen, das mit ähnlichen Symptomen ins Krankenhaus eingeliefert worden sei."

Anstatt sich zu weigern, den potenziell tödlichen Impfstoff Millionen von amerikanischen Kindern zu verabreichen, entschied sich die FDA dafür, „den Beipackzettel zu verändern". Ist das nicht gleichbedeutend mit fahrlässiger Tötung? Gleichzeitig empfahl die Behörde, „die Impfstoffhersteller mögen eine Studie über die Auswirkung des Impfstoffs auf Kinder durchführen". Und das ist die Behörde, die angeblich über unsere Gesundheit wacht!

Wahrlich ironisch wirkt das Ganze, wenn man bedenkt, dass die australische Regierung nach mehr als 250 negativen Reaktionen in ganz Australien die Grippeimpfungen abbrach. Zu den unerwünschten Nebenwirkungen zählten Erbrechen, hohes Fieber, Schüttelkrämpfe – und es gab einen Todesfall. Sehen wir hier ein Muster, das einzugestehen Impfstoffhersteller und Behörden sich weigern?

Die Angst, die bald alle medizinischen Hotlines sprengte, verbreitete sich rasch über ganz Australien und bis ins benachbarte Neuseeland. Die australische Gesundheitsbehörde gab CSLs Fluvax die Schuld, obwohl die Firma dies vehement abstritt. Wieder einmal CSL!

7. Der Präventionsmythos

Die Pharmafirmen, die jahreszeitliche Grippeimpfstoffe produzieren, scheinen eine größere Wirkung auf die Bevölkerung auszuüben als die Wissenschaftler, die sie erfunden haben. Schon 1980 sprach sich Dr. Albert Sabin, einer der führenden Virologen der Welt und ein Pionier der Polio-Impfung, vehement gegen den flächendeckenden Einsatz der Grippeimpfung aus, weil sie für über 90 Prozent der Bevölkerung ohnehin gar nicht notwendig sei – was die Impfindustrie jedoch keinesfalls davon zurückhielt, im Namen der Gesundheit und der Prävention Impfungen für alle zu propagieren.

Was die ganze Sache schlimmer macht, ist die Tatsache, dass es nie eine ordnungsgemäß kontrollierte klinische Studie zur Grippeimpfung gab. Weil wir nichts über ihre langfristigen Wirkungen wissen, könnte es sein, dass wir unwissentlich Generationen von Menschen mit geschädigten Immunsystemen und chronischen Erkrankungen heranziehen.

Die Grippeimpfung ist eine unbewiesene und unwissenschaftliche Praxis und nichts in der wissenschaftlichen Literatur kann ihre Sicherheit bestätigen oder garantieren. Während es gesetzeswidrig ist, Quecksilber oder Formaldehyd in Lebensmittel zu geben, weil bewiesen ist, dass sie tödlich wirken, ist es völlig gesetzeskonform, die gleichen Toxine Millionen von Menschen Jahr für Jahr in den Körper zu spritzen. Nur weil es legal ist, die Bevölkerung per Spritze zu vergiften, wird das Ganze aber nicht sicherer. Die sicherste und wirksamste Methode, Infektionen (einschließlich der Grippe) zu bekämpfen, besteht nun einmal in der Vorbeugung. Für einen gesundheitsfördernden Lebensstil gibt es keinen Ersatz.

Impfungen dagegen bieten keinen echten Schutz. Fremdes und giftiges virales Material in den Körper zu spritzen, ist für das Wohlbefinden kontraproduktiv. Dr. John Seal vom American National Institute for Allergies und Infectious Diseases mahnt, jede Grippeimpfung könne das Guillain-Barré-Syndrom auslösen. Vor diesem Hintergrund ist Vorbeugen sicher nicht besser als Heilen.

Vor einiger Zeit meldeten die Massenmedien, laut einer britischen Studie könnten Grippeimpfungen das Herzinfarktrisiko um ganze 19 Prozent senken. Das klang fantastisch, war aber eine reine Fehlinformation und ein cleverer Marketingtrick. Die Medien berichteten etwas ganz anderes als das, was die Forscher ihnen mitgeteilt hatten. Im Rahmen ihrer Studie hatten sie sich die Krankenakten von 79.000 Patienten über 40 Jahren aus den Jahren 2001 bis 2007 in England und Wales angesehen und dabei festgestellt, dass diejenigen, die gegen Grippe geimpft worden waren, weniger Herzinfarkte erlitten hätten. Eine echte Korrelation wurde jedoch nie nachgewiesen – und wie sich herausstellte, gab es auch keine. *USA Today* berichtete wenig später von erheblichen Mängeln der Studie.

„Dr. Kirk Garratt, außerordentlicher Professor an der Abteilung für Herzchirurgie am Lenox Hill Hospital in New York City, sagte, in Wirklichkeit hätte die Studie ergeben, dass 19 Prozent weniger Herzinfarktpatienten geimpft worden seien als im Jahr zuvor. Von einem 19-prozentigen Rückgang bei den Herzinfarkten sei nie die Rede gewesen", hieß es in der *USA Today*.

„Wenn Grippeimpfungen 19 Prozent aller Herzinfarkte verhindern könnten, wäre das schon längst aufgefallen", fügte Garratt hinzu.

Wer von uns will nicht sein Herzinfarktrisiko senken? Es gibt Millionen besorgter Menschen, die sich sicher fühlen möchten, und wenn es ihnen Sicherheit bringt, sich gegen Grippe impfen zu lassen, werden sie das tun. Es ist eine traurige Tatsache, dass so viele Menschen blind dem Rat folgen, der in so eindringlichen, suggestiven Medien-Schlagzeilen steckt: „Grippeimpfungen senken Infarktrisiko".

Wie Dr. Kirk Garratt in *USA Today* sagte: „Diese Studie maß nicht das Herzinfarktrisiko von geimpften und ungeimpften Menschen. Sie maß die Impfrate bei Patienten mit und ohne Herzinfarkt."

Tatsächlich war die Anzahl der geimpften Herzinfarktpatienten im Vergleich zum Vorjahr um 19 Prozent gesunken, was aber keinesfalls mit einem 19-prozentigen Rückgang von Herzinfarkten bei geimpften Patienten gleichzusetzen ist, wie die Medien-Schlagzeilen uns weismachen wollten.

Das Fazit lautet, dass Grippeimpfungen weder das Risiko, sich mit einem Grippevirus zu infizieren, noch die Anzahl von Lungenentzündungen mit Todesfolge (von den CDC gern als „Grippetode" gezählt) senken kann.

Eine 2008 in der Zeitschrift *Lancet* publizierte Studie stellte – in Bestätigung einer früheren Studie aus dem *New England Journal of Medicine* – fest, dass das Impfen gegen Grippe das Lungenentzündungsrisiko bei älteren Menschen nicht senken konnte. Die letztere Studie fand zudem heraus, dass auch eine Impfung gegen Pneumokokken das Lungenentzündungsrisiko nicht reduzierte.

Da Entzündungen bei einem erhöhten Herzinfarktrisiko eine Schlüsselrolle spielen und Impfstoffe in Wirklichkeit zu mehr Entzündungen im Körper führen, empfehle ich jede mit Herzerkrankungen, Krebs, Arthritis oder anderen Erkrankungen, Grippeimpfungen (ebenso wie anderen Impfungen) tunlichst aus dem Weg zu gehen.

9 Die ganze Wahrheit

Haben Sie schon einmal gesagt, sie hätten „so ein Bauchgefühl"? Oder empfänden jemanden als „seelenverwandt"? Dann haben Sie genau in dem Moment aus eigener Anschauung die enge Verbindung zwischen Körper und Geist gespürt.

In genauem Gegensatz dazu begreift die moderne Medizin – und mit ihr der größte Teil der Bevölkerung – den Körper als Summe von Einzelteilen. Nach dieser mechanistischen Sicht gehört ein nicht mehr funktionierender Teil des Körpers entweder repariert oder ersetzt. Denken Sie an das Arsenal hochentwickelter Werkzeuge, die der Medizin heute zur Verfügung stehen – Medikamente, Operationen, technische Spielereien und sogar neue Körperteile! Oder denken Sie an die Heerscharen von Spezialisten – Kardiologen, Gastroenterologen, Onkologen, Diabetologen, Neurologen, Dermatologen und so weiter.

Über die Jahre hat die Technik riesige Fortschritte gemacht, die medizinische Wissenschaft verließ sich zunehmend auf Hightech-Diagnostik und -apparate – und zog ihren Stolz daraus. Deshalb reicht es heute für einen Arzt nicht mehr, sich auf ein Organ oder ein Körpersystem zu spezialisieren. Es gibt immer mehr „Superspezialisten", die sich mit winzigen Aspekten von Körperteilen, Organen und körperlichen Prozessen befassen. Auf diese Weise kommt es zu so eindrucksvoll klingenden Superspezialisierungen wie: Kardiologische Anästhesie, Vitreoretinalchirurgie, Interventionelle Kardiologie und Hämatologie-Onkologie. Je größer das Maß der Spezialisierung, desto mehr „Prestige" gebührt dem Facharzt – so funktioniert die Hackordnung in der modernen Medizin.

Abgesehen von den verwirrenden und oft genug dubiosen Wortungetümen, die dabei entstehen, geht diese Superspezialisierung genau in die gegenteilige Richtung einer ganzheitlichen Medizin. Krankheit gilt als Defekt eines Körperteils oder eines biophysiologischen Systems. Wie bei einem liegen gebliebenen Auto wird die Lösung darin gesehen, das defekte Teil zu reparieren oder zu entfernen, und ein neues Ersatzteil einzusetzen. So sehen es zumindest die „Superspezialisten".

Das alles gilt jedoch längst nicht mehr nur für die Medizin. Auch die moderne Gesellschaft insgesamt folgt dem Hang zur Superspezialisierung. Viele Arbeitsaufgaben sind so komplex geworden, dass sie in einfachere Einheiten heruntergebrochen werden müssen. Und so brauchen wir für jeden Aspekt einer jeden Aufgabe andere Spezialisten oder Superspezialisten, ob es nun um die Welt der Finanzen, der Informationstechnologie, der Mode, des Filmemachens oder gar des Kochens geht!

Nehmen wir als Beispiel unseren Lebensstil. Der menschliche Körper besteht zu etwa 70 Prozent aus Wasser und wie alle anderen Spezies sind wir Teil der Natur. Doch der moderne, immer urbanere Lebensstil, den die meisten von uns hochhalten, hat uns so weit von der Natur entfernt, dass viele von uns vergessen haben, woher wir kommen und dass wir noch immer wie über eine Nabelschnur mit unserem Planeten verbunden sind.

Wir neigen dazu, wie in einem Kokon zu leben, uns mit Arbeit, Unterhaltung und anderen Formen der Reizüberflutung zuzuschütten, und erwarten trotzdem, gesund und glücklich zu sein. Selbst die Zeit wird aufgesplittet und fragmentiert. Wir haben „Arbeitszeit", „Familienzeit", „Freizeit", „keine Zeit" und so viele andere Arten von „Zeit", dass es das Vorstellungsvermögen längst übersteigt.

Der Ausgangspunkt zu einem gesunden und glücklichen Leben beginnt mit der Frage: Sind wir im Einklang mit unserem inneren Selbst, unserer Umgebung und dem Universum im Allgemeinen? Gesundheit oder Krankheit liegen in der Antwort auf diese einzige Frage.

Denken Sie darüber nach. Arbeiten Ihr Gehirn oder Ihre Leber isoliert von allem anderen? Gibt es wirklich eine Trennung zwischen Dickdarm, Dünndarm und Gallenblase? Genau wie unsere Körperteile, so sind auch unsere mentalen und physiologischen Prozesse eng miteinander verzahnt. Auf einer höheren Ebene sind Geist und Körper auf mehr oder weniger subtile Weise mit unserer Umgebung, den Menschen in unserem Umfeld und unseren täglichen Aktivitäten verbunden. Gleichzeitig reagieren Geist und Körper noch immer ständig auf Ereignisse, die vor langer Zeit geschahen und an die wir uns teilweise nicht einmal mehr erinnern können.

Immer gibt es viele verschiedene Ebenen und Schichten, ob wir uns dessen bewusst sind oder nicht. Krankheit, Gesundheit und Immunität funktionieren auf die gleiche Weise. Wussten Sie, dass Ihr Immunsystem höchst sensibel auf Ihren Stresspegel reagiert? Warum sonst sollten notorische „Bedenkenträger“ stärker zum Kranksein neigen? Warum sonst sollten Menschen ohne persönliche oder familiäre Vorbelastung und ohne Anzeichen auf eine Verstopfung der Arterien plötzlich mit einem Herzinfarkt zusammenbrechen?

Seit einiger Zeit spricht die Wissenschaft in diesem Zusammenhang von einem „Zellgedächtnis“. Der damit zusammenhängende Forschungsbereich geht davon aus, dass nicht nur das Gehirn, sondern auch unsere anderen Organe Erinnerungen, Gewohnheiten, Vorlieben und Interessen speichern und sich daran erinnern können. Beteiligt daran sind vor allem Neuropeptide – kleine, spezialisierte Proteinmoleküle –, die dem Gehirn helfen, Signale an andere Organe zu senden und mit ihnen zu kommunizieren.

Zu diesem Schluss kam man, als man entdeckte, dass Neuropeptide, von denen man früher dachte, es gäbe sie nur im Gehirn, auch in anderen Organen des menschlichen Körpers zu finden sind, insbesondere im Herzen. Ehe Sie voreilige Schlussfolgerungen ziehen, lassen Sie mich klarstellen, dass ich dies nicht als „Beweis“ für eine Geist-Körper-Verbindung sehe. Ich meine nur, dass an der Funktion des menschlichen Körpers oder gar einzelner Körperteile mehr beteiligt ist, als selbst die moderne Wissenschaft erklären kann.

Nicht nur ist die reduktionistische Sichtweise der modernen Medizin das genaue Gegenteil der ganzheitlichen Medizin – ich glaube auch, es ist nicht einmal notwendig, die Geist-Körper-Verbindung zu „beweisen“. Es reicht zu wissen, dass sie da ist, dass sie existiert und dass sie uns beeinflusst, und zwar in allem, was wir tun, ob wir es merken oder nicht.

1. Geist über Materie

Krankheit entsteht aus der Fragmentierung des eigenen Selbst – etwas, das eintritt, wenn der Körper nicht so optional funktioniert, wie es eigentlich sein soll. Unmerklich entfernen wir uns immer weiter von unserer optimalen Form, was unweigerlich dazu führt, dass ein Organ oder System nicht mehr mithalten kann und durch Fehlfunktion auffällig wird.

Grund ist, dass der Körper, um gesund zu bleiben, seine Einheit und Harmonie wahren muss. Lassen Sie uns dies noch einmal anders betrachten, indem wir das „Gleichgewicht" in den Mittelpunkt stellen. Jedes Ökosysteme – sowie alle Ökosysteme zusammen, das Leben und das Universum selbst – brauchen ein gewisses energetisches Gleichgewicht, um optimal funktionieren zu können.

Sind unser Körper und unser Geist in einem Zustand der Einheit und des Gleichgewichts, befinden wir uns im Zustand guter Gesundheit. Wir verspüren inneren Frieden und Gelassenheit. Auch wenn bei vielen Menschen Einheit und Harmonie nicht perfekt sind, können ihr Geist und ihr Körper doch eine gut funktionierende Einheit bilden. Wir bezeichnen diese Menschen als „ausgeglichen" und „geerdet" – und wir sind gern mit ihnen zusammen, weil sie eine so angenehme Ruhe ausstrahlen. Die Wahrscheinlichkeit ist groß, dass sie auch in einem Zustand guter Gesundheit sind und sich trotz der Härte des modernen Lebens und der unzähligen Aufgaben, die sie erfüllen müssen, ein Gefühl des geistigen und körperlichen Gleichgewichts bewahren.

Auf der anderen Seite gibt es Menschen, die in ständigem Chaos leben und deren Energiehaushalt immer in Aufruhr ist. Wir nennen sie „chaotisch" und „extrem", doch kann sich inneres Chaos auch auf sehr subtile Weise zeigen und hat nicht unbedingt etwas mit dem zu tun, was wir als „Unordentlichkeit" bezeichnen. Unser Kriterium für Chaos ist hier ein Geist, der im Konflikt steht und sich in einem Zustand der Zersplitterung befindet. In einer solchen Situation braucht der Körper oft die gesamte Energie, die er aus verschiedenen Quellen mobilisieren kann, um die Einheit und die Integrität des Geistes zu wahren.

Ist er nicht in der Lage, alles zusammenzuhalten, bricht unweigerlich irgendwann etwas ein und Krankheit manifestiert sich, zuerst in Form von Symptomen wie Schlafproblemen, Gewichtsverlust oder ungewöhnlicher Gewichtszunahme, Haarausfall, kalten und schwitzigen Händen, Hautproblemen und flacher Atmung. Es ist ein Zustand, in dem der Körper die Reserven auf- und verbraucht, auf die er gelegentlich immer wieder einmal zurückgreifen kann, um Konflikte zu lösen und stressreiche Situationen zu meistern. Die konstante Entleerung der Energiereserven verändert schleichend den Stoffwechsel und andere physiologische Prozesse.

Im Zuge dieses Prozesses kommen enorme Mengen mentaler Energie zum Einsatz – ein Grund dafür, warum manche Menschen scheinbar wie besessen wirken, während andere lustlos und deprimiert reagieren. Beachten Sie dabei, dass sich der gleiche Prozess auch auf unbewusster Ebene abspielt. Dort existieren vergangene Konflikte weiter und fordern ihren Tribut, ohne bewusste Spuren zu hinterlassen!

Auf einer alltäglicheren Ebene haben Sie sicherlich schon einmal bemerkt, dass Sie unter Stress Appetit verlieren, ruhelos werden und nicht mehr gut schlafen können. Sie sind in Gedanken mit dem beschäftigt, was Sie unter Stress setzt, vielleicht eine besonders knifflige Aufgabe bei der Arbeit oder eine schwierige Lebensentscheidung, Konflikte mit Ihren Kindern oder finanzielle Sorgen.

Wird der Konflikt oder die Krise gelöst, können Sie im ganz wörtlichen Sinn endlich wieder „aufatmen". Diese Formulierung ist mehr als eine Metapher. Ihr Atem normalisiert sich, die Durchblutung wird besser und Sie verspüren mehr Energie. Dies geschieht, weil die Extraenergie, die Geist und Körper im Zaum gehalten hat, damit Sie sich auf Ihr Problem konzentrieren konnten, an die Körperprozesse zurückgegeben wird, aus denen sie abgezogen wurden, und das Gleichgewicht wieder zurückkehrt.

In diesem Kontext finde ich Dr. Ryke Geerd Hamers ***Germanische Neue Medizin*** (GNM) revolutionär. Nach Dr. Hamer sind es nicht Mikroben und andere Pathogene, die Krankheiten erzeugen, sondern psychische Konflikte. Erreger spielen erst in der Heilphase einer Krankheit eine aktive Rolle.

So unglaublich dies klingen mag, Dr. Hamers Forschung ist wissenschaftlich belegt und bietet weitere Beweise für die Körper-Geist-Verbindung sowie die wichtigen Einflüsse, die unsere Wahrnehmungen und Konflikte bei der Entwicklung von Krankheiten – einschließlich Krebs – ausüben.

Nach Dr. Hamer, der sein System der Medizin mit fünf „Biologischen Naturgesetzen" erklärt, führe jeder Konflikt zu einem „Schockerlebnis", das sich in Form konzentrischer Kreise, den sogenannten im CT sichtbaren „Hamer-Herden" im Gehirn manifestiere. Die betroffenen Gehirnzellen leiteten den Schock an das Organ weiter, deren Funktion sie kontrollieren. Nach Dr. Hamer wäre darin die Genese von Krankheit begründet.

Er betont, dass der Mensch ein Produkt der Evolution sei, und das Gehirn Konflikt und Schock auf evolutionäre Weise interpretieren würde, zumal alle Tiere, um ihr Überleben zu sichern, genetisch darauf programmiert seien, auf fest geregelte Weise auf solche Reize zu reagieren.

Nach Dr. Hamer ließen sich daher alle Konflikte aus evolutionärer Sicht klassifizieren und dabei einigen wenigen Kategorien zuordnen, die wiederum mit bestimmten Hirnbereichen verbunden seien. Dr. Hamer unterteilt das Gehirn in zwei Teile: Das „alte Gehirn" (Hirnstamm und Cerebellum), das mit grundlegenden Überlebensfragen beschäftigt sei, die sich auf Atmung, Ernährung oder Reproduktion bezögen, und das „neue Gehirn" (Cerebrum), das mit fortgeschritteneren Problemen wie territorialen Konflikten, Trennungskonflikten, Identitätskonflikten und Selbstentwertungskonflikten befasst sei.

Da jede Art von Konflikt sich auf spezifische Bereiche des Gehirns bezöge und jeder Bereich mit einer bestimmten Gruppe von Organen und Systemen verbunden sei, wirke sich ein psychischer Konflikt oder Schock stets auf ein spezifisches Körperorgan aus. Sei das „alte Gehirn" involviert, seien auch die Organe und Gewebsstrukturen betroffen, die vom alten Gehirn kontrolliert würden, darunter Lunge, Leber, Darm, Prostata, Gebärmutter, Lederhaut, Brustfell, Bauchfell, Herzbeutel, Brustdrüsen etc.

Zu den Organen und Geweben, die dem „neuen Gehirn" zugeordnet seien, gehörten Eierstöcke, Hoden, Knochen, Lymphknoten, Epidermis, Muttermund, Bronchien, Herzkranzgefäße, Milchgänge etc.

Ob die Organe mit Zellvermehrung (Tumore), Gewebeschwund (Ulcera, Läsionen etc.) oder Organfehlfunktion reagierten, hinge davon ab, ob dem „alten" oder dem „neuen Gehirn" zugeordnete Bereiche betroffen seien, und dies wiederum sei durch das Wesen des Konflikts bestimmt.

Nach Dr. Hamer hat also jeder Konflikt sowohl psychische als auch biologische Aspekte und aus dem Zusammenfluss beider entsteht Krankheit. Anders herum betrachtet: Krankheit würde von Konflikten verursacht, die sich auf die physische und biologische Ebene auswirkten und im evolutionären Kontext verstanden werden müssten.

Tiere hätten keine „höheren" intellektuellen Funktionen, sodass ihre psychischen Konflikte und biologischen Schockerlebnisse sich unweigerlich auf den Verlust des Territoriums, des Nests oder eines Jungen, die Trennung vom

Partner oder von der Herde, plötzlicher Hungersnot oder einer Kampf- oder Fluchtsituation verursacht würden.

Alle unsere psychischen Traumata, Ängste, Depressionen und Krankheiten ließen sich in diese scheinbar einfachen Kategorien unterteilen. Dies gelte zum Beispiel auch für den Verlust eines Hauses oder Untreue, Verrat oder Tod eines geliebten Menschen.

Was für die eine Person traumatisch ist, kann auf eine andere natürlich ganz anders wirken. Daher sind Konflikte höchst subjektiv und hängen von Temperament, Erziehung, Bewältigungsmechanismen, Wahrnehmungen, Einstellungen, Werten, moralischen Grundsätzen, dem eigenen körperlichen Zustand sowie genetischer Prädisposition ab. Trete ein Konflikt oder Schock auf, wirke er sich jedoch auf eine klar umrissene, vorgegebene Weise auf den Körper aus.

Im Rahmen der GNM gelte die Heilung oder Genesung als das zweite Stadium einer Krankheit, in dem die betroffenen Gewebsstrukturen, Organe oder Systeme den Prozess, der den ursprünglichen Schock produzierte, umkehrten. Im Fall von Krebs, zu dem die Zellvermehrung gehöre (der GNM zufolge ein protektiver Mechanismus, um dem betroffenen Organ bei der Bewältigung der Krise zu helfen), sei die Heilung durch Infektion und nachfolgenden Gewebsschwund charakterisiert.

Im Fall von Ulcera oder Gewebsschädigungen werde der betroffene Bereich erneut mit Zellen und Gewebe aufgefüllt, was anfangs zu Schwellungen, Krämpfen, Juckreiz und Entzündungen führen könne. Deshalb müsse es uns manchmal erst einmal „schlechter" gehen, ehe es wieder besser werden könne.

Ausgerechnet Bakterien und Viren, die so oft als eigentliche Ursachen von Erkrankungen gescholten würden, sprängen in die Bresche, um ein betroffenes Organ oder Körperteil zu heilen, nachdem der zugrunde liegende Konflikt gelöst sei.

Nach Dr. Hamer hülfen Pathogene wie Pilze und Bakterien nur bei Störungen, die unter Einfluss des alten Gehirns lägen, während Viren bei der Heilung von Krankheiten eine Rolle spielten, die dem neuen Gehirn zugeordnet würden. Diese Mikroben zersetzten Tumore und geschädigtes Gewebe, das vom Körper zum fraglichen Zeitpunkt nicht mehr gebraucht würde. Genau aus diesem Grund seien Impfungen, Chemotherapien und Antibiotika auch so schädlich – sie stünden der Heilung im Wege.

Krankheiten wie Grippe, Hepatitis, Herpes und Magengrippe, die typischerweise von Schwellungen, Fieber, Eiter, Auswurf, Schmerz und Ähnlichem begleitet werden, sind für Dr. Hamer ein Zeichen dafür, dass ein virulenter, aber natürlicher Heilungsprozess im Gange sei.

Er weist darauf hin, dass die konventionelle Medizin die Aktivität der sogenannten Krankheitserreger nur in der „virulenten" Phase der Krankheit (die in Wirklichkeit deren Heilungsprozess darstelle) beobachten würde, und deshalb auch sie für den Ausbruch der Krankheit verantwortlich mache.

Jüngere Forschung hat erstaunliche Hinweise darauf erbracht, dass Menschen, die Krebs haben, aber in einem sozial bereichernden Umfeld leben, durchaus in der Lage sein können, sich selbst zu heilen. Die spontane Regression von Krebserkrankungen ist kein neues Phänomen, sondern zum Beispiel bei bestimmten Arten von Krebs wie Neuroblastom, Nierenzellkarzinom, Lymphom, malignem Melanom und bestimmten Arten von Brustkrebs schon früher beobachtet worden.

Inzwischen könnten Forscher von der Ohio State University herausgefunden haben, warum und wie es zu einer spontanen Regression kommen kann. Ergebnissen zufolge, die in der Zeitschrift *Cell* publiziert wurden, zeigten Studien mit Mäusen, dass Krebstumore bei Nagetieren beachtlich schrumpften, wenn diese in ein stärker interaktives Umfeld mit mehr Spielzeug und anderen Mäusen gebracht wurden. Die Tumore bei diesen „bereicherten" Mäusen schrumpften um 77 Prozent an Masse und 43 Prozent an Volumen (verglichen mit denen der Mäuse in der Kontrollgruppe).

Auf biochemischer Ebene ermittelten die Forscher bei den „bereicherten" Mäusen höhere Glucosteroidspiegel im Blut. Dies legt nahe, dass sie größeren Stress hatten als ihre Pendants in der Kontrollgruppe, aber die Art des Stresses schien ebenfalls wichtig gewesen zu sein – „glücklicher Stress"!

Zudem wiesen die „bereicherten" Mäuse bestimmte Veränderungen beim Stoffwechsel sowie höhere Werte eines von der Hirnanhangdrüse ausgeschütteten Wachstumsfaktors namens BDNF (englisch: „Brain-Derived Neurotrophic Factor", deutsch: „Vom Gehirn stammender neurotropher Faktor") auf. Weitere Untersuchungen zeigten eine Korrelation von erhöhtem BDNF-Spiegel und einer Reduktion der Tumore.

In letzter Zeit ist viel darüber diskutiert worden, ob Reihenuntersuchungen („Screenings") als Teil der Krebsvorsorge – besonders in Form von Mammografien bei Frauen – wirklich sinnvoll sind. Dabei wird auch immer wieder als Argument ins Feld geführt, dass einige Krebsarten – Nieren- und Hodenkrebs, Lymphom und Melanom – sich häufig auch spontan wieder zurückbilden. Während dies eine Tatsache ist, die viele Onkologen bestätigen werden, schätzen manche, dass in immerhin 1 von 400 Fällen die Tumore von selbst wieder verschwinden. So bilden sich etwa 20 Prozent aller von B-lymphatischen Zellen ausgehenden Non-Hodgkin-Lymphome in früheren Stadien spontan zurück, weshalb manche Fachleute es vorziehen, sie nicht zu behandeln, solange sie nicht aggressiv werden.

Das „Geheimnis" zur Entschlüsselung der spontanen Regression hat die Schulmedizin noch nicht lüften können. Dabei ist die Antwort gar nicht so geheimnisvoll. Während sowohl der Krebs als auch der Geist extrem komplexe Phänomene und in höchstem Maße subjektiv sind, ist es eine Tatsache, dass Selbstheilung nicht nur möglich ist, sondern auch bei schweren Erkrankungen wie Krebs tatsächlich immer wieder stattfindet. In meinem Buch „Krebs ist keine Krankheit" gehe ich sogar noch einen Schritt weiter und stelle die These auf, dass Krebs ein Heil- oder Überlebensmechanismus ist, den es zu unterstützen und nicht durch radikale und destruktive medizinische Maßnahmen zu behindern gilt.

Die Studie von der Ohio State University wirft aber auch Licht auf einen anderen wichtigen Faktor, der nicht nur unsere Gesundheit, sondern auch ernsthafte Erkrankungen wie Krebs beeinflusst – den sozialen Faktor und den „Glücksquotient".

Autoimmunerkrankungen, Immunschwäche und Immunstörungen sind eine andere Klasse von immer häufiger werdenden Krankheiten. Nach Auffassung der Schulmedizin gerät das Immunsystem dabei in eine Fehlfunktion und beginnt, den eigenen Körper anzugreifen.

Lassen Sie uns an dieser Stelle noch einmal zur GNM und ihrer Sicht auf die Autoimmunerkrankungen zurückkehren. Historisch gesehen sind diese Erkrankungen erst vor relativ kurzer Zeit aufgetaucht, nämlich im 19. Jahrhundert während der Industriellen Revolution, und zwar weniger wegen der ungesunden Bedingungen, unter denen die Menschen damals leben und arbeiten mussten, sondern eher infolge des plötzlichen und phänomenalen Anwachsens der bürgerlichen und wohlhabenden Klassen.

Immunstörungen sind tatsächlich ein Leiden der Reichen und Gebildeten. Damit will ich kein Mitleid für gutsituierte Mitbürgerinnen und -bürger wecken. Aber: Je höher der Bildungsgrad, desto größer ist die Wahrscheinlichkeit, dass die Betroffenen in ihrem Leben und bei der Arbeit viel Zeit im Sitzen verbringen.

Aus evolutionärer Sicht bedeutet das, dass Menschen, die nicht rausgehen und sich „nicht die Hände schmutzig machen", weniger gute Abwehrkräfte besitzen. Und dies bedeutet wiederum, dass sie von ihrer Umwelt mehr zu befürchten haben.

Menschen, die ihre Umwelt mit Angst und Misstrauen sehen, versuchen, ihre Umgebung zu kontrollieren, anstatt zur Wurzel ihrer Probleme vorzudringen und diese zu lösen. Jedes Anzeichen und Symptom einer Krankheit wird daher mit vermehrter Angst wahrgenommen – eine „Reaktion auf die eigene Reaktion". Schließlich ist der Ursprung der Krankheit so sehr vom Selbst entfernt, dass eine Konfliktlösung scheinbar unmöglich wird, zumindest nicht ohne Intervention.

So entsteht ein Teufelskreis: Krankheit macht Angst, was zu noch mehr Krankheit und schließlich zu einem Zusammenbruch des Immunsystems führt, welches so geschwächt ist, dass es mit der Situation nicht mehr klarkommt. Die Abwehrkraft ist einfach nicht mehr stark genug. Mit anderen Worten: Je größer Angst und Sorgen, desto größer das Schockerlebnis – und desto weniger ist der Körper in Lage, dies zu bewältigen. So geht der Teufelskreis weiter.

Nach der NGM sind Krankheiten wie AIDS als Kombination aus Symptomen multipler Konflikte und Schockerlebnisse anzusehen.

2. Versuchen Sie, Ihr eigener Arzt zu sein

Die GNM und ähnliche Betrachtungsweisen von Krankheit haben die Art und Weise, wie wir Gesundheit definieren, vollständig auf den Kopf gestellt. Leider haben wir uns so sehr von unserer eigentlichen Natur entfernt und die „moderne Medizin" hat uns mit ihrer Propaganda schon so weit verführt, dass wir uns angewöhnt haben, Gesundheit mit „befundfreien" Tests, Röntgenbildern und Biopsien gleichzusetzen.

Sie brauchen Ihre Gesundheit aber nicht durch Messungen von Blutdruck, LDL- und HDL-Cholesterin oder Ihrem Blutzuckerspiegel bestimmen zu lassen. Die gesündeste Art, Ihre Gesundheit und Ihr Wohlbefinden einzuschätzen, gelingt durch die Bewertung Ihrer eigenen Lebensqualität. Dabei geht es auch darum, Ihren Körper zu respektieren, ihn gut zu behandeln, tief zu atmen, ausreichend zu schlafen und zu essen, Zeit in der Sonne und der Natur zu verbringen, mit Kindern zu spielen und das Gefühl von Energie und Vitalität zu erleben, wenn Ihr Körper und Ihr Geist „glücklich" sind. (Um mehr darüber zu erfahren, wie Sie sich mit gesunden Entscheidungen zu Ihrem Lebensstil verjüngen können, könnten Sie sich zur Lektüre von „Zeitlose Geheimnisse der Gesundheit und Verjüngung" entschließen.)

Bei guter Gesundheit zu bleiben, heißt auch, einen Spaziergang im Park zu genießen, sich mit Freunden und der Familie eine schöne Zeit zu machen, mit einem Haustier zu spielen, seine inneren Ziele zu verfolgen, und bei der Arbeit und bei allem anderen, was man tut, glücklich zu sein. Gute Gesundheit heißt daher, in allen Aspekten des Lebens – Gewohnheiten, Entscheidungen, Einstellungen, Wünschen und Bedürfnissen – ein Gefühl von Gleichgewicht zu wahren und dabei eine wahrlich lebensverändernde Verbindung zwischen Geist und Körper zu schließen.

Ich kann Ihnen sagen: Wenn Sie alles – oder wenigstens das meiste – vom oben Genannten umsetzen, werden Sie intuitiv *wissen*, dass Sie auf dem richtigen Weg sind. Was, wenn ich Ihnen sagen würde, dass Sie selbst Ihr bester Heiler sind? Dass ein Arzt in Ihnen steckt? Dass die gründlichste und nachhaltigste Heilung von innen kommt? Wenn Sie lernen, der eigenen, intuitiven Weisheit zu vertrauen, ist dies mehr wert als jede Blutdruckmessung und jedes Belastungs-EKG.

Am Ende läuft es darauf hinaus, welche positive oder negative Energie man aufnimmt und ausstrahlt. Es ist diese Energie – sehr genau umgesetzt in positive oder negative chemische Reaktionen in Ihrem Körper –, die Sie entweder heilt beziehungsweise gesund erhält oder eher krank machen kann. Krank zu werden, gibt Ihnen dann die Gelegenheit, zu einem Zustand von Harmonie und Gleichgewicht zurückzukehren.

Wann waren Sie das letzte Mal dankbar für das, was Sie haben? Viele Menschen sind einfach zu viel mit dem beschäftigt, was sie alles *nicht* haben. Es ist leicht, sich in Selbstmitleid zu ergehen oder einen riesigen Ehrgeiz zu entwickeln, um möglichst viel zu „erreichen" und all das zu kompensieren, was man nicht hat. Wie steht es mit dem, was *Sie* haben? Wenn Sie Ihre Gedanken neu zentrieren und auf alles Positive orientieren – Dankbarkeit ist ein guter Ausgangspunkt, um damit anzufangen –, können Sie Ihre Energie wieder neu ausrichten. Und genau *das* ist gute Gesundheit.

Gesundheit heißt Ganzheit. Indem Sie das, was ist, mit Dankbarkeit akzeptieren – und zwar unabhängig davon, ob es positiv oder negativ ist –, werden Sie wieder ganz und es kann auf natürliche Weise Heilung geschehen. Andererseits, gegen etwas zu kämpfen oder Widerstand zu leisten, ob es eine andere Person oder eine Krankheit ist, bewirkt Angst und Zersplitterung – eine schlechte Voraussetzung, wenn Sie möchten, dass der Körper heilt und wieder ganz wird. Eine Krebsdiagnose kann dazu führen, dass Sie zusammenbrechen, Schlaf, Appetit, Gewicht und Ihre Lebensfreude verlieren. Sie kann mit so intensiver Todesangst verbunden sein, dass es Sie im wörtlichen Sinne bei lebendigem Leib auffressen („verzehren") und töten kann. Nicht der Krebs ist schuld daran, sondern es ist die Diagnose, die Ihnen so zusetzt. Die Gewissheit, dass Sie Krebs haben, wird schnell durch die Ungewissheit ersetzt, was er mit Ihnen machen wird und welches Schicksal Ihnen nun bevorstehen mag. Noch einmal: Heilung ist schwierig, wenn man sich bedroht fühlt.

Nach der Gehirnwäsche durch Ärzte, ihre vielgepriesenen Apparaturen und anscheinende Zauberkunst haben leider viele von uns die Kontrolle abgegeben und in die Hände von Medizin und Pharmaindustrie gelegt. Wer aber Pillen, Impfstoffen und Männern in Weiß die ganze Macht überlässt, beraubt sich der Kraft, die der Körper braucht, um sich selbst zu heilen. Halten Sie deshalb einen Moment lang inne und denken Sie an die vielen Wunder, die sich in Ihrem Körper abspielen, ob es Ihnen bewusst ist oder nicht.

Zum Beispiel werden, während Sie schlafen, Millionen von Zellen in Ihrem Körper repariert, Toxine werden durch Ihre Lymphe und Blutgefäße zu Ihrer Leber abtransportiert, dort verarbeitet und für die Ausscheidung bereit gemacht. Was Sie zum Mittag- oder Abendessen verzehrt haben, durchläuft den erstaunlich komplexen Prozess der Verdauung, und an einem Ellenbogen, den Sie sich an einem Regal gestoßen haben – und das alles, ohne dass Sie es überhaupt merken.

Ob Sie sich dessen bewusst sind oder nicht, Ihr Körper führt ganz von allein alles aus, was für die Heilung notwendig ist. **Der Körper verfügt über eine grundsätzliche, angeborene, sich ganz automatisch aktivierende Tendenz, sich selbst zu heilen, wieder „ganz“ zu werden und der „Zersplitterung“ entgegenzuwirken.** Wie bereits erklärt (siehe Kapitel 1: „Der Impfmythos“), ist die Krankheit selbst als Teil des Heilungsprozesses anzusehen. Dies anzuerkennen, sich all dieser Prozesse bewusst und für sie dankbar zu sein, ist ein unverzichtbarer Teil davon, gesund zu werden und gesund zu bleiben.

Stattdessen greifen wir unseren Körper auf so vielen verschiedenen Ebenen an, torpedieren Gesundheit und Heilung durch übermäßige Abhängigkeit von verarbeiteten Lebensmitteln, überfluten ihn mit Reizen (wer hat gesagt, Multitasking sei eine Tugend?), werden gar medikamentensüchtig. Und doch marschiert unser Körper tapfer weiter, wie ein Soldat, und erträgt den täglichen Stress mit stoischem Schweigen. Wie undankbar wir doch sind!

Wenn Sie auf Ihren Körper hören, wird er Ihnen sagen, was er braucht. Was wir oft Krankheit nennen – hohen Blutdruck, Asthma, Diabetes, Adipositas und Allergien –, sind in Wirklichkeit Signale dafür, dass der Körper aus dem Gleichgewicht geraten ist und neu ausbalanciert werden muss. Gute Ernährung, ausreichend Sonnenlicht oder eine Veränderung des Schlafmusters können hier hilfreich sein.

Trotzdem greifen die meisten Menschen, wenn sie krank sind, nach einer Packung mit Pillen, Tabletten, Zäpfchen oder anderen chemischen Mitteln. All diese Medikamente, auch Schmerzmittel und Operationen, haben jedoch genau den gegenteiligen Effekt. Sie schalten die Symptome aus (die doch eigentlich Zeichen dafür sind, dass der Körper mit Heilung beschäftigt ist), oder entfernen ein Körperteil, sodass Sie anschließend unvollständig sind. Die meisten Ansätze der modernen Schulmedizin treiben Sie nur noch tiefer in den Zustand des Krankseins hinein und stellen den Schalter zur Selbstheilung auf null. Und all das, obwohl veröffentlichte Forschungsberichte zeigen, dass 90 Prozent dieser Ansätze nicht wirken und nicht von wissenschaftlichen Beweisen gestützt werden. Andererseits gibt es viele natürliche Wege, den Körper zu reinigen und auszubalancieren und scheinbar unheilbare Erkrankungen wie Krebs und Autoimmunerkrankungen wieder rückgängig zu machen.

Im Mittelpunkt der Selbstheilung steht daher die Überzeugung, dass Ihr Körper zu einem Zustand des optimalen Funktionierens zurückkehren kann und Sie nicht enttäuschen wird. Sie brauchen nichts weiter zu tun, als Ihre Selbstheilungskräfte einzuschalten. Unterstützende Hinweise dafür kommen von einem ganz besonderen Hilfsmittel, das die Wissenschaft routinemäßig zum Einsatz bringt, ohne allerdings den entscheidenden Punkt richtig zu verstehen! Er wird „Placeboeffekt" genannt. Wie bereits erwähnt, ist ein Placebo eine „Zuckerpille", die einer Gruppe von Versuchspersonen (der „Kontrollgruppe") in einem wissenschaftlichen Experiment gegeben wird, während eine andere Gruppe (die „Versuchsgruppe") die „richtige" Medizin bekommt. Da beide Gruppen eine Pille bekommen haben und in jeder anderen Hinsicht absolut gleich behandelt wurden, geht man davon aus, dass mögliche Unterschiede bei der Versuchsgruppe auf das „richtige Medikament" zurückzuführen sind.

Der „Placeboeffekt" ist aber auch ein Phänomen, bei dem Menschen, die nicht mehr bekommen haben als eine Zuckerpille, Hinweise auf Heilung zeigen, einfach weil sie glauben, dass sie mit einem wirksamen Mittel behandelt wurden und die Behandlung sie heilen wird.

Entscheidend ist also der Glaube der betroffenen Person, dass das Medikament (oder Placebo), die Operation oder das Behandlungsprogramm ihr die Schmerzen nehmen oder ihre Krankheit heilen wird. Tiefes Vertrauen und eine zuversichtliche Erwartung der Genesung ist das, was uns selbst zur Verfügung steht, um eine Heilreaktion zu initiieren. Wir greifen auf die mächtige Geist-Körper-Verbindung zurück und setzen natürliche Opioide (morphinähnliche Schmerzmittel) aus Bereichen des Gehirns frei, die durch bestimmte Denkprozesse aktiviert werden. Die dazugehörigen Neurotransmitter zur Schmerzlinderung sind als Endorphine bekannt. Endorphine sind bis zu 40.000-mal wirksamer als selbst Heroin oder Morphium.

Ein Patient mit krebsartiger Geschwulst könnte anfangen, Extramengen an Interleukin II und Interferon auszuschütten, um die Tumorzellen zu zerstören. Diese DNA-Produkte kann der Körper in jeder Zelle selbst herstellen und Krebs damit ganz schnell auslöschen (spontane Regression) – vorausgesetzt, man weiß, wie man ihre Ausschüttung anregt. Auslöser dafür sind Glücklichsein, Vertrauen und Zuversicht, also genau die gleichen Faktoren, die auch den Placeboeffekt bewirken.

Ihr Körper ist in der Lage, jedes Medikament aus dem Repertoire der Pharmaindustrie selbst herzustellen. Synthetisch erzeugte Medikamente „funktionieren" ja nur, weil die Zellen Ihres Körpers für einige der in diesen Medikamenten vorkommenden Stoffe Rezeptoren besitzen. Das bedeutet, dass der Körper diese Chemikalien auch selbst herstellen kann. Schließlich würde es diese Rezeptoren sonst gar nicht geben.

Der Körper weiß, wie er sie mit höchster Präzision und perfektem Timing sowie in der richtigen Dosierung herstellen kann. Körpereigene Medikamente kosten nichts und haben keine schädlichen Nebenwirkungen. Pharmazeutische Produkte dagegen sind teuer und viel weniger spezifisch und weniger genau. Außerdem können die von ihnen hervorgerufenen Nebenwirkungen manchmal schwerer sein als die Beschwerden, gegen die sie eingesetzt werden.

Schlimmer wird es dadurch, dass geschätzte 35 bis 45 Prozent aller Verschreibungen keine spezifische Wirkung auf die Erkrankung haben, gegen die sie helfen sollen. Positive Verläufe werden größtenteils und direkt durch die eigenen Heilreaktionen des Körpers oder den Placeboeffekt hervorgerufen und haben oft nichts mit der medizinischen Behandlung selbst zu tun.

Beim Placeboeffekt kommt viel auf die jeweilige Situation an. Ärztinnen und Ärzte können kraft ihrer Persönlichkeit und Kompetenz in kranken Menschen Zuversicht wecken. Der Glaube daran, die geeignetste und beste Behandlung für ihre Beschwerden zu bekommen, bestimmt den Behandlungsverlauf in der Regel positiv. Die Erwartung, Erleichterung zu finden, ist oft das Hauptmotiv hinter einem Arztbesuch. Wenn die Ärztin oder der Arzt dann auch noch davon überzeugt ist, dass die Verschreibung mit großer Wahrscheinlichkeit den gewünschten Effekt hat und die Beschwerden lindern wird, überträgt sich seine Zuversicht in der Regel auch auf sein Gegenüber.

Beides, der Glaube des Arztes an seine Behandlung und das Vertrauen, das der Patient ihm entgegenbringt, kann eine „Medizin" erzeugen, die in der Lage ist, selbst eine an sich nutzlose Behandlung oder ein nicht-spezifisches Medikament in einen Heilungs-Dynamo zu verwandeln. So kann es zu einer definitiven Besserung der behandelten Erkrankung und in manchen Fällen sogar zu einer vollständigen Heilung kommen. In solchen Fällen ist „Medizin" nichts anderes als der Placeboeffekt.

Ist die behandelnde Person vom Erfolg ihrer Therapie überzeugt, nimmt die kranke Person dies ebenfalls wahr und es wird mit größerer Wahrscheinlichkeit zu einer Placeboreaktion kommen als bei Zweifeln an der Behandlungsstrategie. Mit anderen Worten: Wer eine Patientin oder einen Patienten dazu inspirieren kann, an eine Besserung zu glauben, hat seine Arbeit schon sehr viel besser gemacht, als jede noch so ausgefeilte Hightech-Behandlung dies hätte erzielen können.

Das ist auch der Grund, warum ein warmherziger, ehrlicher und optimistischer Arzt, der auf seine Intuition hört und seinen Mitmenschen Liebe und Mitgefühl entgegenbringt, nicht nur bei seinen Patienten beliebt, sondern aller Wahrscheinlichkeit nach auch ein erfolgreicher Heiler ist, und zwar unabhängig davon, was genau er gegen eine bestimmte Krankheit verschreibt. Der menschliche Umgang mit Kranken ist mindestens ebenso wichtig wie die fachliche Kompetenz.

Immer mehr Menschen suchen heute Hilfe durch alternativmedizinische Angebote. Dieser aktuelle Trend basiert nicht so sehr auf den Mitteln, die dort verwendet werden. Viel wichtiger ist das Gefühl der Patienten, die freundliche Zuwendung erfahren. Hinzu kommt die Tatsache, dass alternative Therapeutinnen und Therapeuten größtenteils natürliche Methoden und Heilmittel einsetzen, was sie für viele annehmbarer und potenziell wirksamer als Placebos macht.

Wir alle besitzen einen vorprogrammierten, natürlichen Instinkt dafür, was gut und nützlich für uns ist, auch wenn viele Menschen es schaffen, ihn in sich zu unterdrücken. Dieser Instinkt ist möglicherweise ein Grund dafür, warum natürliche Heilmittel so gut wirken. Der Heilungseffekt kommt von dem „guten Bauchgefühl", das sich bei uns einstellt, wenn wir reine, frische Lebensmittel, Heilkräuter und andere natürliche Heilmittel zu uns nehmen. Ein Kraut aus dem Himalaya oder ein Stück Ingwer löst bei uns mit größerer Wahrscheinlichkeit eine Placebo-Reaktion aus als das künstliche Fett Olestra oder ein chemisches Medikament zur Blutdrucksenkung. Natürliches ist Geist und Körper von sich aus angenehm. Kein Wunder, dass Naturheiler geradezu symbolisch für Heilung stehen.

Der Schlüssel zur Heilung besteht also aus Glauben und Vertrauen sowie der Zuversicht, wieder gesund zu werden. Auf diese Weise kommt der Körpers am besten und wirksamsten dazu, Gleichgewicht, Gesundheit und Vitalität wiederherzustellen.

3. Placebo-Betrug macht die meisten klinischen Versuche ungültig

Offenbar sah dies niemand kommen, doch schon in der 1998 erschienenen ersten Ausgabe meines Buches „Zeitlose Geheimnisse der Gesundheit und Verjüngung" schrieb ich ausführlich über die tief greifenden Betrügereien bei Arzneimitteltests mit Placebo-Kontrollgruppen. Die neuen Ergebnisse, die 2010 von Forschern der University of California in der Oktoberausgabe der *Annals of Internal Medicine* veröffentlicht wurden, dokumentierten denn auch eine ganz neue Dimension des wissenschaftlichen Betrugs.

Die vom University of California Foundation Fund 3929 – Medical Reasoning finanzierte Forschung ergab im Grunde, dass fast alle klinischen Versuche, die Arzneimittel mit Placebos vergleichen, keine wissenschaftliche Gültigkeit besitzen, weil die in diesen Studien verwendeten Substanzen eigentlich gar keine echten Placebos waren. Die Studie mit dem Titel: „Was Placebos enthalten: Wer kann das schon wissen? Eine Analyse randomisierter, kontrollierter Studien" wurde von Beatrice A. Golomb, MD, PhD durchgeführt. Weil die in den Studien verwendeten Mittel in Wirklichkeit gar keine Placebos waren, sind die analysierten Studien aus wissenschaftlicher Sicht ungültig.

Das grundlegende Argument der University of California lautet: „Es gibt keine Regeln zur Zusammensetzung von Placebos, obwohl diese Versuchsergebnisse und Schlussfolgerungen beeinflussen kann."

Im Rahmen der Studie wurden 167 „placebokontrollierte" Studien aus medizinischen Fachzeitschriften mit Peer Review aus den Jahren 2008 und 2009 analysiert. Dabei stellte sich heraus, dass 92 Prozent der Forschungsteams die Zutaten ihrer Placebo-Pillen nicht preisgegeben hatten.

Warum das so wichtig ist? Weil die einzige Möglichkeit, die tatsächliche Wirksamkeit eines Arzneimittels zu beurteilen, darin besteht, es mit einer vollständig inaktiven Substanz (einem Placebo) zu vergleichen. Da die FDA aber keine Regeln zur Zusammensetzung von Placebos vorgibt (wieso eigentlich?), kann die Zusammensetzung so sein, dass sie „die Versuchsergebnisse und Schlussfolgerungen beeinflusst". Mit anderen Worten, die Art des in einem Arzneimitteltest eingesetzten Placebos kann über die „Wirksamkeit" des getesteten Arzneimittels bestimmen.

In Wirklichkeit gibt es keine vollständig inaktiven Placebos. Jede Substanz, ob Pille, Puder oder Flüssigkeit, hat eine gewisse Wirkung auf den Körper. Einfacher Zucker zum Beispiel lässt fast sofort den Blutzuckerspiegel steigen. In einem Arzneimitteltest mit reinen Zuckerpillen würde die Kontrollgruppe natürlich schlechter abschneiden, als die Versuchsgruppe, die ein Medikament mit hypoglykämischen, also blutzuckersenkenden Substanzen bekommt. Es braucht nicht viel, um zu beweisen, dass dieses Arzneimittel Diabetikerinnen und Diabetikern dabei helfen kann, ihre Blutzuckerspiegel unter Kontrolle zu halten.

Auch bei Herzmitteltests werden natürlich Placebos eingesetzt. Die „inaktiven" Pillen könnten hier zum Beispiel aus teilgehärteten Fetten mit Transfettsäuren bestehen, von denen man weiß, dass sie die Koronararterien und das Herz schwer schädigen können. Bei dieser Konkurrenz kann auch ein völlig nutzloses Herzmittel als strahlender Gewinner aus einem Vergleich hervorgehen und das Placebo um Längen schlagen.

Nach der Studie der University of California legten nur 8 Prozent der klinischen Arzneimitteltests die Liste ihrer Placebo-Zutaten offen. Die fehlenden FDA-Regeln erlauben Pharmafirmen, das perfekte Placebo zu finden, das im Vergleich zu dem tatsächlichen Arzneimittel geradezu lächerlich unwirksam bleibt. Um den Zulassungsstempel der FDA zu bekommen, muss das Arzneimittel mindestens um 5 Prozent besser abschneiden als das Placebo. Diese Marke wird schnell erreicht, wenn man ein Placebo wählt, dass das getestete Arzneimittel gut aussehen lässt.

Die meisten Arzneimitteltests werden von der Pharmaindustrie finanziert und von dieser Industrie gesponserten Wissenschaftlern ausgeführt. Indem sie die Zusammensetzung von Placebos nicht reguliert, lässt die FDA den Pharmafirmen ein legales Schlupfloch, um Arzneimitteltests mit vorherbestimmtem Ausgang durchzuführen. Das einzige potenzielle Hindernis könnte sein, dass das getestete Arzneimittel so extrem toxisch ist, dass es eine große Anzahl von Versuchspersonen ernsthaft schädigt und dadurch am Ende trotz aller Bemühungen doch schlechter dasteht als das Placebo. So war es zum Beispiel bei einer ganzen Reihe von Tests zu Diabetes- und Arthritis-Mitteln, bei denen zu viele Versuchspersonen an den echten Medikamenten gestorben waren.

Das Problem liegt auch darin, dass die Placebos in der Regel von genau den Firmen bereitgestellt werden, die auch die klinischen Versuche finanzieren, also von denen, die am meisten von einem erfolgreichen Abschneiden des getesteten Arzneimittels profitieren. So liegt es im Ermessen der Pharmafirmen zu bestimmen, welche Arten von Placebos sie brauchen, um ihre klinischen Versuche optimal fälschen und ihre ursprünglichen Investitionen in massive Einkommensströme verwandeln zu können.

Paradoxerweise wird diese komplett unwissenschaftliche, irreführende und kriminelle Praxis als „Goldstandard der wissenschaftlichen Evidenz" gepriesen.

Medizinwissenschaftler, die gern die Methoden der alternativen oder ganzheitlichen Medizin – wie Homöopathie, Ayurveda, traditionelle chinesische Medizin, Akupunktur usw. – lächerlich machen, erklären die oben beschriebene Methode der wissenschaftlichen Untersuchung (mit einem ergebnisfreundlichen Placebo) zur einzig gültigen Forschungsmethode auf Erden, während sie selbst die schlimmsten Verstöße gegen objektiv-wissenschaftliche Maßstäbe begehen. Die größte Quacksalberei, die je verübt wurde, kommt von den Wissenschaftlern hinter diesen Versuchen sowie den Ärzten und Gesundheitsbehörden, die diese Ergebnisse einsetzen, um ihre nutzlosen (unbewiesenen) und potenziell schädlichen medizinischen Behandlungen zu rechtfertigen. Die Medizinwissenschaft ist so zum größten Betrug geworden, den die Menschheit je gesehen hat.

Die oft beschworene „wissenschaftliche Evidenz" basiert auf Manipulation und Betrug. Wenn es sich bei dem in einem Versuch verwendeten Placebo gar nicht um ein echtes Placebo handelt, sondern um eine Substanz, die das Versuchsergebnis zugunsten des zu testenden Arzneimittels verfälscht, ist die „wissenschaftliche Evidenz" nur eine Farce. Wenn Sie zum Arzt gehen, er Ihnen ein verschreibungspflichtiges Medikament gibt und dabei behauptet, in Studien hätte es sich für Ihre besondere Störung als besonders effektiv erwiesen, verübt er absichtlich oder unwissentlich Betrug. Er verkauft Ihnen praktisch ein wirkungsloses Heilmittel, das von einem korrupten Pharmahersteller produziert und als Medizin ausgegeben wird. Wie das *New England Journal of Medicine* und die WHO einmal zugaben, können sich 85 bis 90 Prozent der Medikamente, die in Krankenhäusern oder Arztpraxen heute verabreicht werden, nicht auf streng wissenschaftliche Beweise stützen.

Einfach zu sagen, dass eine bestimmte Substanz – wie Zucker, Öl, eine synthetische Chemikalie, fluoridiertes Wasser, Kalziumkarbonat („Kohlensaurer Kalk") oder eine bestimmte Chemikalie – inaktiv ist und als Placebo genutzt werden kann, reicht nicht aus, um sie wirklich inaktiv zu machen. Es handelt sich dabei um reines Wunschdenken. Aber Wunschdenken ist genau das, was die Forscher betreiben, wenn sie ein Arzneimittel mit einem „wissenschaftlichen Placebo" vergleichen. Als Zugabe bekommen sie dann auch noch die volle Zustimmung für den Missbrauch des Placebos von ihren Kollegen und der FDA – und zum krönenden Abschluss wird ihr „Werk" in angesehenen medizinischen Fachzeitschriften publiziert.

Dr. Beatric Golomb sagte: „Wir können nur hoffen, dass es dadurch bei der medizinischen Behandlung nicht zu systematisch verursachten, ernsthaften Schäden kommt. „Millionen von Menschen nehmen jeden Tag verschreibungspflichtige Medikamente, von denen nie bewiesen wurde, dass sie wirksamer sind als Hoffnung oder Zuversicht, die Kräfte hinter jeder Placebo-Pille. Doch während Glaube und Optimismus harmlos sind, können Medikamente verheerende, ja vielleicht sogar tödliche Nebenwirkungen zeitigen. Über 100.000 Menschen sterben in den USA jährlich an den Nebenwirkungen von Medikamenten[30].

Pharmahersteller sind häufig skrupellos und es ist ihnen egal, wie viele Menschen durch ihre Produkte ums Leben kommen. Nur ihre Aktionäre ziehen sie zur Verantwortung und solange sie viel Geld verdienen, ist das auch schon alles, was für sie zählt. Wenn sie ein Placebo wählen, das den Versuchspersonen schadet, wird der Test ihr Produkt besser dastehen lassen und schneller „positive" Ergebnisse bringen.

Bei Versuchen zu einem neuen AIDS-Medikament zum Beispiel verwenden Forscher Laktose als bevorzugtes Placebo. Dabei wissen sie sehr wohl, dass die meisten AIDS-Patientinnen und -Patienten laktoseintolerant sind. Ein solches Placebo kann ihr ohnehin stark in Mitleidenschaft gezogenes Immunsystem also ernsthaft schädigen. Das ist, als würde man ein Arzneimittel testen, das

30 Prof. Jürgen Frölich (Pharmakologe) sagt: „Wie müssen davon ausgehen, daß im Bundesgebiet 25.000 Patienten jedes Jahr an unerwünschten Arzneimittelwirkungen sterben und daß es zu 500.000 schweren arzneimittelbedingten unerwünschten Wirkungen kommt. Das Bemerkenswerte daran ist, daß die Hälfte dieser unerwünschten Arzneimittelwirkungen vermeidbar sind."

mit Alkoholsucht verbundene Vorgänge im Gehirn blockt, und dazu Placebos mit Alkoholgehalt verteilen. Die FDA unternimmt keinerlei Anstrengungen, um solche unethischen Praktiken zu unterbinden.

Manchmal werden klinische Forscher mit ihren skrupellosen, unethischen Praktiken aber auch auf frischer Tat ertappt, so wie der bekannte Dr. Scott Ruben, der unter seinen Kollegen als einer der besten galt. Obgleich er mindestens 21 klinische Versuche fälschte und die gefälschten Ergebnisse in den prestigeträchtigsten medizinischen Fachzeitschriften publizierte, stellen Ärztinnen und Ärzte bis heute Millionen von Verschreibungen für diese Medikamente mit unbewiesener Wirkung aus – im Prinzip ein Fall von Quacksalberei. Dass die Medikamente niemandem helfen, macht den Verantwortlichen gar nichts – solange es gut für die Wirtschaft ist. Pharmariesen sind einfach zu groß, um wirklich scheitern zu können. Wenn die Fake-Wissenschaft, die sie stützt, verboten würde, gäbe es kaum noch ein Medikament auf dem Markt und ein Großteil der Medizinindustrie würde in sich zusammenbrechen.

4. Ein wenig Sonnenschein, bitte!

Eine Möglichkeit, den inneren Schalter auf „Heilung" zu stellen, besteht darin, ab sofort dafür zu sorgen, dass man genug Sonnenlicht bekommt. Sonnenlicht gehört zu den Dingen, die wir leicht übersehen oder als selbstverständlich voraussetzen, vielleicht *weil* sie nichts kosten, und doch ist es eine lebensspendende Kraft, die jegliches Leben auf dem Planeten erhält. Die Natur macht keine Fehler und es muss einen sehr guten Grund dafür geben, warum der Mensch unter dem schützenden Schirm der Sonne lebt.

Lassen Sie mich das Argument andersherum formulieren: Warum neigen Menschen, die sich meist drinnen aufhalten, stärker zum Kranksein? Warum trifft die Grippe Menschen, die in gemäßigten Zonen leben, häufiger als ihre Artgenossen in den Tropen? Der Schlüssel zur Erklärung ist hier das Sonnenlicht. Unser urbaner Lebensstil ist so auf geschlossene Räume fixiert, dass es so scheint, als würden wir die Sonne absichtlich meiden.

Wir fahren mit unseren Autos zur Arbeit (vielleicht sogar noch mit getönten Scheiben, die UV-Strahlen aussperren). Wir verbringen den gesamten Arbeitstag in klimatisierten Räumen, fahren mit dem Auto zurück oder nehmen die Untergrundbahn, und lassen uns dann zu Hause am Abend vor einem Fernseh- oder Computerbildschirm nieder. Für diejenigen, die einen Teil des Tages draußen verbringen, ist das Tragen von Sonnenbrillen ein nicht nur modisches Muss. Was ich sagen will, ist: Wir lassen uns nicht genug von der Sonne bescheinen.

Aber warum ist das Sonnenlicht so wichtig? Sonnenlicht initiiert die Synthese von Vitamin D, das bei verschiedenen Prozessen im menschlichen Körper eine wichtige Rolle spielt, unter anderem bei der Synthese von Enzymen, Hormonen und Neurotransmittern. Außerdem ist es ausschlaggebend für die Kalziumaufnahme und stärkt auch die Immunreaktion des Körpers.

Wussten Sie aber auch, dass Vitamin D für die Prävention von Krebs, Osteoporose und Depression wichtig ist und hilft, moderne Geißeln wie Diabetes und Adipositas im Zaum zu halten? Es verhütet Infektionskrankheiten viel effektiver, als Impfstoffe dies je tun könnten. Doch ehe wir näher darüber sprechen, sollten wir uns erst verschiedene Aspekte des Vitamins anschauen.

Vitamin D kommt zwar in einigen Lebensmitteln vor, trotzdem können wir die erforderliche Menge nicht mit der Ernährung aufnehmen. Die beste und verlässlichste Weise, genug Vitamin D zu bekommen, besteht drin, sich täglich in Maßen dem Sonnenlicht auszusetzen. Sonnenlicht „legt den Schalter um", der die Synthese des Vitamins in der Haut einschaltet.

Es ist das ultraviolette Sonnenlicht, das Vitamin D aktiviert und die komplexe Kettenreaktion unter Einbeziehung von Nieren und Leber in Gang setzt, die Vitamin D in Calcitriol, seine aktive Form verwandelt.

Vitamin D hilft dem Körper, das Gleichgewicht von Kalzium und Phosphor zu wahren, das er zu seinem Wohlergehen braucht. Es hilft ihm auch, Kalzium aufzunehmen. Das ist der Grund, warum das Vitamin für gesunde Knochen und Zähne so wichtig ist. Menschen mit Vitamin-D-Mangel haben brüchige Knochen, Kinder können an Rachitis leiden (die gerade ein großes Comeback erlebt), Erwachsene entwickeln Osteoporose. Ein Mangel kann auch zu Asthma, Allergien, Alzheimer, Glutenintoleranz, Lern- und Verhaltensstörungen, Autoimmunstörungen und Parkinson führen. (Mehr über den Nutzen von Sonnenlicht und Vitamin D finden Sie in meinem Buch „Heile Dich selbst mit Sonnenlicht".)

Wie viel Vitamin D brauchen wir? Drei- bis viermal pro Woche 20 Minuten in der Mittagszeit ist alles, was Ihr Körper an ultraviolettem Licht braucht. Dass es keinen Ersatz dafür gibt, erschließt sich schon aus der Tatsache, dass Sie die erforderlichen Mengen nicht mit der Ernährung aufnehmen können. Einige Lebensmittel, die Vitamin D enthalten, sind fettige Fische wie Lachs, Dorsch und Makrele. Aber auch diese müsste man mehrmals pro Woche essen, um genug Vitamin D zu bekommen.

Andere meinen, ihren Bedarf mit angereicherter Milch und Orangensaft mit Vitaminzusatz decken zu können. Allerdings müssten sie zehn Gläser Milch oder Orangensaft täglich trinken, um genug von dem Vitamin zu bekommen. Multivitaminpräparate sind auch nur halb so nützlich wie Sonnenlicht, denn sie liefern weniger als die Hälfte des eigentlichen Bedarfs und fördern die Vorstellung vom Schnellreparaturmythos im Umgang mit der Gesundheit.

So wie der Sonnenkontakt von einem Menschen zum anderen variiert, sind auch die Völker auf verschiedenen Kontinenten unterschiedlichen Mengen und Arten von Sonnenlicht ausgesetzt. Einfach gesagt: Je weiter entfernt wir vom Äquator leben, desto weniger Sonnenlicht (UV-Strahlen) bekommen wir ab (und desto wahrscheinlicher ist auch ein Vitamin-D-Mangel) – es sei denn, wir leben in großer Höhe, wie zum Beispiel in den Bergen der Schweiz, wo die UV-Konzentrationen höher sind und die Menschen gesündere Vitamin-D-Werte haben.

Im Winter, wenn das Sonnenlicht sehr schwach ist, verschlechtert sich die Lage. Die beste Möglichkeit, dieses Problem zu umschiffen, besteht darin, im Sommer und im Frühling genug Sonnenlicht zu „tanken" und in den kälteren Monaten eine Vitamin-D- oder UV-Lampe einzusetzen. Ein Winterurlaub in einem warmen, sonnigen Land ist ebenfalls sehr förderlich. Wenn der Körper genug Vitamin synthetisiert, speichert er den Überschuss im Fettgewebe ab und setzt ihn wieder frei, wenn die Spiegel sinken. Für stark übergewichtige Personen kann das ein Problem darstellen, da Adipöse offenbar nicht so gut in der Lage sind, das gespeicherte Vitamin D wieder abzurufen.

Hat der Körper über den Sommer genug Vitamin hergestellt, können die Speicher etwa drei Monate reichen, ehe es zu einem Mangel kommt. In den kalten, dunklen Wintermonaten können Sie ein Vitamin-D-Ergänzungsmittel nehmen, doch kann dies auch mit Risiken verbunden sein. Sie werden Ihre Blutwerte sorgfältig überwachen müssen, um keine Überdosis zu bekommen, weil Vitamin D, wenn es oral aufgenommen wird, giftig, ja sogar tödlich wirken kann. Wird das Vitamin vom sonnenbeschienenen Körper selbst produziert, überwacht der Körper die Werte und sorgt dafür, dass nie zu viel davon ins Blut gerät.

Natürlich beeinflusst auch die Hautfarbe die Vitamin-D-Produktion. Dunklere Haut braucht 20- bis 30- mal länger in der Sonne als blassere, dünnere Haut. Sorgen Sie jedoch in jedem Fall dafür, dass Sie keinen Sonnenbrand bekommen. Sobald die Haut sich rötet, ist dies ein Anzeichen dafür, dass Sie Ihren Bedarf an Vitamin D gedeckt haben. Verzichten Sie aber in jedem Fall auf Sonnenschutzmittel und Sonnenbrillen, denn diese konterkarieren den eigentlichen Zweck! Wie in meinem Buch „Heile dich selbst mit Sonnenlicht" erklärt, verhindern Sonnenbrillen die Freisetzung eines wichtigen Hormons, das die Melaninproduktion der Haut reguliert, und die wiederum wird gebraucht, um die Haut gegen Schäden durch die ultravioletten A-Strahlen zu schützen.

Die schockierende Wahrheit ist, dass etwa 40 Prozent aller Amerikaner an einem Vitamin-D-Mangel leiden, 42 Prozent aller Afro-Amerikanerinnen im gebärfähigen Alter haben einen mäßigen und mehr als 75 Prozent aller schwangeren Frauen in den USA einen gravierenden Mangel an diesem Vitamin[31]. Diese Zahlen sind erschreckend, aber nicht überraschend, wenn wir bedenken, wie bewegungsarm und häuslich unser Leben geworden ist. Einige Forscher behaupten sogar, dass etwa 85 Prozent der amerikanischen Bevölkerung einen Vitamin-D-Mangel aufweisen.

Vitamin D beugt Krebs **vor:** Wussten Sie, dass es eine ganze Reihe von Forschungsarbeiten gibt, die umgekehrte Korrelation von Sonnenlicht (UV-Licht) und Brust-, Dickdarm-, Mastdarm-, Prostata- sowie Eierstockkrebs nachweisen? Es gibt auch keinen Zweifel, dass es direkt mit dem Immunsystem Ihres Körpers korreliert. Was die Immunität betrifft, besitzt dieses Vitamin die ungewöhnliche Fähigkeit, die angeborene Immunreaktion des Körpers, eine generalisierte Reak-

31 Insgesamt wiesen 62 Prozent der Jungen, 64 Prozent der Mädchen sowie 57 Prozent der Männer und 58 Prozent der Frauen Vitamin-D-Spiegel unter diesem Grenzwert auf. Zudem unterlag der Vitamin-D-Status einer großen saisonalen Abhängigkeit (mit niedrigem Spiegel im Winter und hohem im Sommer). Im Winter reichten die Anteile eines unzureichenden Vitamin-D-Spiegels von ca. 50 Prozent bei 1- bis 2-Jährigen über 60 Prozent bei 18- bis 79-Jährigen bis zu über 80 Prozent bei 11- bis 17-Jährigen. Sogar im Sommer wies die Mehrzahl der Frauen im Alter von 65 bis 79 Jahren (75 Prozent) und der Migranten im Alter von 3 bis 17 Jahren (65 Prozent) unzureichende Vitamin-D-Werte auf. (RKI)

tion auf potenziell schädliche Mikroben, zu stärken. Es ist eine nicht-spezifische, generische Reaktion – anders als das adaptive Immunsystem, das sich an Pathogene „erinnert" und selektiv auf sie reagiert.

Im *Journal of Investigative Dermatology* publizierte Forschungsberichte stellten fest, dass UV-Licht in der Haut eine Chemikalie stimuliert, die als Vorläufersubstanz eines antimikrobiellen Peptids namens LL-37 bekannt ist. Es ist nur logisch, dass diese erstaunliche, natürliche Immunreaktion in der Haut stattfindet, die den Körper wie eine Schutzhülle umschließt und für den ersten Kontakt mit allen Reizen aus der Außenwelt zuständig ist. Die Haut ist das größte Organ des Körpers und die erste Verteidigungslinie, die Mikroben überwinden müssen, ehe sie in tiefer liegende Schichten des Systems eindringen können – ein weiteres Beispiel für die überlegene Logik der Natur.

Doch wie wirkt Vitamin D auf zellulärer Ebene? Trifft UV-Licht auf die Haut, interagiert es mit einer dort befindlichen, besonderen Art von Cholesterin, das Leber und Nieren anregt, Vitamin D in Vitamin D3 umzuwandeln. Vitamin D3 ist die aktive Form von Vitamin D und fördert die Immunfunktion, kontrolliert das Zellwachstum und sorgt für die Aufnahme von Kalzium aus dem Darm.

Vitamin D3 kann tatsächlich das Wachstum von bösartigen Melanomen, Brustkrebs, Leukämie und Brusttumoren hemmen. Es wurde auch schon nachgewiesen, dass es die Angiogenese, also das Wachstum neuer Blutgefäße zur Versorgung von Krebsgeschwüren, unterdrücken kann.

Von synthetischen Vitamin-D3-Derivaten ist dokumentiert, dass sie die Verbreitung von Brustkrebszellen stoppen und die Regression experimenteller Brusttumore fördern können. Man führt dies darauf zurück, dass Vitamin D und seine Derivate in die Regulation der Expression von krebsvorbeugenden Genen und Proteinprodukten einbezogen sind.

Die Forschung hat gezeigt, dass einige Arten von Krebszellen Vitamin-D3-Rezeptoren besitzen, die sie für die Antikrebseffekte dieses Vitamins/Hormons empfänglich machen. Ja, diese einfache Substanz, in unserer Haut im Überfluss vorhanden, ist tatsächlich ein tumorhemmendes Hormon!

2007 machte die Kanadische Krebsgesellschaft einen großen Sprung nach vorn, indem sie in ihrem nationalen Programm für Vitamin D als krebsvorbeugende Maßnahme warb. Trotzdem weigert die Amerikanische Krebsgesellschaft sich weiterhin, den enormen Nutzen dieser natürlichen Substanz anzuerkennen.

Und warum sollte sie das auch? Anzuerkennen, dass der Körper im Grunde sein bester Apotheker ist, würde bedeuten, Pharmakonzernen und Radiologen den Zufluss von Milliarden von Dollar abzugraben, die sie jährlich an Krebs verdienen.

Denken Sie darüber nach. Welches sind die beiden am häufigsten gehörten Wörter im Zusammenhang mit Krebs? „Screening" und „Behandlung". Zwei einfache Wörter, die die US-Regierung, viele Ärztinnen und Ärzte sowie die Pharmaindustrie aus Profitgründen gern immer wieder in den Vordergrund schieben. Warum um alles auf der Welt sollten sie sich auch selbst ein Bein stellen, indem sie anerkennen, dass mehr als 75 % aller Brust-, Darm-, Prostata- und anderer häufigster Krebsarten mit Vitamin D verhindert oder möglicherweise sogar zurückgebildet werden könnten?

Dies spiegelt sich auch in der Heuchelei der Lobbys, die einen „Krieg gegen den Krebs" führen. Der Begriff riecht nach Profit und politischen Motiven. Im Mittelpunkt dieses Kampfes steht – wenig überraschend – die American Cancer Society (ACS). Wissenschaftliche Experten für Non-Profit-Organisationen bezeichnen die ACS als „weltgrößte nichtkirchliche Non-Profit-Organisation". Doch gibt die Organisation nach einigen Schätzungen weniger als 20 Prozent ihrer Einnahmen für Krebspatienten aus.

Mit Millionen von Dollar jährlich ausgestattet, ist die ACS ein Verband, der den Krebs aktiv befeuert. Er wird wie eine Hightech-Firma geführt und hat in seinem Vorstand einige der größten Bosse aus der Welt der Pharma-, Forschungs-, Film- und Unterhaltungsindustrie versammelt. Gelder strömen aus den verschiedensten Geschäftsbereichen – Nachrichtensender, Pharmakonzerne, Filmstudios etc. – und fließen in Form sechsstelliger Gehälter,Feldausflüge, Nebenleistungen, Aufwandsentschädigungen und Gehälter an die Nutznießer zurück. Zweigstellen werden in den gesamten USA betrieben.

Und doch geht die ACS immer mal wieder bettelnd auf die Knie und klagt über mangelnde Gelder für den Kampf gegen den Krebs, um Spenden von der Öffentlichkeit einzutreiben. Nie hat es einen größeren Schwindel gegeben.

Nur ein kleiner Prozentsatz der ACS-Gelder werden der Krebsforschung gewidmet, die mit großer Zuverlässigkeit genau den Pharma- und Biotechfirmen in die Hände spielen, die wiederum die Organisation mit Geldern versorgen. Schon aus dem Grund muss die ACS, die auch politische Kampagnen und sogar einzelne Politiker unterstützt, den Krebs lebendig erhalten!

In der modernen Medizin sind regelmäßige Screenings, Tests und Bestrahlungen ein fester Bestandteil der Krebsdiagnose und -behandlung. Abgesehen von Pharmafirmen, die einige der giftigsten und teuersten Krebsmedikamente herstellen, wird die ACS in großem Umfang von den Herstellern von Mammografie- und Röntgengeräten unterstützt, darunter bekannte Firmen wie Siemens, DuPont, General Electric, Eastman Kodak und Piker.

Du Pont, eigentlich ein global agierender Vertreter der Petrochemie, ist einer der großen Hersteller von Mammografie-Geräten. Die Firma finanziert die ACS in großem Stil, sitzt in einem der Beiräte, unterstützt die ACS-Aufklärungsprogramme – eine ideale Plattform, um die eigenen Produkte ins rechte Licht zu rücken. DuPont sponsert auch TV-Programme und andere Medienproduktionen, um für Mammografien zu werben, und produziert eine Flut von Werbeliteratur für medizinische Einrichtungen. Offenbar ein äußerst profitabler Fall von „Eine Hand wäscht die andere"!

Wo wir gerade von Krebs sprechen und dem Behandlungsansatz der Schulmedizin, erlauben Sie mir, meinen Standpunkt vorzutragen. In meinem Buch „Krebs ist keine Krankheit" erkläre ich, warum Krebs und andere schwere Krankheiten in Wirklichkeit verzweifelte Versuche des Körpers sind, solange am Leben zu bleiben, wie die Umstände es zulassen.

Es wird Sie vielleicht überraschen zu hören, dass jemand, der von den Hauptgründen für Krebs (also der echten Krankheit) befallen ist, höchstwahrscheinlich nach kürzester Zeit tot wäre, wenn er nicht Krebszellen wachsen lassen würde. In dem Buch liefere ich Beweise für diese These. Krebs tritt erst auf, nachdem alle anderen Verteidigungs- oder Heilstrategien des Körpers versagt haben. Unter extremen Umständen kann der Kontakt zu großen Mengen von krebsauslösenden Substanzen („Karzinogenen") innerhalb weniger Wochen oder Monate einen Zusammenbruch der Verteidigungsmechanismen mit sich bringen und ein rasches und aggressives Wachstum des Krebstumors entfachen. In der Regel dauert es jedoch viele Jahre oder gar Jahrzehnte, bis sich die sogenannten „bösartigen" Tumore bilden und tatsächliche lebensbedrohliche Formen annehmen.

Leider haben grundlegende Missverständnisse oder ein völliges Fehlen von Wissen über die wahren Gründe für das Tumorwachstum „bösartige" Tumore in unserer Vorstellung in fiese Monster verwandelt, die keinen anderen Zweck haben, als uns als Buße für unsere Sünden umzubringen. Wie auch immer, ich bin ünerzeugt davon, dass Krebs auf unserer Seite ist und nicht gegen uns. Wenn wir unsere Wahrnehmung von dem, was Krebs wirklich ist, nicht ändern, wird er sich – selbst bei bester Behandlung – weiter jeder Heilung widersetzen.

5. Die Apotheke der Natur

So wie der Körper sein bester Arzt ist, erweist sich auch die Natur als die am üppigsten ausgestattete Apotheke für die Menschheit. Alle Stoffe, die der Körper braucht, um sich selbst zu heilen und wiederherzustellen – und natürlich auch, um gesund zu bleiben – stehen auf ganz natürliche Weise zur Verfügung.

Es gibt Hunderte von Lebensmitteln, die erstaunliche, heilungsfördernde Eigenschaften besitzen. Viele haben eine immunsteigernde Wirkung, während andere gezielt Tumoren bekämpfen. Wenn wir aber den Rezepten von Mutter Natur nicht folgen, ist es sehr wahrscheinlich, dass wir früher oder später krank werden. Im Klartext bedeutet dies: Je größer die Abhängigkeit von verarbeiteten Lebensmitteln, desto wahrscheinlicher ist es, dass Sie krank werden. Nicht nur werden wir der natürlichen Ernährung beraubt, die der Körper braucht, um gesund zu werden und zu bleiben. Gleichzeitig stecken verarbeitete Lebensmittel voller chemischer Zusatzstoffe, die schädlich sind und auch das Wesen der Nahrung verändern, der man sie zugesetzt hat.

Wenn wir aber andererseits vom reich gedeckten Tisch der Natur essen, werden wir womöglich gar nicht erst krank. Und wenn Sie jetzt krank werden und auf der Suche nach einem echten Mittel gegen Ihre Erkrankung sind, kann es gut sein, dass Sie entdecken, dass gesundes Essen, frisches Wasser und saubere Luft, eine friedliche Grundeinstellung, ausreichend Schlaf und heilendes Sonnenlicht noch immer die beste Medizin sind, die Sie bekommen können.

Sie würden sich auch einen großen Gefallen tun, wenn Sie entsprechend Ihrem Körpertyp essen würden. Das liegt daran, dass jeder Körpertyp anders auf die gleichen Lebensmittel reagiert und verschiedene Arten von Lebensmittel für eine optimale Gesundheit braucht. (Mehr über die verschiedenen Körpertypen und Superfoods finden Sie in meinem Buch „Zeitlose Geheimnisse für Gesundheit und Verjüngung".)

6. Nützliche Tipps für den natürlichen Umgang mit Infektionen

- Gestehen Sie sich ein, dass Sie krank sind (oder Ihr Kind krank ist) und der Körper und die beteiligten Erreger ihr Bestes tun werden, um Gesundheit und Vitalität wiederherzustellen. Um den Körper in seinem Bemühen zu unterstützen, stellen Sie sicher, dass er genug Energie hat, um sich zu reinigen, mögliche Schäden zu beheben und sich selbst zu heilen. Dies kann nur geschehen, wenn Sie dem Körper erlauben, sich auszuruhen. Sonst kann es sein, dass Sie seine gesamte Energie verbrauchen und die Heilung sich entweder verlangsamt oder ganz ins Stocken kommt.
- Versuchen Sie die Einnahme von Medikamente tunlichst zu vermeiden. Substanzen wie Paracetamol unterdrücken nur die Heilreaktion des Körpers und ziehen andere körperliche und emotionale Problemen in der Zukunft nach sich.
- Für ein Kind bedeutet das Kranksein oft auch eine Chance, zusätzliche Fürsorge und Aufmerksamkeit von den Eltern zu erlangen. Sie werden mehr gehalten und getröstet, es gibt eigens zubereitete oder angerichtete Mahlzeiten im Bett, es werden mehr Geschichten vorgelesen als sonst etc. Natürlich kann es aber auch sein, dass die Eltern die Krankheit ihres Kindes als lästig empfinden und ihre Frustration dadurch zeigen, dass sie kurz angebunden und gereizt sind. Kranke Kinder brauchen und verdienen aber eine Sonderbehandlung und liebevolle Bestätigung, vor allem wenn sie sich Sorgen machen und ängstlich sind.
- Ein krankes Kind sollte nicht durch zu viel Radio, Fernsehen oder gar Besucher unnötig aufgeregt oder überreizt werden. Ruhige Aktivitäten wie Vorlesen, Malen und Brettspiele helfen ihnen, nicht zu viel über ihre Krankheit nachzugrübeln. Sorgen Sie dafür, dass sie genug Schlaf bekommen, früh ins Bett gehen und tagsüber immer mal wieder schlummern können, wenn sie müde sind.
- Kranke Kinder müssen viel trinken, damit die Gifte aus dem Körper ausgespült werden können. Warmes Wasser ist am besten geeig-

net und sollte immer die erste Wahl sein; Kräutertees und frisch gepresster, verdünnter Möhren-, Zitronen- oder Limettensaft mit etwas Honig (bei Mumps den Saft von Zitrusfrüchten lieber vermeiden!) können ebenfalls angeboten werden.

- Geben Sie Ihrem Kind nichts Kaltes, wie eisgekühlte Getränke, Speiseeis, Zucker oder zuckerhaltige Lebensmittel. Milch, Joghurt oder andere Milchprodukte sowie Fleisch, Hühnchen oder Fisch oder andere proteinhaltige Nahrung sollten auch lieber nicht auf dem Speiseplan stehen. Da die Verdauung des Kindes während der Krankheit geschwächt ist, würden solche Lebensmittel nur zu Fäulnis und Übersäuerung führen und die Schleimhäute weiter reizen. Wie kranke Tiere wollen oder brauchen kranke Kinder im Allgemeinen nichts zu essen. Wer fastet und nur Wasser trinkt, stärkt die Heilreaktion des Körpers am besten. Wenn Ihr Kinder Hunger hat, geben Sie ihm frisch gekochten Gemüsebrei, Suppen, warme Getreidebreie, wie zum Beispiel Haferbrei mit ein wenig Kokosnusszucker oder hochwertigem Honig. Eine Infektion auszuhungern ist besser, als sie zu füttern.
- Kinder müssen wissen, was während einer Krankheit mit ihnen passiert und dass es bald vorbei sein wird. Sehr beruhigend wirkt auch die Gewissheit, dass Sie jederzeit für sie da sein werden.
- Wenn Ihr Kind Fieber bekommt, ist dies ein gutes Zeichen für eine gesunde Immunreaktion. Die erhöhte Temperatur zeigt, dass der Körper die Situation aktiv angeht und den Kampf gegen die Infektion aufgenommen hat. Eltern sollten daran denken, dass selbst hohes Fieber nicht unbedingt als Alarmsignal zu deuten ist. Wie erst kürzlich entdeckt wurde, ist selbst eine Temperatur von 41 Grad Celsius und leicht darüber noch nicht als lebensbedrohlich anzusehen. Am wichtigsten ist, daran zu denken, dass fiebernde Kinder und Babys unter sechs Monaten sehr viel Wasser trinken müssen, da sie rasch austrocknen können. Wenn Sie mit einem Schwamm und lauwarmem Wasser den Körper abutupfen, lindern Sie das Unwohlsein in dieser Phase der Heilung. Decken Sie immer nur ein Körperteil auf einmal auf und tupfen es vorsichtig ab, bis es sich kühler anfühlt, und gehen Sie dann zum nächsten Körperteil über. Gesicht und

Stirn abzutupfen bringt ebenfalls Erleichterung. Und denken Sie daran, Fieber stimuliert das Immunsystem, reinigt den Körper von Giftstoffen, regelt die Temperatur so hoch, dass eindringende Mikroben nicht überleben können, schafft mehr Antikörper und weiße Blutkörperchen, die beim Heilen helfen, und sperrt Eisen aus, von dem Bakterien sich ernähren. Sobald der Körper seine Arbeit vollendet hat, sinkt das Fieber auf natürliche Weise wieder.

- Eine andere Grundregel ist, ein fröstelndes, fieberndes Kind warm und bedeckt zu halten. Das hilft – besonders nachts –, das Fieber „auszuschwitzen". Heiße, fiebernde Kinder dagegen sollten eher kühl, aber nicht kalt gehalten und gelegentlich in ein Bad mit lauwarmem Wasser eingetaucht werden. Auch Begleitsymptome wie juckende Ausschläge, schmerzhaft geschwollene Drüsen, Husten, Halsweh oder verklebte Augen heilen dann meist ohne weitere Komplikationen aus. Bei ungewöhnlichen Symptomen können Sie einen Naturheilkundler (Ayurveda, Homöopathie, Traditionelle Chinesische Medizin oder Ähnliches) um Rat fragen.
- Es ist besser, kranken Kindern kein Aspirin zu geben, da dies die Fieberreaktion dämpft und den körpereigenen Heilprozess stört. Falls Ihr Arzt darauf besteht, Ihrem Kind Antibiotika zu geben, wenn es eine der obigen Krankheiten oder Symptome hat, versuchen Sie, einen weiteren Arzt zu befragen und holen Sie eine zweite Meinung ein. Pau D'Arco (Lapacho)-Tee, Olivenblattextrakt und Sonnenlicht (zur Bildung von Vitamin D) können viel effektiver wirken als Antibiotika und das ohne Nebenwirkungen. In den meisten Fällen gibt es keinen Bedarf an Medikamenten. Während einer großen, 1987 im *British Medical Journal* publizierten Studie erhielten 18.000 Kinder ein homöopathisches Mittel gegen Meningitits. Die Behandlung war erfolgreich und es zeigte sich keine einzige ungünstige Nebenwirkung.
- Als allgemeine Vorsichtsmaßnahme sollten Sie Ihr Kind nicht zu früh fremdbetreuen lassen. Ein solcher Entschluss schützt es vor vielen Kinderkrankheiten. Kindertagesstätten erhöhen zum Beispiel das Risiko, an einer Hib-Meningitis zu erkranken, um das

24-fache. Viele der kommerziell betriebenen Tagesstätten werden regelmäßig von allen möglichen Erregern „besucht". Das sicherste Umfeld für ein Kind in den ersten Lebensjahren ist sein Zuhause.

- Erwachsene können von Besuchen in einer Sauna oder Infrarotkabine profitieren, um die Giftstoffe schneller auszuschwitzen.
- Da Toxine in Darm und Leber für den Körper schwerer auszuheilen sind, können Klistiere mit Kaffee oder Wasser sowie Darmspülungen Infektionen lindern oder gar ganz stoppen. (Weitere Informationen zur Leber- und Darmreinigung finden Sie in meinem Buch „Zeitlose Geheimnisse für Gesundheit und Verjüngung".) Eine Verstopfung sollte mit allen Mitteln vermieden werden. Einläufe mit Kaffee stimulieren die Gallebildung und helfen der Leber, Toxine auszuscheiden.
- Immunstärkende Kräuter wie Pau D'Arco, Olivenblattextrakt, Echinacea, Goldsiegelwurzel, Astragalus (Tragant) und Grapefruitsamenextrakt können ebenfalls hilfreich sein. Bei lokalen Infektionen haben sich auch Umschläge mit rohem Honig, Bentonit, anderen Heilerden oder Urinpacks (besonders effektiv) bewährt. Holunderbeeren werden als Volksheilmittel gegen Grippe, Erkältungen und Husten seit Hippokrates' Zeiten eingesetzt. Vor Kurzem entdeckte eine israelische Wissenschaftlerin, warum sie so gut wirken. Als in einer kontrollierten Studie Grippekranke mithilfe von Holunder in Rekordzeit heilten, stellte sie fest, dass die Beeren Viren regelrecht „entwaffnen". Die Viren waren nicht mehr fähig, in die Zellwände der Patienten einzudringen.
- Lassen Sie einer Infektion ihren natürlichen Verlauf, auch wenn es ein, zwei Wochen oder länger dauert. Sie zu unterdrücken, kann zu wiederkehrenden Infektionen führen, die mit jedem Mal schwerer werden. Reinigen Sie stattdessen den Körper von Toxinen und der Bedarf an Infektionen wird auf natürliche Weise dahinschwinden.

10 Schlussfolgerung

Nach allem, was ich in diesem Buch präsentiert habe, lautet die nächste logische Frage: Wenn man sich nicht gegen Krankheiten impfen lässt – wie schützt man dann seine Gesundheit?

Falls dieses Buch in Ihrem Denken auch nur ein kleines Fenster geöffnet hat und Sie das Impfspiel als das sehen können, was es tatsächlich ist, ist der Rest ganz einfach. In der Regel gehen wir davon aus, dass jemand, der gesund lebt, auch keine Krankheiten bekommt. Drehen wir dies herum, kommen wir zu der folgenden Schlussfolgerung: „Dass jemand keine Krankheiten bekommt" liegt am gesunden Leben." Diese kleine semantische Umkehr kann Ihre Sicht vom Leben grundlegend verändern.

Wir müssen also als Erstes bestimmen, welche Faktoren das Leben ungesund machen können, und davon gibt es ziemlich viele! Dabei müssten wir auch ein wenig nach innen schauen, um Gewohnheiten, emotionale Einstellungen und Persönlichkeitszüge zu benennen, die zu schlechter Gesundheit beitragen können.

Sich gegen Impfungen zu entscheiden, setzt einen festen Glauben an natürliche Heilmittel, Therapien und eine innere Verbindung mit der Natur voraus. Allerdings vertrete ich nicht das Motto „Zurück zur Natur". Im 21. Jahrhundert ist das nicht möglich. Dennoch haben die meisten von uns sich schon viel zu weit von unserer wahren Natur und unsere evolutionären Wurzeln entfernt. Heilung beginnt, wenn Sie diese grundlegende Tatsache verstehen und akzeptieren. (Wenn es Sie interessiert, finden Sie mehr in meinem Buch „Zeitlose Geheimnisse von Gesundheit und Verjüngung" mehr dazu.)

Auch auf die Gefahr hin, dass ich mich wiederhole, erlauben Sie mir, Sie noch einmal darauf hinzuweisen, dass die Natur nie vorgesehen hat, dass wir uns auf Gedeih und Verderb Chemikalien in den Körper spritzen. Stattdessen hält sie eine wunderbare natürliche Apotheke für uns bereit – in unserem Körper und in der Welt um uns herum.

Folgen Sie diesen Prinzipien und Sie werden automatisch beginnen, Ihr Immunsystem zu stärken. Und das ist auch schon Ihr bester Rundumschutz gegen Krankheiten. Bei Bedarf sind alternative Therapien nützlich, da sie die Geist-Körper-Verbindung stärken, die im Zentrum von Immunität, guter Gesundheit und Krankheit steht.

Doch ehe ich zum Schluss komme, hier noch ein Blick auf die Zukunft der Impfstoffe – zumindest, wie die mit Vorliebe Messer und Skalpelle schwingenden Impfforscher sie sehen. Derzeit werden 145 zusätzliche Impfstoffe entwickelt und in klinischen Versuchen getestet, doch spätestens seit der Studie der University of California über die mangelnde Transparenz bei den Placebo-Inhaltsstoffen wissen wir ja, wie unwissenschaftlich und verlogen diese Studien sein können.

Pharmafirmen suchen einen ständig sich erweiternden, berechenbaren Markt für ihre neuen Impfstoffe und wir können davon ausgehen, dass Lobbyisten unsere Regierungen zum empfohlenen Einsatz möglichst vieler Stoffe drängen werden, sowohl bei Kindern als auch bei Erwachsenen. Hier ein paar Beispiele dafür, was noch auf uns zukommen kann:

Stress-Impfung: Endlich eine Antwort auf die Geißel des modernen Lebens – ein Impfstoff gegen Stress! Das zumindest verspricht uns Dr. Robert Sapolsky von der Stanford University. Geradezu paradox: Die Forscher erwägen, das Herpesvirus – ein Virus! – zu nutzen, um gentechnisch veränderte, „neuroprotektive" Substanzen in die Tiefen unseres Gehirns zu tragen, uns von chronischem Stress zu befreien und einen Zustand der „konzentrierten Ruhe" zu schaffen.

Dr. Sapolsky behauptete in der Mitte der 2010er-Jahre, gentechnische Veränderungen könnten helfen, die Produktion von Glucocoticoiden abzustellen, die sich im Körper während längeren Stresszuständen aufbauen. Seiner Meinung nach spielen sie eine wichtige Rolle bei der Entstehung der „Kampf- oder Flucht"-Reaktion, die für das Überleben wesentlich sei, doch hätten die Menschen die Fähigkeit verloren, ihre Produktion auszusetzen – und deshalb bräuchten wir die Hilfe eines Virus!

Der gute Mann arbeitet seit drei Jahrzehnten an seinem „Stress-Impfstoff" und praktische Versuche sind noch Zukunftsmusik. Doch ohne Zweifel wird es dafür Forschungsgelder geben. Stellen Sie sich nur einmal den potenziellen Markt für ein solches Produkt vor. Kein Ringen mehr mit komplexen emotionalen Zuständen – all dem, was uns zu Menschen macht und uns erlaubt, Zuversicht und Weisheit zu entwickeln und innerlich zu wachsen. Eine Spritze oder eine Pille – mehr braucht es dann nicht!

Spritzen mit Flügeln: Die Wissenschaft spielt bereits mit einigen ziemlich futuristischen Impfstoff-Transportmitteln. Falls diese innovativen Experimente erfolgreich sind, kann die Schulmedizin bald die Einführung von „fliegenden Impfungen" und „essbaren Impfstoffen" verkünden.

Unter Verwendung einer großzügigen Spende der profilierten Bill und Melinda Gates-Stiftung im Oktober 2008 versucht ein Forschungsteam von der Jichi Medical University in Japan, Moskitos in „fliegende Impfspritzen" zu verwandeln, „sodass sie mit jedem Mückenstich Impfstoffe verabreichen".

Während sie rund um den Globus Schenkungen verteilt, darunter auch an das japanische Team, erklärte die Stiftung, sie wolle eben auch „Forschung außerhalb der bekannten wissenschaftlichen Paradigmen fördern".

Impf-Snack: Das bereits genannte japanische Team ist nicht das einzige, das in die Natur eingreift, um uns zu guter Gesundheit zu verhelfen. Wissenschaftler an der Iowa State University arbeiten an „essbaren Impfstoffen". Maispflanzen sollen mithilfe der Gentechnik so verändert werden, dass sie Mensch und Tier, die sie zu sich nehmen, Immunität verleihen.

Ein Bericht darüber fand sich in der Fachzeitschrift *Meat and Poultry* vom 5. Mai 2009. Die Forscher schlagen vor, in bestimmten Pathogenen (wie dem Schweinegrippenvirus) genau die Gene zu finden, die bestimmte Krankheiten auslösen, und diese in den Mais-Genotypus einzufügen. Ihre Hoffnung ist, dass dieser gentechnisch veränderte Mais das genetische Material des Pathogens in seinem Genotypus enthalten wird.

Experimente, die versuchen, auf diese Weise Impfstoffe in die Ernährungskette einzuführen (durch Lebensmittel für Menschen und durch Tierfutter) werfen ernsthafte ethische Fragen auf. Lebensmittelhersteller in den USA zumindest haben sich beim Etikettieren ihrer Produkte schon mehrfach um Transparenz gedrückt. Die Verbraucher können nie wirklich sicher sein, ob sie gentechnisch veränderte Lebensmittel verzehren oder nicht.

Außerdem gäbe es keine Möglichkeit zu sagen, welche toxischen Gen-Cocktails Wissenschaftler in unschuldig aussehende Früchte und Gemüsesorten eingefügt haben und was sie damit beabsichtigen. Menschen am heimischen Esstisch in Versuchskaninchen zu verwandeln, grenzt an arglistige Täuschung und kann fraglos als unethisch gelten.

Stellen Sie sich vor, Sie würden Ihre Impfstoffe aus einer großen Tüte Maischips oder mit Ihren Cornflakes mit Milch aus einer Schüssel löffeln! Eine Impfung in Form eines stark verarbeiteten Lebensmittels würde Ihr Leben auf doppelte Weise gefährden. Was soll da als Nächstes kommen?

Roboter-Antibiotika: Der letzte Schrei aus den Impflaboren sind künstliche Antikörper. Wissenschaftler der Emory University in Atlanta haben bereits einen künstlichen Antikörper geschaffen, um Krebstumore mithilfe eines weiteren innovativen Bio-Tools anzugreifen: einem Nanopartikel.

Antikörper sind groß und können die tiefen Rillen eines Tumors nur schlecht erreichen. Im Januar 2009 verkündeten Wissenschaftler der Emory University, sie hätten diese Hürde überwunden und einen künstlichen Antikörper geschaffen, der nur ein Fünftel so groß ist wie ein natürlicher Antikörper. Als Nächstes fanden sie eine Möglichkeit, ihren künstlichen Antikörper an ein Nanopartikel zu binden. Diese Doppelwaffe wurde dann eingesetzt, um Mäuse-Krebstumore anzugreifen.

Wie das funktionieren soll? Antikörper werden in Reaktion auf eine Infektion oder einen pathogenen Prozess im menschlichen Körper gebildet. Viele von ihnen zielen ganz spezifisch auf eine bestimmte Krankheit wie Krebs. In diesem Fall fabrizierten Wissenschaftler einen künstlichen Anti-EGFR- („Epidermal Growth Factor Receptor")-Antikörper, der den Tumor ansteuert und deshalb als effektives Transportmittel dienen kann, um ein Nanopartikel zum Tumor zu transportieren. Diese Technik ließe sich auch für diagnostische und therapeutische Zwecke nutzen, sagen die Wissenschaftler.

Nanopartikel zeigen sich in der MRT (Magnetresonanztomografie) und werden als wertvolle diagnostische Instrumente angesehen. Sie können auch benutzt werden, um Medikamente zu transportieren, und gelten daher als effiziente therapeutische Carrier.

Ausgerüstet mit einem Träger, der zielstrebig genau dorthin geht, wohin kein anderer je zuvor gegangen ist, glauben Wissenschaftler, diese neue Technologie bei der Diagnose und Behandlung von Krebs erfolgreich einsetzen zu können.

Antikörper sind die Pendants von Antigenen und Lebendviren in einem Impfstoff. Lassen sich künstliche Antikörper für Tumoren herstellen, könnte der Einsatz dieser Technologie in Impfstoffen der nächste logische Schritt sein.

Medizinische Zauberkunst kann verführerisch, ja geradezu unwiderstehlich sein. Aber die gentechnische Manipulation ist und bleibt schädlich für die Gesundheit!

Ich möchte Sie ermutigen, dem National Vaccine Information Center (NVIC) beizutreten, um das Recht auf informierte Einwilligung zum Impfen zu schützen. Das NVIC möchte, dass Sie, seine Mitglieder, sich organisieren und in ihrem Bundesstaat (nur in den USA) Ihre Stimme dort erheben, wo sie wohnen, um Befreiungen von der Impfpflicht zu schützen und auszuweiten. Impfpolitik wird auf der Ebene der Bundesstaaten gemacht, deshalb wird Ihr Engagement auf dieser Ebene auch am meisten bewirken. Geht es um landesweite Impfthemen, werden Sie zusätzlich mit Informationen versorgt und bekommen Vorschläge dazu, wie Sie sich Gehör verschaffen können.

Website: www.nvicadvocacy.org
Facebook: www.facebook.com/national.vaccine

Referenzen und Quellen

http://74.125.153.132/search?q=cache:3GIl2dgd6O0J:www.whale.to/vaccine
http://pediatrics.aappublications.org/cgi/content/full/112/6/1394
http://www.quackwatch.com/03HealthPromotion/immu/immu00.html
http://www.mad-cow.org/
http://www.mad-cow.org/00/may00_news.html
http://www.mad-cow.org/00/01jan_news.html
http://www.emedicinehealth.com/mad_cow_disease
http://www.ncbi.nlm.nih.gov/pubmed/20067537
http://74.125.153.132/search?q=cache:k6kLlng7n88J:www.anellomedicalwriting.com/SV40-%2520HMS%2520Beagle.doc+SV40+controversy&cd=1&hl=en&ct=clnk&gl=in
http://74.125.153.132/search?q=cache:5ZF6EiORIEoJ:www.hpakids.org/holistic-health/articles/122/1/Smallpox-Vaccine:-Does-it-Work%253F+smallpox+england+1871&cd=4&hl=en&ct=clnk&gl=in
http://74.125.153.132/search?q=cache:YBgSr8dRdUcJ:en.wikipedia.org/wiki/Cowpox+cowpox+vaccina&cd=1&hl=en&ct=clnk&gl=in
http://tropej.oxfordjournals.org/cgi/pdf_extract/21/supp1/51
http://www.sourcewatch.org/index.php?title=Pharmaceutical_industry#Dr._Jonas_Salk_senate_hearings_.26_VAPP
http://www.soilandhealth.org/02/0201hyglibcat/020132sinclair/vaccinaion.htm
http://www.vaccineinformation.org/measles/qandavax.asp
http://www.drellegee.com/vaccination.html
http://74.125.153.132/search?q=cache:MD5zaUYtQH0J:www.sv40foundation.org/+sv40&cd=3&hl=en&ct=clnk&gl=in
http://www.sv40foundation.org/SV40-from-PV.html
http://www.childbirthsolutions.com/articles/postpartum/dispelling2/index.php
http://www.scidev.net/en/health/clinical-ethics/nigeria-sues-pfizer-over-drug
http://www.childbirthsolutions.com/articles/postpartum/dispelling/index.php
http://www.naturalnews.com/022400_vaccines
http://vaers.hhs.gov/data
http://www.childbirthsolutions.com/articles/postpartum/dispelling/index.php
http://www.naturalnews.com/022400_vaccines
http://www.whale.to/vaccine
http://www.jabs.org.uk/forum/topic.asp?TOPIC_ID=1391
http://educate-yourself.org/vcd/howensteinwhyyoushouldavoidvaccines03feb07.shtml
http://articles.mercola.com/sites/articles/archive/2004/05/12/vaccination-dangers.aspx
http://www.absoluteastronomy.com/topics/Vaccination
http://www.naturalnews.com/polio.html
http://www.naturalnews.com/021572.html
http://www.naturalnews.com/022400_vaccines

http://www.naturalnews.com/026951_vaccination_polio_immune
http://www.vaclib.org/basic/manu.htm
http://www.msnbc.msn.com/id/21034344/ns/health-infectious_diseases/
http://www.naturalnews.com/026951_vaccination_polio_immune
http://www.aldara1.com/Overview%20&%20Summaries/immune
http://www.naturalnews.com/026951_vaccination_polio_immune
http://www.naturalnews.com/026951_vaccination_polio_immune
http://www.google.co.in/#hl=en&source=hp&q=nigeria+polio+outbreak&btnG=-Google+Search&meta=&aq=0&oq=nigeria+polio+out&fp=31fb0df7a2e827f9
http://www.msnbc.msn.com/id/21149823/
http://www.washingtonpost.com/wp-dyn/content/article/2007/10/05/AR2007100501193.html
http://news.bbc.co.uk/2/hi/2070634.stm
http://www.naturalnews.com/022508_polio_measles_immunization
http://www.naturalnews.com/022382_disease
http://www.naturalnews.com/022572_vaccines
http://www.vanityfair.com/politics/features/2011/01/deadly-medicine
http://www.naturalnews.com/021572.html
http://www.naturalnews.com/HPV_vaccine
http://www.naturalnews.com/027218_health_vaccines
http://www.naturalnews.com/027017_HPV_HPV_vaccine
http://www.naturalnews.com/026463_HPV_vaccine
http://www.naturalnews.com/026019_HPV_HPV_vaccine
http://www.naturalnews.com/025411_HPV_allergic
http://www.naturalnews.com/027196_cancer_cervical_cancer_cancer_vaccine
http://www.naturalnews.com/026951_vaccination_polio_immune
http://www.whale.to/a/nkuba.htm
http://educate-yourself.org/cn/vaccinationsinUganda22dec03.shtml
http://www.google.co.in/#hl=en&source=hp&q=nigeria+polio+outbreak&btnG=-Google+Search&meta=&aq=0&oq=nigeria+polio+out&fp=31fb0df7a2e827f9
http://www.msnbc.msn.com/id/21149823/
http://www.washingtonpost.com/wp-dyn/content/article/2007/10/05/AR2007100501193.html
http://news.bbc.co.uk/2/hi/2070634.stm
http://articles.mercola.com/sites/articles/archive/2009/12/01/Polio-Vaccine-Blamed-for-Outbreaks-in-Nigeria
http://74.125.153.132/search?q=cache:cB60wEgl_JYJ:www.pbs.org/newshour/updates/health/july-dec09/polio_08-24.html+nigeria+polio+outbreak&cd=2&hl=en&ct=-clnk&gl=in
https://www.naturalnews.com/027365_flu_drug_shot.html
http://www.fightbackh1n1.com/2009/08/criminal-chargesanzeigen.html
http://www.vaclib.org/basic/manu.htm
http://www.whale.to/vaccine

http://www.timesonline.co.uk/tol/news/science
http://www.naturalnews.com/027248_disease
http://www.naturalnews.com/027248_disease
http://www.naturalnews.com/chronic_fatigue.html
http://www.naturalnews.com/024788_chronic_fatigue_chronic_fatigue_syndrome_candida.html
http://www.microbiologybytes.com/virology/Retroviruses.html
http://answers.yahoo.com/question/index?qid=20080612030110AAC2ixe
http://www.google.co.in/search?hl=en&q=cfs+virus=
http://www.ehow.com/how-does_5499473_diseases-caused-retrovirus.html
http://www.scientificamerican.com/article.cfm?id=chronic-fatigue-syndrome-retrovirus
http://www.nhs.uk/news/2010/01January/Pages/Virus-link-to-CFS-in-doubt.aspx
http://www.allnaturalinfo.com/medical_danger.htm
http://www.naturalnews.com/024004_cancer_vaccines
http://www.whale.to/vaccines
http://www.drlenhorowitz.com/news/vaccine
http://educate-yourself.org/vcd/howensteinwhyyoushouldavoidvaccines03feb07.shtml
http://www.vaclib.org/basic/manu.htm
http://news.bbc.co.uk/2/hi/health/8493753.stm
http://news.bbc.co.uk/2/hi/health/8483865.stm
http://news.bbc.co.uk/2/hi/health/8481583.stm
http://news.bbc.co.uk/2/hi/health/6289166.stm
http://news.bbc.co.uk/2/hi/health/1808956.stm
http://www.naturalnews.com/026434_vaccines
http://www.naturalnews.com/022400_vaccines
http://www.naturalnews.com/026951_vaccination_polio_immune
http://www.naturalnews.com/027483_SIGA_Technologies_vaccines
http://www.reuters.com/article/scienceNews/idUSTRE5AF5EO20091117
http://articles.mercola.com/sites/articles/archive/2009/11/07/Beware-of-the-New-Useless-and-Dangerous-Vaccines-in-the-Works.aspx
http://articles.mercola.com/sites/articles/archive/2009/11/14/Expert-Pediatrician-Exposes-Vaccine-Myths.aspx
http://www.soilandhealth.org/02/0201hyglibcat/020132sinclair/vaccinaion.htm
http://www.whale.to/vaccines
http://www.whale.to/vaccine
http://www.childbirthsolutions.com/articles/postpartum/dispelling/index.php
http://www.childbirthsolutions.com/articles/postpartum/dispelling2/index.php
http://vaers.hhs.gov/data
http://www.timesonline.co.uk/tol/news/science
http://www.allnaturalinfo.com/medical_danger.htm
http://74.125.153.132/search?q=cache:xh-k55OsM2UJ:homeopathyworldcommunity.ning.com/forum/topics/expose-on-the-true-nature-of+Communicable+Diseases+Handbook+bennett+searle&cd=9&hl=en&ct=clnk&gl=in

http://www.absoluteastronomy.com/topics/Vaccination_and_religion
http://www.naturalnews.com/022508_polio_measles_immunization
http://www.naturalnews.com/022382_disease
http://www.naturalnews.com/022572_vaccines
http://www.vaccinationdebate.com/web1.html
http://www.drellegee.com/vaccination.html
http://www.vaccinationdebate.com/
http://www.naturalnews.com/027258_vaccines
http://www.timesonline.co.uk/tol/news/science
http://www.soilandhealth.org/02/0201hyglibcat/020132sinclair/vaccinaion.htm
http://www.naturalnews.com/polio.html
http://www.whale.to/a/vaccination_quote_banners.html
http://educate-yourself.org/vcd/howensteinwhyyoushouldavoidvaccines03feb07.shtml
http://www.naturalnews.com/026434_vaccines
http://www.healthfreedomusa.org/?p=448
http://www.drlenhorowitz.com/news/vaccine
http://articles.mercola.com/sites/articles/archive/2009/12/01/Polio-Vaccine-Blamed-for-Outbreaks-in-Nigeria
http://www.theecologist.org/pages
http://www.whale.to/v/salk6.html.
http://www.naturalnews.com/026434_vaccines
http://articles.mercola.com/sites/articles/archive/2010/02/09/6-principles-you-should-know-before-making-an-informed-swine-flu
http://www.naturalnews.com/026934_health_public_health_quarantine.html
https://www.prisonplanet.com/europeans-reject-swine-flu-vaccine.html
http://www.naturalnews.com/026951_vaccination_polio_immune
http://www.naturalnews.com/027222_swine_flu
http://www.naturalnews.com/vaccinations.html
http://www.naturalnews.com/026907_food_vaccination_health.html
http://www.naturalnews.com/026562_vaccinations_NaturalNews_The_Constitution.html
http://www.naturalnews.com/026538_vaccination_vaccinations_Chi.html
http://www.naturalnews.com/026227_vaccines
http://www.naturalnews.com/025608_health_economic_stimulus_bill_economic_stimulus.html
http://www.naturalnews.com/026934_health_public_health_quarantine.html
http://www.naturalnews.com/027597_medical_mafia_medicine
http://www.naturalnews.com/024779_HPV_cancer_vaccination.html
http://www.naturalnews.com/disease
http://www.rense.com/general86/fluu.htm
http://www.naturalnews.com/026434_vaccines
http://www.whale.to/b/mullins2.html
http://www.progressiveconvergence.c...http://www.americanchronicle.com/ar...

http://healthfreedoms.org/2009/11/1...
http://www.theforbiddenknowledge.com/hardtruth/patriot_act.htm
http://en.wikipedia.org/wiki/Model_State_Emergency_Health_Powers_Act
http://74.125.153.132/search?q=cache%3AFq086GI6tVEJ%3Awww.turningpointprogram.org%2FPages%2Fpdfs%2Fstatute_mod%2Fphsm_fact_sheet_emerg_health_powers_act.pdf+Model+State+Emergency+Health+Powers+Act&hl=en&gl=in
http://www.vaccinationeducation.com/hepatitis.html
http://www.healing-arts.org/children
http://www.gulfwarvets.com/hep-b.htm
http://74.125.153.132/search?q=cache:IBWYQmbko2wJ:www.whale.to/v/horowitz.html+france+hepatitis+g+deaths
http://en.wikipedia.org/wiki/Contaminated_haemophilia_blood_products
http://www.eugenics-watch.com/roots/chap12.html
http://www.naturalnews.com/026434_vaccines
http://birdflu666.wordpress.com/2009/07/09/who-has-the-power-to-order-forced-vaccines
http://loveforlife.com.au/content/09/07/14/french-doctor
http://www.nvic.org/vaccine
http://www.naturalnews.com/vaccinations.html
http://www.naturalnews.com/law_enforcement.html
http://74.125.153.132/search?q=cache:pzSa5OKuhxoJ:www.plu.edu/~goffdl/doc/vaccination.doc+new+jersey+compulsory+vaccination+2007&cd=5&hl=en&ct=clnk&gl=in
http://www.namiscc.org/News/2003/Spring/ChildMedicationSafetyAct.htm
http://content.nejm.org/cgi/content/full/360/19/1981
http://vaccineawakening.blogspot.com/2007/11/police-with-dogs-vaccinating-kids-in.html
http://www.aapsonline.org/press/nr-11-16-07.php
http://www.naturalnews.com/Abraham_Cherrix.html
http://blog.nj.com/jerseyblogs/2007/12/njs_new_vaccine
http://www.nytimes.com/2009/01/04/nyregion/new-jersey/04flunj.html?ref=education
http://74.125.153.132/search?q=cache:0MOqQ3omisMJ:www.injuryboard.com/national-news/flu
http://www.disinfo.com/2007/12/help-stop-forced-vaccination-of-children
http://irdial.com/blogdial/?p=2114
http://curezone.com/forums/fm.asp?i=1489548
http://blog.nj.com/jerseyblogs/2007/12/njs_new_vaccine
http://74.125.153.132/search?q=cache:SaZpXwpFZo0J:www.naturalnews.com/026934_health_public_health_quarantine.html+forced+vaccination+us&cd=1&hl=en&ct=clnk&gl=in
http://www.fightbackh1n1.com/2009/10/massachusetts-house-of-representatives.html
http://veglawyer.wordpress.com/2007/11/20/parents-shots-or-slammer/
http://www.naturalnews.com/022267.html
http://www.csmonitor.com/2007/1119/p02s04-ussc.html

http://vaccineawakening.blogspot.com/2007/11/police-with-dogs-vaccinating-kids-in.html
http://www.google.co.in/#hl=en&source=hp&q=maryland+forced+vaccination&meta=&aq=7m&aqi=g6g-m4&aql=&oq=forced+vacc&gs_rfai=&fp=cc92a28a1a68ec6a
http://blogs.myspace.com/index.cfm?fuseaction=blog.view&friendID=207506724&blogID=330335859&Mytoken=1F0E28E1-7A16-432C-B7F-426C5582B40D415028805
http://www.thenhf.com/vaccinations/vac_299.htm
http://www.namiscc.org/News/2003/Spring/ChildMedicationSafetyAct.htm
http://www.naturalnews.com/026735_health_vaccination_CODEX.html
http://www.naturalnews.com/027106_vaccination_Vitamin_D_vaccinations.html
http://www.naturalnews.com/026562_vaccinations_NaturalNews_The_Constitution.html
http://www.naturalnews.com/026538_vaccination_vaccinations_Chi.html
http://www.naturalnews.com/026227_vaccines
http://www.chron.com/disp/story.mpl/nb/bellaire/news/6387161.html
http://www.naturalnews.com/026227_vaccines
http://www.naturalnews.com/024575_health_hospital_doctors
http://www.naturalnews.com/024779_HPV_cancer_vaccination.html
http://www.globalresearch.ca/index.php?context=va&aid=14433
http://www.semp.us/publications/biot_reader.php?BiotID=177
http://www.naturalnews.com/023133_health_New_York_medicine
http://www.whale.to/vaccine
http://www.youtube.com/watch?v=MK2rkReq28A
http://afp.google.com/article/ALeqM5i4hpnz5eOMpxfld81tEZYsC23teg
http://www.conspiracyplanet.com/channel.cfm?channelid=8&contentid=5964
http://www4.dr-rath-foundation.org/open_letters/pharma_laws_history.html#rockefeller
http://www.whale.to/vaccine
http://www.whale.to/a/gates1.html
http://lists.essential.org/pipermail/ip-health/2002-May/003052.html
http://www.latimes.com/news/nationworld/nation/la-na-gatesx07jan07,0,6827615.story?coll=la-home-headlines
http://www.conspiracyplanet.com/channel.cfm?channelid=8&contentid=6746
http://afp.google.com/article/ALeqM5i4hpnz5eOMpxfld81tEZYsC23teg
http://www.becomehealthynow.com/article/bodyimmune/1142
http://www.neurope.eu/articles/97835.php
http://www.naturalnews.com/027222_swine_flu
http://www.vierascheibner.org/index.php?view=article&catid=52%3Ageneral-essays-by-viera&id=80%3Areview-of-vaccination-by-viera-scheibner-irene-alleger&option=com_content&Itemid=63
http://www.naturalnews.com/chronic_fatigue.html
http://www.google.co.in/#hl=en&source=hp&q=vaccine

http://chronicfatigue.about.com/od/whatischronicfatigue/a/what_is_CFS.htm
http://www.ncbi.nlm.nih.gov/pubmed/17364497
http://chetday.com/janecfids.html
http://www.whale.to/vaccines
http://www.immune
http://www.immune
http://www.anapsid.org/cnd/diffdx/polio2.html
http://www.whale.to/w/douglas.html
http://www.sleepydust.net/polio-vaccine
http://www.ei-resource.org/articles/gulf-war-syndrome-articles/how-vaccinations-work/
http://autismfacts.com/services.php?page_id=188
http://www.healing-arts.org/children
http://chetday.com/hepbarticle.html
http://www.whale.to/vaccine
http://www.thinktwice.com/hepb.htm
http://www.scribd.com/doc/24410018/Hepatitis-b-Vaccine
http://www.scribd.com/doc/24410018/Hepatitis-b-Vaccine#fullscreen:on
http://www.pslgroup.com/dg/bf712.htm
http://www.whale.to/a/spalding.html
http://www.naturodoc.com/library/bio-war/HepB.htm
http://autismfacts.com/services.php?page_id=188
http://articles.mercola.com/sites/articles/archive/2010/04/17/major-vaccine
http://www.naturalnews.com/HPV_vaccines
http://www.naturalnews.com/cancer_vaccine
http://www.naturalnews.com/027196_cancer_cervical_cancer_cancer_vaccine
http://www.i-sis.org.uk/HPV_Vaccine_Controversy.php
http://www.newswithviews.com/NWV-News/news57.htm
http://cancer.about.com/od/hpvcervicalcancervaccine/a/controversyHPV.htm
http://anthraxvaccine.blogspot.com/2010/03/gardasil-49-us-deaths
http://www.thenhf.com/vaccinations/vaccinations_183.htm
http://jeannehannah.typepad.com/blog_jeanne_hannah_traver/gardasil/
http://www.24-7-news.com/archives/4021
http://www.wsws.org/articles/2004/nov2004/viox-n22.shtml
http://www.msnbc.msn.com/id/6192603/
http://www.naturalnews.com/027582_Merck_Vioxx.html
http://www.naturalnews.com/028143_children
https://www.naturalnews.com/028686_Big_Pharma_corruption.html
https://articles.mercola.com/sites/articles/archive/2010/03/09/airlines-finally-recognize-its-persons-immune-system-not-the-bug.aspx
http://www.naturalnews.com/022508_polio_measles_immunization
http://www.naturalnews.com/027203_vaccination_health_vaccines
http://educate-yourself.org/vcd/howensteinwhyyoushouldavoidvaccines03feb07.shtml
https://articles.mercola.com/sites/articles/archive/2010/03/30/central-figure-in-vac-

cine-coverup-absconds-with-2-million.aspx
http://articles.mercola.com/sites/articles/archive/2009/10/20/Mild-Swine-Flu-and-Over-Hyped-Vaccine.aspx
http://www.know-vaccines
http://www.whale.to/vaccine
http://www.know-vaccines
http://autismfacts.com/services.php?page_id=188
http://www.healing-arts.org/children
http://www.safeminds.org/
http://www.huffingtonpost.com/david-kirby/autism
http://www.healing-arts.org/children
http://www.nytimes.com/2002/11/10/magazine/the-not-so-crackpot-autism
http://www.whale.to/a/blaylock.html#The_neurotoxicity_of_aluminium_
http://www.huffingtonpost.com/robert-f-kennedy-jr/time-for-cdc-to-come-clea_b_16550.html
http://articles.mercola.com/sites/articles/archive/2004/09/22/blaylock-vaccine
http://articles.mercola.com/sites/articles/archive/2005/07/23/mercury-vaccines
http://www.whale.to/vaccine
http://www.whale.to/vaccine
http://www.whale.to/a/blaylock.html
http://en.wikipedia.org/wiki/2000_Simpsonwood_CDC_conference
http://www.naturalnews.com/011764.html
http://www.whale.to/vaccine
http://www.naturalnews.com/011764.html
http://www.time.com/time/health/article/0,8599,1721109,00.html
http://autismfacts.com/services.php?page_id=206
http://www.ageofautism.com/2008/05/autism
http://weblogs.baltimoresun.com/news/opinion/2009/06/the_vaccineautism_controversy.html
http://www.naturalnews.com/027178_vaccines
http://www.naturalnews.com/027119_hepatitis_B_hepatitis_autism
http://www.naturalnews.com/026827_autism
http://www.naturalnews.com/027178_vaccines
http://www.naturalnews.com/027175_vaccines
http://www.youtube.com/watch?v=MK2rkReq28A
http://www.youtube.com/watch?v=_Ck3GLASVTA&NR=1
http://www.youtube.com/watch?v=dxxYIeE0_p0&feature=related
http://www.aapsonline.org/testimony/emerpind.htm
http://en.wikipedia.org/wiki/USA_PATRIOT_Act

Index

B

C

D

E

F

G

H

I

N

Über Andreas Moritz

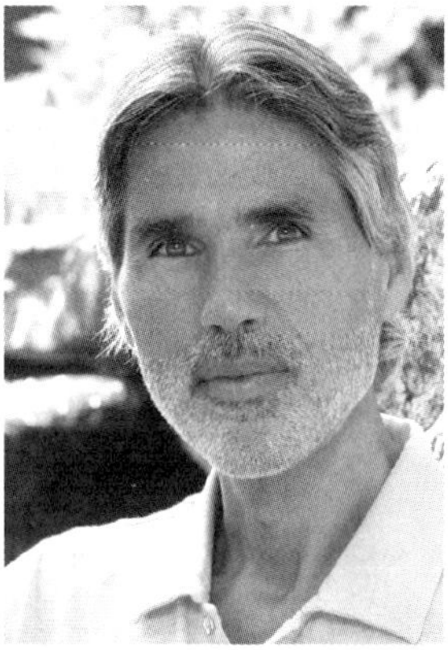

Andreas Moritz war als Heilpraktiker in den verschiedensten Bereichen der Medizin tätig, darunter intuitive Medizin, Ayurveda, Irisdiagnostik, Shiatsu sowie Vibrationstherapie. Darüber hinaus arbeitete Andreas Moritz, der 1954 in Stuttgart geboren wurde, als Autor und Künstler. In seiner frühen Kindheit litt er an verschiedenen schweren Krankheiten, die ihn dazu veranlassten, sich schon als Kind und Jugendlicher eingehend mit den Themen Ernährung und natürliche Heilmethoden auseinanderzusetzen.

Im Alter von 20 schloss er sowohl seine Ausbildung in Irisdiagnostik (Erkennung von Krankheiten anhand der Iris des Auges) als auch in Diätlehre ab. 1981 begann er in Indien mit dem Studium der indischen Heilkunde Ayurveda und beendete diese Ausbildung als geprüfter Ayurveda-Therapeut 1991 in Neuseeland. Da es ihm nicht ausreichend erschien, sich lediglich mit den Symptomen einer Krankheit zu befassen, widmete Andreas Moritz sich zeit seines Lebens dem Begreifen und Behandeln der einer Krankheit tatsächlich zugrunde liegenden Ursachen. Dank dieses ganzheitlichen Ansatzes konnte er sogar in Fällen von Krankheiten im Endstadium große Erfolge verzeichnen, bei denen konventionelle Methoden sich als nutzlos erwiesen hatten.

Seit 1988 praktizierte er die japanische Heilkunst des Shiatsu, was ihm grundlegende Einblicke in das Energiesystem des Körpers vermittelte. Darüber hinaus widmete er sich acht Jahre lang intensiv der Erforschung des menschlichen Bewusstseins und dessen hoher Bedeutung in der Mind-Body-Medizin.

Andreas Moritz ist der Verfasser folgender Bücher zum Thema Gesundheit und Spiritualität:

- Die wundersame Leber- und Gallenblasenreinigung
- Zeitlose Geheimnisse der Gesundheit und Verjüngung
- Krebs ist keine Krankheit! – Krebs ist ein Überlebensmechanismus

- Lüfte den Schleier der Dualität
- Wohlfühlen und Abnehmen
- It's Time to Come Alive
- Heart Disease – No More!
- Diabetes – No More!
- Simple Steps to Total Health
- Ending the AIDS Myth
- Heile dich selbst mit Sonnenlicht
- Die geimpfte Nation
- Hear the Whispers, Live Your Dream
- Art of Self-Healing
- Timeless Wisdom from Andreas Moritz
- Alzheimer Ade!

Im Rahmen seiner ausgedehnten Reisen rund um den Globus brachte er vielen Staatsoberhäuptern und Regierungsmitgliedern in Europa, Asien und Afrika seinen ganzheitlichen Ansatz nahe und hielt eine Vielzahl von Vorträgen zu Themen aus den Bereichen Gesundheit, Mind-Body-Medizin und Spiritualität. Auf der umfassenden, sich vielen Gesundheitsthemen widmenden Website *CureZone.com* unterhielt Andreas Moritz ein kostenfreies Forum mit dem Titel *Ask Andreas Moritz*. Auch wenn er seit etwa 2006 nicht mehr für dieses Forum schrieb, findet sich dort noch ein umfassendes Archiv seiner Antworten auf Tausende von Fragen zu einer Vielzahl von Gesundheitsthemen.

Nachdem er sich 1998 in den USA niedergelassen hatte, begann er mit der Entwicklung von Ener-Chi Art, einem neuen und innovativen Heilungsansatz, der auf die tiefliegenden Ursachen vieler chronischer Krankheiten abzielt. Es handelt sich bei Ener-Chi Art um spezielle Ölgemälde, lichtcodierte Energiebilder, die unmittelbar durch das Betrachten dazu beitragen können, in den jeweils zugeordneten Organen und Körpersystemen den lebenswichtigen Energiefluss (Qi oder Chi) wieder frei fließen zu lassen. Andreas Moritz ist auch der Gründer von *Sacred Santémony – Divine Chanting for Every Occasion*, einem System eigens erzeugter Tonfrequenzen, die in kürzester Zeit aus tiefsitzenden Ängsten, Allergien, Traumata, mentalen oder emotionalen Blockaden eine wunderbare Chance machen können, an ihnen zu wachsen und Inspiration aus ihnen zu ziehen.

Im Oktober 2012 erreichte Andreas eine höhere Ebene seines Daseins. Seine aktualisierte und umfassend erweiterte Ausgabe von *Die wundersame Leber- und Gallenblasenreinigung* erschien kurz vor seinem Ableben. Das Manuskript für *Alzheimer Ade!* hatte er kurz zuvor vollendet.

Andreas Moritz' Vermächtnis umfasst einen gewaltigen Wissensschatz, den er stets großzügig mit seinen Lesern, Kollegen und Anhängern teilte. Seine Videos auf YouTube, die kostenlosen Gesundheitsinformationen und Worte der Weisheit sind abrufbar auf www.ener-chi.com, www.youtube.com/user/enerchiTV und www.facebook.com/enerchi.wellness.

Die gemeinnützige Stiftung *Andreas Moritz Light Trust* wurde 2013 ins Leben gerufen zu Ehren von Andreas Moritz und seiner verehrungswürdigen Freundlichkeit, großzügigen Haltung, seiner tiefen Weisheit sowie den weitsichtigen Lehren und lebensverändernden Einblicken, die weltweit unzähligen Menschen geholfen haben.

Ziel des *Andreas Moritz Light Trust* ist es, Kindern auf der ganzen Welt, die ohne Eltern aufwachsen müssen, sinnvolle und dringend benötigte Unterstützung zu bieten. Dies umfasst nahrhafte Lebensmittel, gesunde und sichere Lebensbedingungen, ganzheitliche Erziehung, liebevolle Fürsorge und bereichernde spirituelle Möglichkeiten.

Weitere Informationen hierzu sind zu finden auf *www.andreasmoritzlighttrust.org.*

Weitere Bücher und Produkte von Andreas Moritz

Leber- und Nierentee, Kräutertees, Grüner Tee, Gewürze, Superfoods, verschiedene Öle, Tinkturen, Hilfsmittel, Ener-Chi Art und weitere Produkte sind erhältlich bei: Unimedica im Narayana Verlag – Naturkost, Blumenplatz 2, 79400 Kandern, Tel.: 0049 (0)7626-9749700
www.unimedica.de – info@unimedica.de

Der Bestseller von Andreas Moritz:

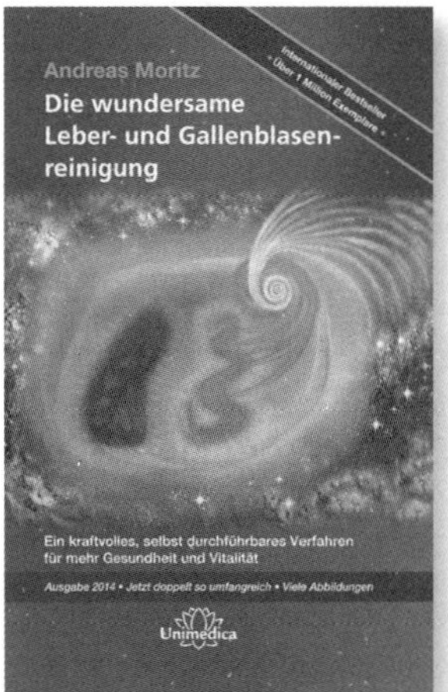

Die wundersame Leber- und Gallenblasenreinigung

Ein kraftvolles, selbst durchführbares Verfahren für mehr Gesundheit und Vitalität

496 Seiten, geb., € 22,90
In dieser umfassend erweiterten Ausgabe seines internationalen Bestsellers klärt Andreas Moritz über die häufigste, oft unerkannte Ursache von Krankheiten auf – Gallensteine, unzählige kleine Blockaden in den Gallenwegen der Leber. Ein Stau in den Gallengängen der Leber führt nicht nur zu Gallenblasenkrankheiten und Koliken, sondern ist auch Nährboden für noch schwerwiegendere, auf den ersten Blick nicht damit zusammenhängende Krankheitsbilder wie Fettleibigkeit, Diabetes, Herzerkrankungen und Krebs.
Der Leser erhält alle Hintergrundinformationen sowie eine detaillierte Anleitung, um sie eigenständig und bequem zu Hause schmerzlos ausleiten zu können. Bei Millionen von Menschen hat die Leber- und Gallenblasenreinigung zu außergewöhnlichen Verbesserungen von Gesundheit und Wohlbefinden geführt.

Andreas Moritz

Die wundersame Leber- und Gallenblasenreinigung – Hörbuch 4 CDs

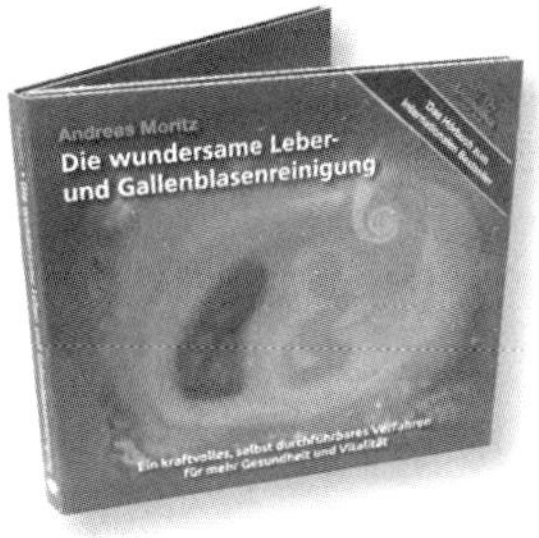

Das Hörbuch zum Internationalen Bestseller

4 CDs, 4,5 Std., € 17,90

Gallensteine in der Leber werden selten erkannt, können jedoch eine Vielzahl von Krankheiten hervorrufen – wie Übergewicht, Diabetes, Herzerkrankungen und Krebs. Dieses Hörbuch ist eine gekürzte Fassung des Bestsellers von Andreas Moritz und konzentriert sich auf das Verfahren der Leberreinigung an sich.

Es gibt einen Einblick in die Funktionsweise der Leber, hilft dem Hörer, zu erkennen, ob er selbst Gallensteine hat und gibt ihm ein einfaches und schmerzfreies Verfahren an die Hand, mit dem er sich selbst der Steine entledigen kann. Zudem enthält es praktische Tipps zur Vermeidung neuer Gallensteine.

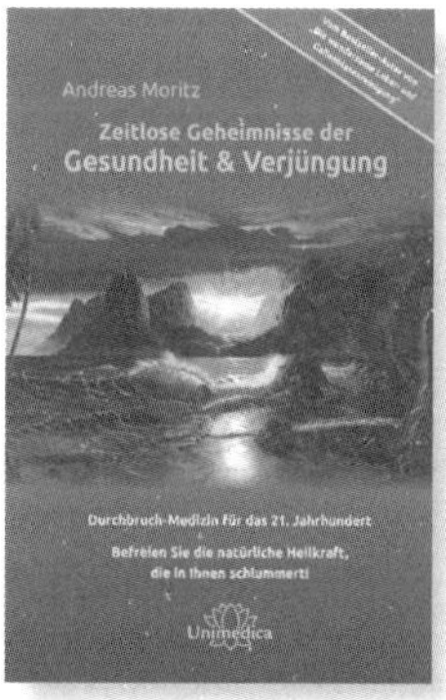

Andreas Moritz

Zeitlose Geheimnisse der Gesundheit & Verjüngung - Gesamtausgabe

Durchbruch-Medizin für das 21. Jahrhundert
Befreien Sie die natürliche Heilkraft, die in Ihnen schlummert!

896 Seiten, geb., € 39,80

In diesem Buch, das die Essenz aller seiner bisher erschienenen Bücher darstellt und als ein Standardwerk ganzheitlicher Gesundheit betrachtet werden kann, vermittelt der Autor die umfassenden Erkenntnisse, die er im Laufe seiner 35-jährigen Erfahrung gesammelt hat, auf eine sehr fundierte und praxisorientierte Weise. Seine zentrale Botschaft: Jeder von uns ist imstande sich selbst zu heilen, vorausgesetzt, wir richten unsere Aufmerksamkeit auf die Verbindung zwischen unserem Körper und unserem Geist und auf alles, was uns dabei hilft, unsere Gesundheit zu behalten bzw. wiederherzustellen.

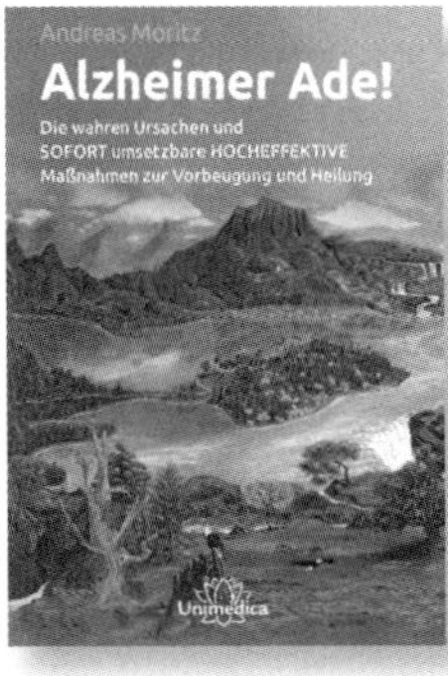

Andreas Moritz

Alzheimer Ade!

Die wahren Ursachen und SOFORT umsetzbare HOCHEFFEKTIVE Maßnahmen zur Vorbeugung und Heilung

248 Seiten, geb., € 24,-

Zu diesem Werk gibt es Tausende von konkreten Rückmeldungen über gesundheitliche Erfolge und wesentliche Verbesserungen von chronischen Krankheiten. Deshalb hielten wir es für wichtig, sein neuestes Werk über Alzheimer auch auf Deutsch zur Verfügung zu stellen, auch wenn dem Verlag noch keine konkreten Erfahrungsberichte vorliegen. Sein neues Werk könnte ein Meilenstein in der Vorbeugung und Heilung der Alzheimer-Krankheit werden. Alzheimer ist eine der am meisten gefürchteten Krankheiten weltweit und die Statistiken entwickeln sich nur in eine Richtung – nach oben.

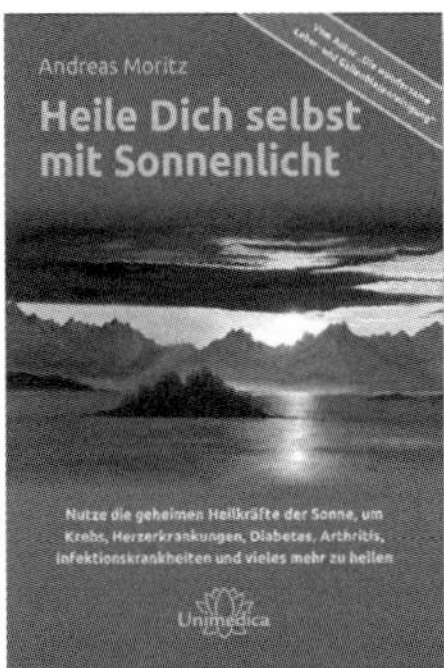

Andreas Moritz

Heile dich selbst mit Sonnenlicht

Nutze die geheimen Heilkräfte der Sonne, um Krebs, Herzerkrankungen, Diabetes, Arthritis, Infektionskrankheiten und vieles mehr zu heilen

180 Seiten, TB., € 21,80

Sie ist vermutlich das stärkste natürliche Breitbandmedikament, das es gibt. Dazu völlig kostenlos: die Sonne. Ihre Energie ist für die meisten Lebensorganismen auf der Erde unverzichtbar.

Doch seit vielen Jahren kursieren Gerüchte, die Sonne sei schädlich. Sie begünstige Hautkrebs und man müsse sich vor ihr schützen. Komisch, dass besonders die Menschen in Äquatornähe
nahezu frei von Krebserkrankungen sind. Und dass wir über Jahrtausende ohne Sonnenschutzmittel auskommen konnten!

Nach Andreas Moritz hilft Sonnenlicht dabei, Krebs, Multiple Sklerose, Herzerkrankungen, Arthritis, Diabetes und andere Zivilisationskrankheiten vorzubeugen.

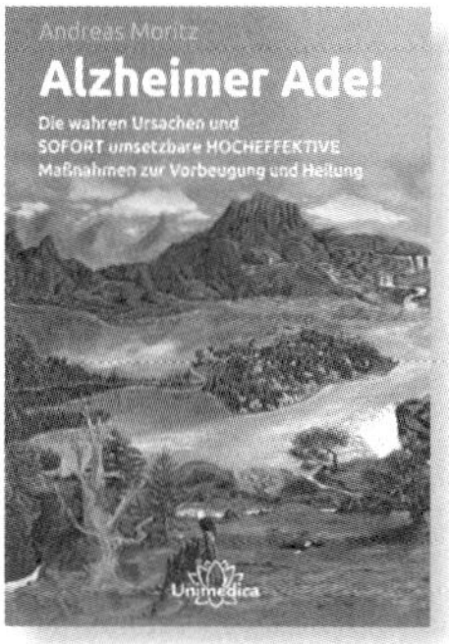

Andreas Moritz

Wohlfühlen und Abnehmen

Hören Sie auf, Diät zu halten und beginnen Sie zu leben. Stellen Sie Ihre Gesundheit durch Reinigung, richtige Ernährung, Lebensstiländerungen und emotionale Heilung wieder her

250 Seiten, kart., € 21,80

Die USA haben sich in eine Nation übergewichtiger Menschen verwandelt. Auch wir sind auf dem besten Weg dahin. Chronischer Stress, denaturierte Nahrungsmittel, Bewegungsmangel, Computersucht – unser moderner Lebensstil bedeutet eine große Belastung für unseren Körper.
Dass es aber auch ohne Crash-Diäten und überfordernde Trainingsprogramme zur Fettverbrennung möglich ist, zu einem gesunden Gewicht zurückzukommen, zeigt Andreas Moritz in seinem Buch. Eindrucksvoll lässt er uns hinter die Kulisse der wahren Ursachen des Übergewichts und der Adipositas blicken und denunziert die Lügen der Lebensmittel- und Pharmaindustrie bezüglich des guten und schlechten Cholesterins, der schädlichen Butter und der gesunden Margarine, der schlankmachenden Süßstoffe uvm.

Ein sehr informatives Buch, das uns nicht zuletzt an Eines erinnert: Gewichtsreduktion ist nicht vorwiegend ein physischer Prozess. Auf natürliche Weise abzunehmen ist eine geistige Einstellung, eine Entscheidung, die nur wir treffen können. Das ist die effektivste und nachhaltigste Weise, Gewicht zu verlieren!

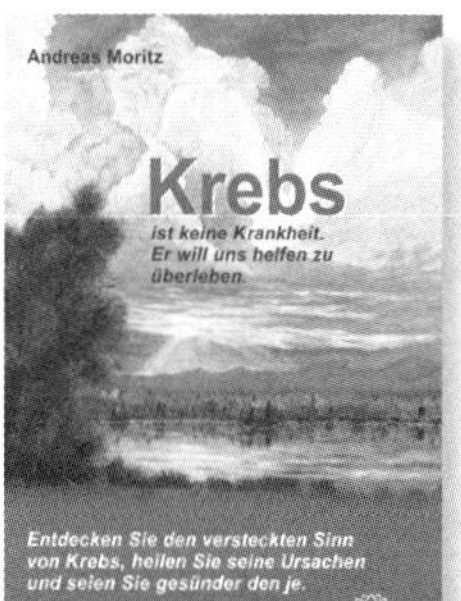

Andreas Moritz

Krebs ist keine Krankheit. Er will uns helfen zu überleben.

Entdecken Sie den versteckten Sinn von Krebs, heilen Sie seine Ursachen und seien Sie gesünder denn je.

440 Seiten, TB., € 29,-

Ausgabe 2018 doppelt so umfangreich

Erscheint voraussichtlich im September 2018. Bis zum Erscheinungstermin sind alle Preise ca.-Angaben.

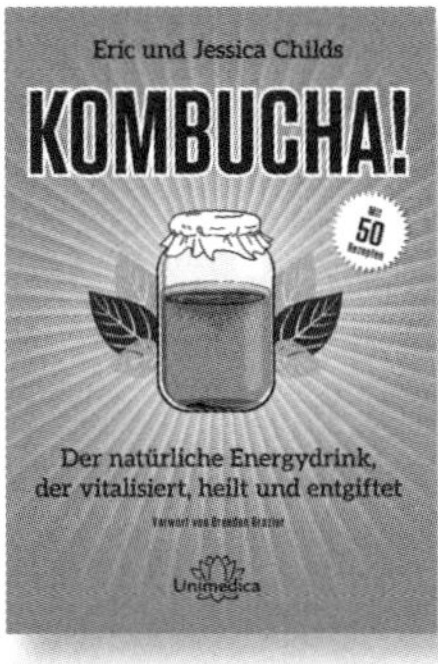

Eric und Jessica Childs

Kombucha

Das erstaunliche Probiotikum, das reinigt, heilt, entgiftet und Energie spendet

216 Seiten, kart., € 19,80

Der komplette Kombucha-Ratgeber – mit allen wichtigen Hintergrundinformationen zu dem beliebten probiotischen Tee

Kombucha wird schon lange von Therapeuten, Spitzensportlern, Yogis und anderen Gesundheitsexperten für seine beeindruckenden gesundheitsfördernden Kräfte gepriesen. Jetzt erobert er auch den Rest der Welt. Kombucha, ein fermentiertes Getränk auf Teebasis, wirkt vitalisierend, heilend und entgiftend.

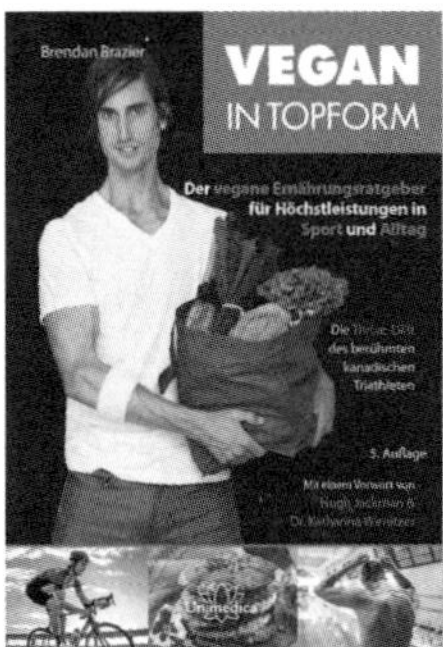

Brendan Brazier

Vegan in Topform

Der vegane Ernährungsratgeber für Höchstleistungen in Sport und Alltag – Die Thrive-Diät des berühmten kanadischen Triathleten

352 Seiten, geb., € 26,-

Brendan Brazier hat die vegane Ernährung revolutioniert und achtet dabei auf eine ausgewogene Kost mit ausreichend Proteinen und anderen Nährstoffen. Hier setzt er auch auf Superfood wie die Andenwurzel Maca, die legendäre Alge Chlorella oder das nahrhafte Hanfprotein. Buch mit den 4 wichtigsten Superfoods – Maca gelatiniert, Hanf Protein, Chlorella und Chia Samen. Die Thrive-Diät führt zum Abbau von Körperfett und Aufbau von Muskelmasse, zu Leistungssteigerung, weniger Stress und Heißhunger auf Junkfood, geistiger Klarheit und besserem Schlaf.

Mit 100 veganen, gluten- und sojafreien Rezepten, von schnell zubereiteten Energieriegeln, Gels und Drinks über Suppen und Pizza bis zu leckeren Desserts. Mit einem praktischen 12-Wochen-Plan zum Einstieg in die Thrive-Diät.

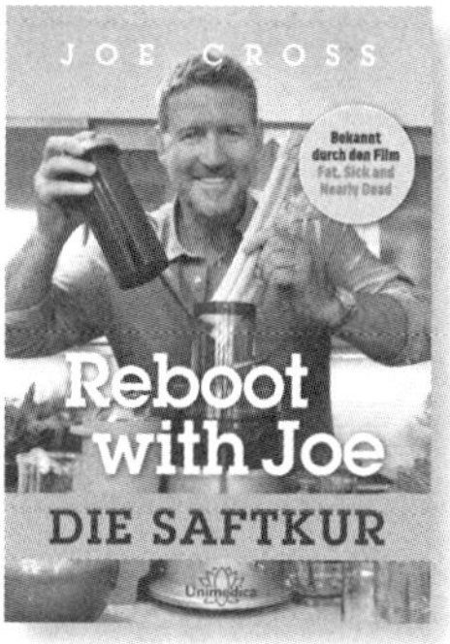

Joe Cross

Reboot with Joe

Die Saftkur

390 Seiten, geb., € 24,-
Joe Cross war stark übergewichtig, litt an einer Autoimmunkrankheit und war abhängig von Medikamenten. Eines Tages änderte er schlagartig seine Lebensweise, verzichtete auf Junkfood und begann mit einer 60 Tage langen Saftkur. Dadurch nahm er nicht nur ab, sondern konnte auch seine Medikamente absetzen und von Grund auf neu starten.
Durch den Dokumentarfilm „Fat, Sick & Nearly Dead" (Fett, Krank & Halbtot) wurde sein Reboot international bekannt und inspirierte Hunderttausende weltweit, es ihm gleichzutun.
„Wie Joe Cross seine Gesundheit durch eine Saftkur so drastisch verbessert hat, macht ihn zu einem wahren Experten auf diesem Gebiet. Sein rein pflanzlicher Ansatz ist revolutionär und hat das Potenzial, das Leben von Millionen von Menschen zu verändern." – Brendan Brazier, Autor der Vegan in Topform-Serie

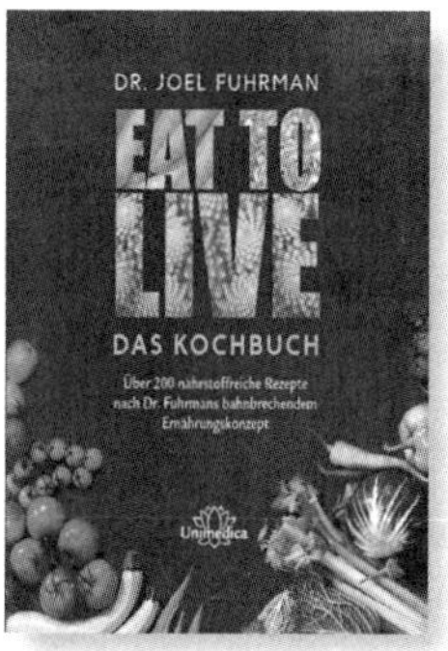

Joel Fuhrman

Eat to Live – Das Kochbuch

Über 200 nährstoffreiche Rezepte nach Dr. Fuhrmans bahnbrechendem Ernährungskonzept

448 Seiten, geb., € 34,-
EAT TO LIVE hat Millionen von Menschen dabei geholfen, abzunehmen und ihr Leben um kostbare und gesunde Jahre zu verlängern. Mit EAT TO LIVE – DAS KOCHBUCH ist eine gesunde Ernährung und ein fantastisches Lebensgefühl nun einfacher als je zuvor.
Der weltweit renommierte Arzt Joel Fuhrman konnte bei über zehntausend Patienten mit seiner nährstoffreichen, vorwiegend pflanzlichen Ernährung eine Vielzahl von chronischen Krankheiten wie Bluthochdruck, Diabetes, Allergien, Asthma und Autoimmunkrankheiten heilen.

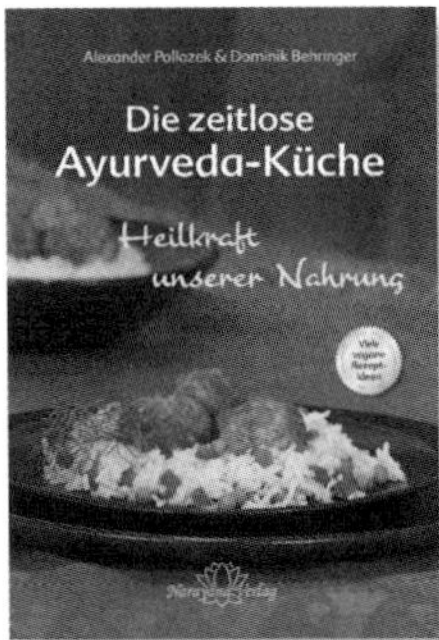

Alexander Pollozek & Dominik Behringer

Die zeitlose Ayurveda-Küche

Heilkraft unserer Nahrung

400 Seiten, geb., € 39,-

Dieses Buch beherzigt als wertvoller Wegweiser, unverzichtbares Nachschlagewerk, Therapeutenratgeber, Lektüre und genussvoller Rezeptelieferant zugleich die Heilkraft der Nahrung in der Ayurvedaküche auf besondere Weise. Die Autoren betrachten den Ayurveda aus ihrem jeweiligen therapeutischen Blickwinkel und führen ihre langjährigen Erfahrungen als Therapeut bzw. Koch in diesem Buch zusammen. So wird tägliches Kochen mit guten Produkten, frischen Kräutern und feurigen Gewürzen zu einem wichtigen Beitrag der Selbstheilung bzw. Eigentherapie.
Dann wird der Ratgeber zum einmaligen Kochbuch. Dominik Behringer, in vielen Klosterküchen zuhause, greift tief in die Schatzkiste der ayurvedischen Heilküche. Fast 100 genussvolle vegane Rezeptideen mit vielen farbigen Fotos sind auf Konstitution, Jahreszeit und die momentane Verdauungskraft abgestimmt. Man will sofort nachkochen!

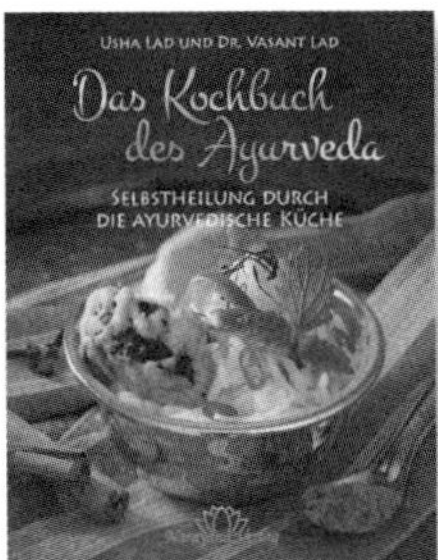

Vasant Lad

Das Kochbuch des Ayurveda

Selbstheilung durch die ayurvedische Küche

288 Seiten, geb., € 29,-

Die ayurvedische Küche ist nicht nur unglaublich schmackhaft sondern verfügt auch über große Heilkräfte, die jeder selbst einsetzen kann. Vasant Lad ist einer der bekanntesten und erfahrensten ayurvedischen Therapeuten weltweit. Es ist vielleicht kaum einer so berufen wie er dieses Kochbuch zu schreiben und die Geheimnisse dieser jahrtausendealten heilenden Nahrung für den heutigen Menschen verfügbar zu machen.
Außerdem gibt der beliebte ayurvedische Arzt 300 Anwendungsmöglichkeiten für den heilenden Einsatz von Kräutern, Früchten und zahlreicher Gemüsesorten.

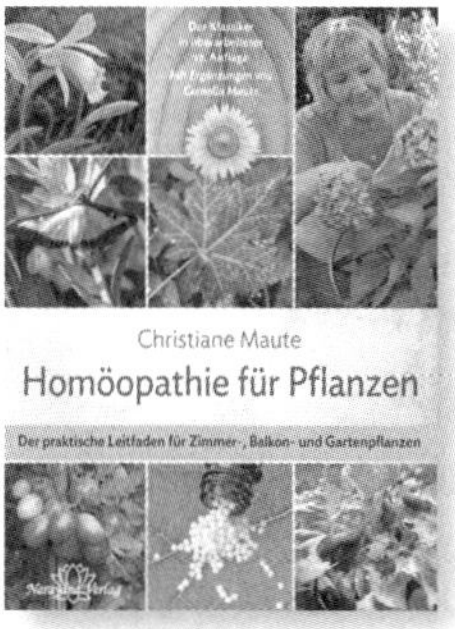

Christiane Maute

Homöopathie für Pflanzen

Ein praktischer Leitfaden für Zimmer-, Balkon- und Gartenpflanzen
Mit Hinweisen zur Dosierung, Anwendung und Potenzwahl. Mit Ergänzungen von Cornelia Maute

224 Seiten, geb., € 28,-

Mit dem Erscheinen von Homöopathie für Pflanzen ist eine grüne Revolution losgetreten worden. Das Buch wurde fast 40.000 mal verkauft und in viele Sprachen übersetzt. Es ist ein handlicher Ratgeber über die häufigsten Pflanzenerkrankungen, Schädlinge und Verletzungen und deren homöopathische Behandlung. Christiane Maute ist eine der Vorreiterinnen, die seit über 13 Jahren bei ihren Nutz- und Zierpflanzen Homöopathie einsetzt.
Die meisten Erkrankungen sind mit Bildern dargestellt, damit auch ein Nicht-Fachmann die Erkrankung erkennen kann und zum richtigen Mittel findet. Genau beschrieben sind Dosierung und Anwendung. Ein kurze Arzneimittellehre rundet das Werk ab.

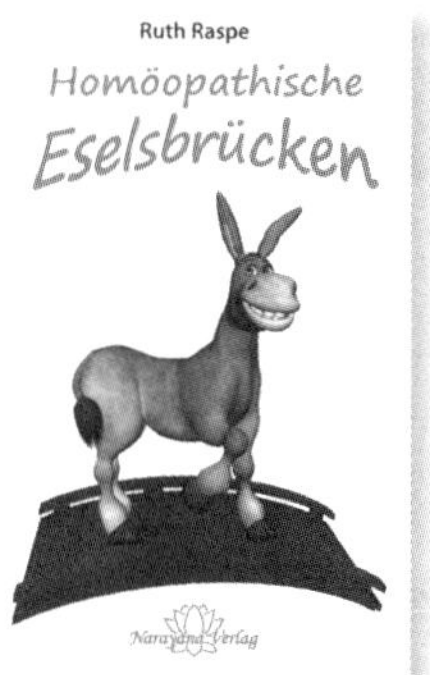

Ruth Raspe

Homöopathische Eselsbrücken

Homöopathie in Merksätzen

176 Seiten, geb., € 9,80

Homöopathie einmal anders. In gängigen Lernsprüchen bringt uns die Heilpraktikerin Ruth Raspe über 80 der wichtigsten homöopathischen Mittel nahe.
Ob Aconitum „Schreck lass nach", Arsenicum album „Preußische Werte", Calcium carbonicum „Barockengel", Gelsemium „Häschen in der Grube" oder Gnaphalium „Mich hat die Hexe angeschossen" – humorvoll und kurzweilig prägen sich die Mittelbilder ein und sind einfach wiederzuerkennen.
Die Beschreibungen umfassen neben den Merksätzen auch wichtige geistige Merkmale und Leitsymptome, Modalitäten und ungewöhnliche Tipps.
Das Büchlein ist eine ideale Ergänzung zu den gängigen Arzneimittelbildern und erleichtert die Mittelwahl mit Hilfe der anschaulichen Eselsbrücken enorm.

Unimedica

Blumenplatz 2, D-79400 Kandern
Tel: +49 7626-974970-0, Fax: +49 7626-974970-999

info@unimedica.de

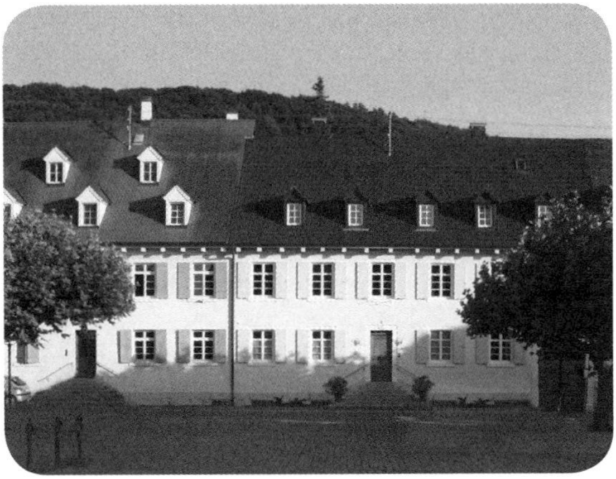

Im unserem Webshop
www.unimedica.de
finden Sie nahezu alle deutschen und eine umfangreiche Auswahl an englischen Büchern zu Homöopathie, Alternativmedizin und gesunder Lebensweise. Zu jedem Titel gibt es aussagekräftige Leseproben.

Auf der Webseite gibt es ständig Neuigkeiten zu aktuellen Themen, Studien und Seminaren mit weltweit führenden Homöopathen sowie einen Erfahrungsaustausch bei Krankheiten und Epidemien.

Ein Gesamtverzeichnis ist kostenlos verfügbar.